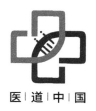

医工交叉系列教材出版工程

生物医用材料研究与转化

苏佳灿　黄标通　主编

U0256716

上海大学出版社

·上海·

图书在版编目(CIP)数据

生物医用材料研究与转化 / 苏佳灿,黄标通主编.
上海：上海大学出版社,2024.11. --(医工交叉系列
教材). -- ISBN 978-7-5671-5090-4

Ⅰ. R318.08

中国国家版本馆 CIP 数据核字第 2024LF3226 号

策划编辑　陈　露
责任编辑　厉　凡
封面设计　缪炎栩
技术编辑　金　鑫　钱宇坤

生物医用材料研究与转化

苏佳灿　黄标通　主编

上海大学出版社出版发行
(上海市上大路 99 号　邮政编码 200444)
(https://www.shupress.cn　发行热线 021-66135112)
出版人　余　洋

＊

南京展望文化发展有限公司排版
江苏凤凰数码印务有限公司印刷　各地新华书店经销
开本 710mm×1000mm　1/16　印张 12.75　字数 280 千
2025 年 1 月第 1 版　2025 年 1 月第 1 次印刷
ISBN 978-7-5671-5090-4/R·82　定价　80.00 元

医道中国·医工交叉系列教材出版工程

总顾问：刘昌胜　张英泽　戴尅戎

总主编：苏佳灿

《生物医用材料研究与转化》编委会

主　编：苏佳灿　黄标通

副主编：王利新　经　纬　段友容　耿文叶

编委（按姓氏笔画排序）

丁　利　孙　颖　孙新星　李玉林　陈　俊　武志华

周鲁滨　郑　跃　唐　枫　曹世玉　常美琪　梁　娜

序

生物医用材料：
未来的无限可能与挑战

随着科技的飞速发展，生物医用材料作为连接生物学与材料学的桥梁，正在开启一个全新的科技纪元。本书旨在为读者提供一个全面、系统的视角，深入剖析生物医用材料研发与转化的前沿技术、应用领域，并展望未来发展趋势。通过本书的阅读，读者可以了解生物医用材料领域的最新理论、方法和相应的政策法规，为未来从事相关科研和产业发展提供有力支持。

生物材料，以其独特的生物相容性、可降解性和功能性，正逐渐渗透到医疗、环保、能源等多个领域。在医疗领域，生物材料可应用于组织修复、药物传递、生物传感等方面，为疾病的诊断与治疗提供了全新的手段。随着生物技术的不断突破，生物材料研发与转化正迎来前所未有的发展机遇。从组织工程到再生医学，从生物降解材料到智能生物材料，生物材料领域正以前所未有的速度向前迈进。

然而，生物材料的研发与转化并非易事。这是由于生物材料的制备过程复杂，需要掌握多种技术手段；生物材料的性能优化与安全性评价也是一项艰巨的任务。此外，生物材料的产业化进程同样面临着诸多挑战，如市场需求、政策支持、资金投入等。面对这些挑战，我们需要加强科研力量，推动生物材料技术的创新与发展。同时，我们还需要加强产业合作，推动生物材料技术的产业化进程。此外，政府、企业和社会各界也应加大对生物材料领域的支持与投入，为生物材料的研发与转化提供有力保障。只有通过不断的努力与创新，我们才能赢得这些挑战，实现生物材料的广泛应用与产业化。

本书将全面介绍生物医用材料的基本概念、分类、制备技术、性能评价和检测技术等。同时，本书还将重点关注生物医用材料在转化过程中的上市流程、最新监管法规等内容，以期为广大读者提供一个便捷、高效的学习和参考途径。

在编写过程中,我们得到了众多专家学者的支持和帮助。他们不仅提供了宝贵的资料和意见,还与我们分享了他们在生物材料领域的实践经验和心得体会。在此,我们对他们的无私贡献表示衷心的感谢! 同时,我们也要感谢所有为生物材料领域发展做出贡献的科研人员和从业者,正是他们的辛勤付出和创新精神,推动了生物材料学的不断进步和发展。

当然,我们也深知本书的编写还存在一些不足之处。生物材料领域涉及的学科广泛、技术更新迅速,我们可能无法涵盖所有的最新成果和技术进展。因此,我们恳请广大读者在阅读本书时,能够结合自身的实际需求和兴趣进行选择和参考。同时,我们也期待在未来的工作中不断完善和更新本书的内容,为广大读者提供更加全面、深入的学习资源。

编 者

2024 年 8 月

目 录

第 1 章

生物医用材料概述

1.1　生物医用材料的定义

　　根据生物材料专家共识,生物医用材料是一种设计成特定形态的材料,通过与生命系统相互作用,能够直接影响治疗或诊断进程。生物医用材料是当代科学技术中涉及学科最为广泛的多学科交叉领域,涵盖材料、生物和医学等相关学科,已经成为当代材料学科的重要组成部分,与人类生命和健康密切相关。生物医用材料既可以是天然的,也可以是合成的,或者是它们的复合体。生物医用材料本身并非药物,而是通过与生物机体相接触并与其生物环境发生相互作用,从而发挥治疗作用。

　　生物医用材料研究的最终目的是开发出可植入人体内的材料(如表 1.1 所示),用以诊断、替代、修复或增强组织器官的生理功能。因此,生物医用材料需要特别关注其生物相容性,即材料在特定应用中引发适当的宿主反应的能力。生物材料学家不仅要研究材料力学性能、植入物表面改性等与材料学相关的内容,还需要深入研究生物体免疫、毒理和组织修复过程等生物学相关内容。通过调整生物材料的组成和(或)加工过程,调控材料的生物学响应,并制备出具有最佳生物相容性的植入物,以确保所设计的材料适用于既定的应用目的。

表 1.1　生物材料的应用

材 料 名 称	应 用 实 例
骨外科假体	人工髋关节、膝关节、人工骨、骨折固定器
整形外科假体	丰乳或重建、上颌面重建、耳重建
口腔科植入物	义齿、防龋涂层
心血管植入物	心脏瓣膜、支架、起搏器、血管移植物
眼科植入物	隐形眼镜、人工晶体
体外循环装置	血液透析器、氧合器、血浆分离器
导管	脑脊液导管、尿液导管
诊断制品	免疫微囊

材 料 名 称	应 用 实 例
神经科植入物	蜗状植入物、脑积水分路
药物释放控制装置	片剂或胶囊涂层、微囊、经皮体系植入物
普通外科用品	缝合线、黏合剂、外科植入制品、血液代用品

生物医用材料是研究人工器官和医疗器械的基础，属于医疗器械范畴。它具备良好的生物相容性、生物功能性以及良好的可加工性，可以制成各种功能的医用产品，满足广泛的医学应用和植入部位要求。它对当代医疗技术革新、降低医疗费用和促进医疗卫生事业发展具有积极作用，并拥有广阔的市场前景。

随着合成化学和生物医学技术的飞速发展，生物医用材料的研究也在不断扩展和深化。从基础原材料的合成、纳米组装体的制备，到宏观尺寸材料的构建，再到药物传输新技术、材料与细胞或机体的相互作用研究等，材料化学与生物医学的交叉正不断加深。许多新型生物材料如雨后春笋般涌现，特别是 20 世纪 60 年代之后高分子设计的问世，极大地推动了生物医用材料的发展。近年来，随着生命科学的发展和大健康时代的到来，生物医用材料的发展更是呈现出多点开花的蓬勃之势，它已经成为材料学科中发展最快也最具前景的方向之一。同时，生物医用材料产业也已成为低能耗、高附加值新兴产业的代表。

1.2　生物医用材料的发展历史

生物医学材料的历史可以追溯至远古时期，甚至可以早于人类文明的起源。生物医用材料的发展是人类认识自然、改造自然的一个漫长过程，其演变与社会的科学技术水平息息相关。早在远古时期，人类在狩猎和野外生存中不可避免地会遇到身体损伤，古代人类便采集自然物质来处理伤口和治疗疾病。例如，在约公元前 3500 年，古埃及人便利用棉花纤维、马鬃等作为缝合线来缝合伤口；墨西哥印第安人使用木片修补受伤的颅骨。古代人类还利用生物材料来修复缺损的肢体或器官，例如，早在约公元前 1500 年，古印度就已经有木制的假肢出现；古埃及也发展出木制手指假肢，用以取代原本受伤坏死的手指；约公元前 500 年的中国、埃及墓葬中也发现了假牙、假耳、假鼻等遗物。从 16 世纪开始，随着人类生产工艺的进步，金属材料开始在骨科领域得到广泛应用，如用黄金板修复腭骨，用金属固定骨折部位以及种植牙齿，还用硫化天然橡胶制作人工牙托和腭骨等。

由于科技水平有限，早期的生物医用材料主要来源于自然界，改造程度不大，与机体适配程度较差，副作用也较为明显。后来随着社会生产力和科技水平的不断提升，人类开始能够对生物材料进行设计和改造，其结构变得越来越精细，与机体的适配性也逐渐提高,生物相容性日益增强。19 世纪中期以后,随着医学的逐渐发展,形成了相应的科学体系。研究人员开始尝试利用各种外来材料修复人体的损伤部件,整形外科因此获得了巨大的发展,出现了新的植入材料。20 世纪 20 年代之后,不锈钢、金属钛和钴基合金广泛应用于矫形外科。然而,生物材料真正得到迅猛发展的契机却是在二战后,随着战争用合成材料的广泛应用开始的。

现代意义上的生物医用材料起源于 20 世纪 40 年代中期,当时正值二战结束,伤病患者数量剧增。在医疗技术和救治手段都极其匮乏的情况下,外科医生成为生物医学材料研发的中坚力量,他们尝试了各种新型材料来置换或修复患者的各种组织和器官。战争时期用于军事的高性能金属、陶瓷和高分子等材料开始纷纷转向民用,原先用于制造飞机和汽车的材料,被外科医生用于医学研究。随着科学家首次报道了将塑料(合成高分子)植入人体的案例,生物材料领域迅速发展。在二战之后的 20 年中,人工髋关节(金属生物材料)、肾透析(天然高分子衍生物——纤维素)、人造血管(天然高分子——丝绸)、人工晶体[有机玻璃——聚甲基丙烯酸甲酯(Polymethyl methacrylate,PMMA)]等相继成功问世。在二战之后的几十年时间里,由于在紧急情况下基本上任何材料均可能被植入人体内,人们很快对此表示担忧,并陆续出台了各种标准和要求,以对植入人体前的生物材料进行严格测试。

从 20 世纪 60 年代开始,生物医用材料经历了几个发展阶段。第一个阶段的生物材料是根据生物相容性对传统工业化材料筛选研制出来的,主要是惰性的生物材料。它们在生物体内能够保持稳定,几乎不发生化学降解反应,以骨钉、骨板、人工关节、人工血管和人工晶状体等为代表。这类材料通常具有较强的分子键力,因此具有较高的化学稳定性、机械强度和耐磨损性能,在体内被纤维结缔组织膜所包覆而与正常组织隔离开。至今,仍有大量由这些材料所制备的医疗器械在临床中得到应用。

到了 20 世纪 90 年代,生物惰性材料逐渐被生物活性材料所替代,生物医用材料的发展进入第二阶段。这一阶段的材料能与人体发生积极的相互作用,促进组织的局部愈合,同时在体内还具有可控的降解性,以生物活性玻璃、生物陶瓷、可吸收缝合线等为代表。生物活性材料在植入体内后,其材料表面能与周围组织形成牢固的化学键合作用,其中可降解材料能够通过体液溶解、细胞吞噬吸收,或者被代谢系统排出体外,使得缺损部位最终完全被新生的组织所取代。

20 世纪末 21 世纪初,生物医用材料的发展迎来了一个新的阶段——组织工程生物材料。第三阶段的生物医学材料的核心是将生物活性与可降解这两个理念相互结合,形成一种新型生物医学材料,以促进细胞重新开始增殖、分化,实现机体再生。因此,这一阶段已经不仅仅局限于生物医学材料的制造,还涵盖了再生医学的运用。再生是指一种新的功能性组织的合成、更新或生长,旨在替代因衰老或疾病而失效的组织,或因损伤或先天性缺陷而缺失的组织。再生医学则通过再生功能性组织或器官结构来治疗疾病、先天性缺陷或损伤。这一阶段生物医用材料的代表有:组织工程支架材料、原位组织再生材料、可降解复合细胞和(或)生长因子材料等。

生物医用材料不仅技术含量和经济价值高,而且与患者的生命和健康密切相关。作为材料科学技术中正在蓬勃发展的新领域,随着新工艺、新技术、新材料的不断涌现,生物医用材料将迎来一个更加突飞猛进的发展阶段。发达国家和新兴经济体纷纷对生物医用材料进行战略布局,生物医用材料产业正在成长为世界经济的一个支柱性产业。

中国学者在生物医用材料的各领域都开展了积极的研究,成为生物医用材料国际舞台上的一支重要力量。然而,由于我国生物医用材料生产起步较晚、技术水平相对较低,生物医用材料尚未形成规模,我国大部分生物医用材料成果仍处于研发阶段,企业主要生产中、低端产品,六到七成的高端产品依赖进口。为推动我国生物医药产业的发展,缩小与世界先进水平的差距,我国已出台多项政策支持生物医用材料的研发和应用,生物医用材料产业正在快速追赶国际先进水平。现阶段,我国已形成了比较全面的生物医用材料研发体系,并且在血管支架、心脏封堵器、生物性硬脑瓣膜、血管介入产品、骨科植入物、胸外科修补膜等产品方面实现了进口替代,并建立了完全的自主知识产权体系。随着全球人口老龄化程度提高,发展中国家经济增长,医疗费用支出增加,以及消费能力和健康意识日益提升,我国生物医用材料产业已迎来新的发展机遇,我国已成为全球最具潜力的生物医用材料市场。

未来,生物医用材料将朝着规模化、个性化、精准化和智能化方向发展,技术协同创新、高端产品开发、医工产业融合、区域集群和国际化布局将成为生物医用产业的发展趋势。

1.3 生物医用材料的特性

由于生物医用材料是通过与机体接触并与其生物环境发生作用来发挥功能的,因此它不仅要能发挥一定的生物功能,还必须确保对机体具有一定的安全性。生物材料学家必须仔细筛选材料的组分,优化加工方法,以获得最佳的理化性质及降解性。

1.3.1 生物相容性

生物医用材料植入体内后,不但会在生物环境内各种因素的影响下产生腐蚀、降解、磨损、退化等各种反应,也会引发机体出现炎症、凝血、畸形、免疫、过敏反应等局部和全身反应。这些反应中,大部分是在植入后不希望发生的,但部分反应却是必要的,例如对于骨植入物来说,生物材料学家反而希望生物材料本身具有一定的矿化或钙化的功能,以促进材料与骨组织之间的骨整合。生物相容性是指材料在特定应用中能够引起适当的宿主反应的能力,它反映了生物材料与生物机体间的和谐调节程度。生物相容性包括组织相容性和血液相容性。生物材料的组织相容性要求材料与组织或体液接触后,不引起细胞、组织功能的下降,不导致组织发生炎症、癌变或排斥反应等。一般来说,生物医用材料的形状、硬度、弹性模量等物理因素,以及材料的组成成分、表面形态、化学结构、分子结构与性质等都会影响材料在组织中的生物反应,即影响其组织相容性。而血液相容性则是指生物材料与血液直接接触后,是否会引起血小板聚集、凝血、形成血栓或引发溶血等现象。

生物材料的生物相容性直接影响材料的应用效果。因此,在设计生物材料时,不仅要考虑其化学组分和结构,往往还需要采用各种高新技术对材料本身及其表面进行改性和修饰,以提高其生物相容性。例如,人工血管内皮细胞化技术可以提高人工血管的血液相容性,维持其长期通畅率,具有广阔的应用前景;生物材料的表面肝素化技术,通过将肝素分子嫁接到材料表面形成过渡层,抑制凝血酶和凝血酶原,防止血小板集聚和破坏,从而增加材料的抗凝血性和血液相容性;高能辐射技术通过高能射线对材料进行改性,不仅能有效改善生物医用材料的特性,还能显著提高材料的生物相容性。

在考虑材料的生物相容性问题时,我们还需要关注材料降解产物的生物相容性。通常,对材料的降解时间和可能引起的炎症反应需要进行相应的体内试验以进行评估。

1.3.2 化学稳定性

生物医用材料植入体内后,会受到其生物环境的影响,包括与其接触的体液、有机大分子、酶、自由基、细胞等多种因素。尽管人体内环境相对中性温和,但体内的水溶性离子仍可能侵蚀金属植入物。另外,某些材料还可能改变局部内环境的化学性质,导致材料的腐蚀或降解。在腐蚀过程中,材料表面浸出的离子还可能释放到微环境中,产生短期或长期的生物学影响。因此,生物医用材料需要具备一定的化学稳定性,以确保能够长期使用,即在发挥其医疗功能的同时,要能够抵抗生物腐蚀和生物老化,并且在降解过程中不产生有毒的降解产物。

生物材料学家在设计或制备植入物时,通常会采取一些方法来提升其化学稳定性。例如,在活泼金属表面制备形成钝化层,以满足抗腐蚀需求;此外,还可以采用不锈钢表面的热处理工艺,或通过硝酸预处理金属表面形成钝化膜等加工过程,这些都能有效减少腐蚀、溶解,从而提升材料的化学稳定性。

1.3.3 机械力学性能

生物医用材料的机械力学性能至关重要。机体组织,特别是硬组织,由于功能需要,对力学性能有着多样化的要求。这些材料通常需要具备足够的静态强度,以及抗弯、抗压、拉伸、剪切等不同的力学性能要求。此外,适当的弹性模量和耐疲劳度也是必不可少的,以确保材料在一定应力下或在反复承受应力时不会断裂。另外,如人工关节等所需的生物材料还需具备足够的耐磨损、耐摩擦性能,甚至需要具有一定的润滑功能。

生物材料学家可以通过引入添加剂或改变加工工艺来改善生物医用材料的力学性能。例如,在聚合物中添加陶瓷颗粒以提高材料的强度,改变金属和陶瓷加工过程中的冷却速率也可以影响材料的力学强度。

1.3.4 其他特性

某些生物医用材料还需具备特定的孔隙率。虽然材料中出现孔结构会降低材料的弹性模量和强度,但它们的存在可以增加植入物的表面积,促进体液或其他携载物质的进入,有利于细胞的长入,进而保证组织的生长。此外,孔隙还可以影响材料的降解速率。

生物医用材料需要被制备成特定的形态和器件,且在使用前必须经过严格的消毒灭菌过程,因此,生物材料还需具备良好的可加工性,易于加工成型,且操作使用方便。同时,还需具备出色的热稳定性,以确保在高温消毒过程中不变性。

1.4　生物医用材料的分类

生物材料种类繁多,截至目前,已被详细研究过的生物材料已超过 1 000 种,而在医学临床上广泛应用的也有几十种,涵盖了材料学科的各个领域。一般而言,临床医学对生物医用材料有以下基本要求:① 材料必须无毒、不致癌、不致畸,且不会引起人体细胞的突变和不良组织反应;② 材料应具有良好的生物相容性,不会引起中毒、溶血、凝血、发热和过敏等现象;③ 材料应具备与天然组织相适应的力学性能;④ 针对不同的使用目的,材料需具备不同的特性。

1.4.1　按照生物医用材料的医学用途分类

根据医学用途的不同,生物材料可划分为硬组织材料、软组织材料、心血管材料、血液代用材料、分离或透过性膜材料、黏合剂和缝合线材料、药物载体材料等。这种分类方法主要基于人体各部位的特殊性和特定需求,针对性较强,研究目的明确。然而,也常出现一种材料具备多种用途的情况,导致分类上有所重叠。

硬组织材料主要包括金属和陶瓷类,如人工骨、人工关节、人工牙根和人工牙齿等;软组织材料则主要是各种高分子聚合物,用于软组织的修复和替代,如人工皮肤、人工器官、人工食道、接触镜片和各种填充材料等;心血管材料则用于制造与血液接触的人工器官,如人工心脏、人工瓣膜和人工血管;血液代用材料在生物体内可以降解或完全除去,且要求与血液具有相同的黏度,无抗原性,如临床常用的右旋糖酐($C_6H_{10}O_5$)$_n$ 和羟乙基淀粉;分离或透过性膜材料用于血液净化过程,如人工肾或肝的透析膜;黏合剂、缝合线及药物载体材料需具备可降解性,且其降解产物对机体均无毒副作用,如线型脂肪族聚酯、聚乙烯醇、胶原、纤维素和甲壳素等。实际上,这种划分并不绝对,例如心脏瓣膜材料既可以是聚合物,也可以是金属或碳材料;髋关节可能是金属和聚合物的复合材料,植入人体后其界面又可能使用聚合物骨水泥进行黏合。

1.4.2　按照生物医用材料的成分和性质分类

根据材料的成分和性质,生物医用材料可分为不同的类型。具体而言,可分为生物医用金属材料、生物医用陶瓷材料、生物医用高分子材料、生物医用复合材料和生物衍生材料(如表 1.2 所示)。

表 1.2　生物医用材料的类型

类　型	材　料	优　点	缺　点	应用举例
生物医用金属材料	不锈钢、钴基合金、钛基合金、记忆合金以及金、钽、锆、铌	机械强度高,抗疲劳性能好,耐磨损	不具有生物活性,长期使用会因腐蚀而失效	骨、关节、牙等硬组织的修复和替代、矫形固定(螺钉、针、板等)
生物医用陶瓷材料	氧化铝、氧化钛、生物玻璃、生物碳、羟基磷灰石	抗压强度高,呈惰性,抗氧化,耐腐蚀	脆性大、韧性低,抗张强度低,密度高	骨、牙、承重关节等硬组织的修复和替换,药物释放载体
生物医用高分子材料	聚硅氧烷、聚醚聚氨酯、聚乙烯、聚丙烯、聚四氟乙烯	具有弹性和韧性,易加工成型,密度低	机械强度低,随时间的延长可发生生物降解	人工心脏和瓣膜、人工肾、人工肺、人工肝、人工骨、人工角膜、人工皮肤等
生物医用复合材料	纤维增强聚合物、金属陶瓷复合材料	生物相容性好,生物活性高,机械强度高,耐腐蚀	回弹性较差	人工心脏瓣膜、人工关节
生物衍生材料	活性生物组织	生物相容性好		人工心脏瓣膜、人工皮肤、骨修复体

1. 生物医用金属材料

生物医用金属材料是一类具有生物惰性的材料,主要包括不锈钢、钴基合金、钛基合金、形状记忆合金以及钽、铌、锆等。这类材料因其高度的机械强度和抗疲劳性能,成为临床应用最广泛的承力植入材料,适用于作为能承受力的硬组织修复替代材料,以及心血管和软组织修复、人工器官研制中的结构元件。除了具有良好的力学性能及相关的物理性能外,生物医用金属材料还具有优良的抗生理腐蚀性和生物相容性。然而,它们并不具备生物活性,长期应用于生理环境中可能会因腐蚀而失效,并可能引发宿主反应。目前,纯金属(如钛、钽、铌、锆等)、不锈钢、钴基合金及钛基合金等金属材料在临床上得到了广泛应用。

2. 生物医用无机非金属材料

生物医用无机非金属材料,又称为生物陶瓷材料,主要包括氧化铝、生物碳、生物玻璃、羟基磷灰石、磷酸钙陶瓷等,这些材料常用于骨和牙齿、承重关节等硬组织的修复和替换,以及作为药物释放载体。此外,生物碳还可用于制作血液接触材料,如人工心脏瓣膜等。生物陶瓷材料因其优良的耐高温、耐腐蚀、抗氧化性能、高机械强度和良好的生物相容性等特点,在修复人体硬组织缺损及重建已丧失的生理功能方面发挥着重要作用。不同种类的生物陶瓷材料在物理、化学和生物性能上差异显著,因此在医学领域中的用途也各不相同(详见表 1.3)。然而,临床应用中,生物陶瓷材料的主要问题在于其拉伸强度、扭转强度和韧性相对较差。虽然氧化铝、氧化锆等生物惰性陶瓷在耐压、耐磨和化学稳定性方面比金属和有机材料都好,但其脆性问题仍待解决。生物活性陶瓷的强度则难以满足人体较大承力部位的需求。因此,如何提高陶瓷的韧性,以增强其使用的可靠性,一直是生物陶瓷材料研究的重点。

表1.3　生物医用无机非金属材料的临床应用范围

材　料	人工骨	人工关节	人工齿根	骨填充材料	人工心脏瓣膜	人工血管	人工气管	人工肌腱
羟基磷灰石	√	√	√	√				
氧化铝	√	√	√					
碳		√	√		√	√	√	√
磷酸钙	√		√	√				
磷酸盐骨水泥				√				
P_2O_5 系生物玻璃	√	√						
氧化锆		√	√					

3. 生物医用高分子材料

生物医用高分子材料是发展最早、应用最广、用量最大的一类生物材料。目前,许多具有优良性能的软硬材料以及药物控制释放材料已被广泛应用于医学各领域,其中包括天然的和合成的两种。医用天然高分子材料因其优越的血液和组织相容性而备受青睐,植入人体后不易引起抗体产生,无刺激性、无毒性反应,能促进细胞增殖,加速创口愈合,并具有可降解性,其降解产物也无毒副作用。因此,它常被用于伤口敷料、药物缓释剂、止血棉、止血剂等。合成高分子生物材料的发展势头迅猛,它主要是通过聚合方法制备的一类生物材料。通过精心的分子设计,我们可以获得具有良好物理机械性和生物相容性的生物材料。其中,软性材料常被用作人体软组织的替代品,如血管、食道和指关节等;而合成的硬材料则可用来制作人工硬脑膜、笼架球形的人工心脏瓣膜的球形阀等。液态的合成材料,例如室温硫化硅橡胶,可作为注入式组织修补材料使用。合成高分子材料因其组成和结构的不同而具有多种多样的物理和化学性质。尽管如此,它们有时也可能导致毒性反应,且由于低弹性模量,往往不适用于承受较大负荷的器官组织的修复。目前,合成高分子生物材料主要用作防噪声耳塞、人造血管、人工晶体、鼓膜修补片等。表1.4中列举了几种合成的或改性的天然材料在医学领域的应用实例。近年来,凝胶型高分子材料已成为一种极具发展潜力的修复型生物材料。这种水凝胶材料具有特殊的三维网络结构,赋予其一系列卓越的力学性能,如承受大形变的能力、良好的生物相容性、稳定的化学性能以及良好的成型性。因此,它在关节软骨、椎间盘髓核缺损的修复以及角膜接触镜的研制等方面得到了广泛应用。

表 1.4　生物医用材料的类型

应　　用	材　料　种　类
骨骼系统	
关节置换体(髋关节、膝关节)	钛、钛-铝-钒合金、不锈钢、聚乙烯
固定骨折部位的骨板	不锈钢、钴-铬合金
骨水泥	聚甲基丙烯酸甲酯
骨缺损修复	羟基磷灰石
人工肌腱和韧带	聚四氟乙烯、涤纶
用于补牙的牙科植入体	钛、铝、钙、磷酸盐
心血管系统	
血管弥补	涤纶、聚四氟乙烯、聚氨酯
心脏瓣膜	再生组织、不锈钢、碳
泌尿系统	
导尿管	硅橡胶、聚四氟乙烯、聚氨酯
器官	
人工心脏	聚氨酯
皮肤修复样板	硅胶原质复合材料
人工肾脏	纤维素、聚丙烯腈
心-肺机	硅橡胶
感觉器官	
耳蜗置换	铂电极
眼内镜	聚甲基丙烯酸甲酯、硅橡胶、水凝胶
角膜接触镜	硅-丙烯酸树脂、水凝胶
角膜绷带	胶原质、水凝胶

4. 生物医用复合材料

生物医用复合材料是由两种或两种以上不同材料复合而成的,与单一材料相比,复合材料的性能得到了较大程度地提升。复合生物材料的性能具有可调性。通过选择适当的复合组分或结构,并调整组分间的配比,可以制备出降解性能和机械力学性能均可调,且相互匹配以满足实际应用需求的新材料。这种复合材料由基体材料与增强材料或功能材料组成,它们不仅应具备预期的物理、化学性能,还必须满足生物相容性的要求,同时复合之后的材料不允许出现损害其生物学性能的性质。常用的基体材料包括医用高分子材料、医用碳素材料、生物玻璃、玻璃陶瓷、磷酸钙基生物陶瓷、医用不锈钢、钴基合金等医用金属材料;增强材料则有碳纤维、不锈钢或钴基合金、生物玻璃陶瓷、陶瓷等纤维增强体,另外还有氧化锆、磷酸钙基生物陶瓷、生物玻璃陶瓷等颗粒增强体。这些材料之间通过相互配合或组合,形成了大量性质各异的医用复合材料。这类材料主要用于制造人工器官,修复或替换人体组织、器官,以增强或替代其功能。

5. 生物衍生材料

生物衍生材料,也被称为生物再生材料,是指经过特殊处理的天然生物组织形成的生物医学材料。虽然经过处理的生物衍生材料已失去生物活力,但由于其具有类似天然组织的构型和功能,在人体组织修复和替换中发挥着重要作用。这类材料主要应用于人工心脏瓣膜、血管修复体、皮肤敷膜、纤维蛋白制品、骨修复体、软膜修复体、鼻软骨种植体、血液透析膜等领域。

1.4.3 按照材料的生物性能分类

根据生物性能的不同,生物材料可分为生物惰性材料、生物活性材料、生物降解材料和生物复合材料四类。

1. 生物惰性材料

生物惰性材料是指在生物环境中能够保持稳定,不发生或仅发生微弱化学反应的生物医学材料,主要包括惰性生物陶瓷类(如氧化铝、氧化锆、玻璃陶瓷、医用碳素材料)和医用金属及合金类材料(如不锈钢、钴基合金、钛基合金、记忆合金)。由于在实际应用中不存在完全惰性的材料,因此生物惰性材料在机体内也只是基本上不发生化学反应。它与组织间的结合主要是通过组织长入其粗糙不平的表面形成一种机械嵌联,即形态的结合。该类材料由于具有生物惰性,植入体内后无论是形体或结构一般不会发生改变,力学性能稳定,因此是目前人体承重材料中应用最广泛的材料。

2. 生物活性材料

生物活性材料是一类能诱导或调节生物活性的生物医用材料。有人认为,生物活性材料还具有增进细胞活性或促进新组织再生的能力,主要包括羟基磷灰石、磷酸钙骨水泥、磷酸钙陶瓷纤维、生物玻璃等。目前,关于此方面的研究已成为生物材料的主要研究方向之一。羟基磷灰石是一种典型的生物活性材料,是人体骨的主要无机质成分,当其植入体内时,不仅能引导成骨,还能与新骨形成骨性结合。在肌肉、韧带或皮下种植时,能与组织密切结合,不引发炎症或刺激反应。

3. 生物可降解材料

生物可降解材料是指植入人体后能够不断在体内分解,且分解产物能够被生物体吸收或排出体外的一类材料,主要包括 β-TCP 生物降解陶瓷和降解性高分子生物材料两类。前者主要用于修复良性骨肿瘤或瘤样病变手术刮除后所致缺损,后者主要用于药物载体、组织工程支架材料以及骨科内固定器件。

4. 生物复合材料

生物复合材料,又称为生物医用复合材料,是以不同的材料作为基体材料(如金属、陶瓷、高分子材料)制备而成的。为了进一步提高或改善某一种生物材料的性能,形成了多种类型的复合材料。这些材料主要用于修复及替换人体组织、器官或增强其功能。根据基材的不同,生物复合材料可分为高分子基、金属基和陶瓷基复合材料三类。它们既可以作为生物复合材料的基材,也可作为增强体或填料,其相互搭配或组合形成了大量性质各异的生物医学复合材料。根据材料植入体内后引起的组织反应类型和程度,生物复合材料又可分为生物惰性的、生物活性的、可生物降解的和可吸收的复合材料等类型。生物医学复合材料的发展为获得真正仿生的生物材料开辟了广阔的道路。

1.4.4 按照生物材料与人体接触的关系分类

根据材料与机体组织接触的时间长短,生物材料可分为长期植入材料、短期植入材料、生物降解材料和一次性使用医疗用品材料。这种分类方法明确了材料在体内的使用时间,为制定生物材料安全性评价方法和标准提供了依据,同时也为生物材料的选用提供了便利。长期植入材料通常指那些植入体内时间较长的材料,如人工血管、硬组织和软组织材料等;短期植入(或短期接触)材料是指那些与机体组织或体液短时间接触的材料,如心室辅助装置、"桥梁"人工心脏、透析器等;生物降解材料用于暂时替代组织和器官的功能或作为药物缓释系统。在完成其功能之后,生物降解材料通常会逐渐被降解,并被机体吸收或排出体外,如粘合剂、缝合线、药物载体材料、组织工程支架材料等;一次性使用医疗用品材料主要包括注射器、输液器、输血器、输液袋、输血袋等。由于临床应用的不同,这些材料在选材上也有所差异。例如,硬质注射器一般选用高密度聚乙烯、聚丙烯等塑料制成;而输液器、输血器、输液袋、输血袋等则常采用聚氯乙烯(PVC)、低密度聚乙烯、K 树脂(苯乙烯-丁二烯共聚物)等制成。

1.5 未来生物医用材料的发展趋势

生物医用材料的迅猛发展与人口老龄化、疑难疾病患者人数的增加、相关领域先进技术的支持、强大的经济实力以及临床应用的需求密不可分。生物医用材料及其相关技术更新换代速度快、科技含量高,持续的技术创新和升级是其生存和未来发展的基石。只有掌握先进的技术,才能确保产品的先进性和市场的竞争优势。尽管现有的生物医用材料应用已取得了一定的成绩,但是临床应用中所表现出来的生物相容性差、使用寿命短及长时间功能缺失等问题依然突出,难以满足组织及器官修复、个性化和微创治疗的临床医学需求。因此,赋予材料全新的生物结构与功能活性,以提升其生物安全性、生物相容性及复合多功能性,已成为生物医用材料发展的重要方向。

随着人们健康意识的提高,对生物医用材料的需求日益增长,尤其是人工关节、人工牙齿以及人工心脏瓣膜等生物医用材料的需求量不断攀升。当代生物医用材料的发展不仅聚焦于材料自身理化性能和生物安全性、可靠性的提升,更强调其生物结构和功能的赋予,以在体内激发并调动机体的自我修复能力,实现受损人体器官的重建或康复。目前,生物医用材料学科的最新进展和发展趋势可概括为以下几个方面:

1.5.1　组织工程材料

组织工程材料作为提供结构框架和装载生物活性诱因的工程化生物材料，能够引导内源性祖细胞或干细胞至损伤部位，促进宿主干细胞和祖细胞的附着和迁移，并驱动这些细胞分化为组织特异性细胞类型，从而帮助受损组织愈合。组织工程材料形式多样，包括：块材、多孔材料、纳米材料、纤维材料、水凝胶和 3D 打印材料等，其材质可以由聚合物、陶瓷、金属和复合物等构成。但是，无论是哪种形式和材质，它们都应有一个共同的特点：能够与免疫系统和内源细胞相互作用来刺激再生过程。为实现这一目的，这些材料需要通过其生物物理和生物化学性能来与人体响应，从而改善局部微环境、调节免疫反应和控制内源细胞介导的愈合动力学过程。

近 10 年来，组织工程学已经发展成为集生物工程学、细胞生物学、分子生物学、生物医用材料、生物技术、生物化学、生物力学以及临床医学于一体的一门交叉学科。生物医用材料在组织工程学中占据非常重要的地位，同时组织工程学也为生物医用材料的研究提出问题和指明方向。当前，软组织工程材料的研究和发展主要聚焦于新型可降解生物医用材料。例如，通过物理、化学、生物方法以及基因工程手段改造和修饰原有材料，研究材料与细胞之间的反应和信号传导机制，探索促进细胞再生的原理和规律，研制具有选择通透性和表面改性的膜材，以及开发对细胞和组织具有诱导作用的智能高分子材料等。当前硬组织工程材料的研究和应用则主要集中在碳纤维/高分子材料、无机材料（如生物陶瓷、生物活性玻璃）以及高分子复合材料等领域。随着经济和社会的发展，通过赋予材料特定结构和生物功能，激发机体特异性反应，调动人体自我修复能力，实现人体组织或器官的再生和重建，已成为生物材料科学和产业发展的前沿方向。

1.5.2　生物医用纳米材料

生物医用纳米材料属于纳米材料与生物医用材料的交叉领域，通过将纳米微粒与其他材料复合，制成各种各样的复合材料。随着研究的进一步深入和技术的发展，纳米材料开始与许多学科相互融合，显示出巨大的潜在应用价值，并且在一些领域取得了初步的应用成果。在过去几年中，生物纳米材料的理论与实验研究已成为人们关注的焦点，特别是核酸与蛋白质的生物化学、生物物理学、生物力学、热力学与电磁学特性及其智能复合材料，这些已成为生命科学与材料科学的交叉前沿。

生物医用纳米材料可以是金属、氧化物、聚合物等，通常具有特殊的物理、化学和生物学属性，主要用于医学诊断和治疗，在医学领域展现出广泛的应用潜力。由于纳米尺度下的材料具有较大的比表面积，医用纳米材料可以表现出独特的表面性质，如增强的附着性、活性和选择性，这使得它们在药物传递、组织工程和生物传感等领域具有显著优势。目前，纳米技术的研究热点主要集中在药物控释材料及基因治疗载体方面。药物控释是指药物通过生物材料进行靶向定位或以恒定速度、智能释放的过程。具备上述性能的生物材料是实现药物控释的关键，它们能够提高药物治疗效果，减少药物用量和毒副作用。

随着人类基因组计划的完成及基因诊断与治疗技术不断取得进展,科学家对使用基因疗法治疗肿瘤充满信心。基因疗法的核心在于基因载体,只有借助载体,正常基因才能进入细胞核内。纳米颗粒作为基因载体,可以将 DNA、RNA 等基因治疗分子包裹在纳米颗粒内部或吸附在其表面,再在颗粒表面偶联特异性的靶向分子,如特异性配体、单克隆抗体等。这些靶向分子与细胞表面的特异性受体结合,在细胞摄粒作用下,载体与药物的基因片段能够定向进入靶细胞。在胞内溶酶体的作用下,纳米颗粒被降解,基因治疗分子得以释放,从而实现有效的靶向性治疗。目前,高分子纳米材料和脂质体是基因治疗的理想载体,它们具有承载容量大、安全性高的特点。近年来,新合成的一种树枝状高分子材料作为基因导入的载体也备受关注。

此外,生物医用纳米材料在分析与检测技术、纳米复合医用材料、与生物大分子进行组装、用于输送抗原或疫苗等方面也展现出良好的应用前景。纳米碳材料能够显著提高人工器官及组织的强度、韧度等多方面性能;纳米高分子颗粒可用于某些疑难病症的介入诊断和治疗;人工合成的纳米级类骨磷灰石晶体已成为制备纳米类骨生物复合活性材料的基础。该领域未来的发展趋势是生物医用纳米材料"部件"与医用无机纳米材料及晶体结构"部件"的结合发展,如由纳米微电子控制的纳米机器人、药物的器官靶向化等;通过纳米技术,介入性诊断和治疗将朝着微型、微量、微创或无创、快速、功能性和智能性的方向发展;同时,模拟人体组织成分、结构与力学性能的纳米生物活性仿生医用复合材料等也将成为研究的重点。

1.5.3 生物活性材料

生物活性的概念最初由 Hench 等于 1969 年提出,他们研究发现生物玻璃植入后与骨组织发生了键合。现在,生物活性普遍被认为是材料表面与生物组织界面能够诱发特殊生物或化学反应的特性,这种反应导致材料与组织间形成化学键合。那些能由材料表面或界面引发组织和材料之间发生特殊生物或化学反应,促进或影响组织与材料间的连接、诱发细胞活性或新组织再生的材料,被称为生物活性材料。

1994 年 Cao 和 Hench 根据生物材料与骨组织的反应关系,将生物活性材料分为两类:① 骨诱导材料,它能在组织界面引起细胞内和细胞外反应,同时与硬组织和软组织结合。目前只有少数生物活性玻璃陶瓷具备骨诱导生物活性。② 骨传导材料,它提供生物相容界面,仅在此界面引发细胞外反应,骨形成沿界面迁移。此类生物活性材料不能与软组织形成稳定结合,例如合成羟基磷灰石。生物活性材料在骨科领域的成功应用,使其在其他领域也得到了广泛推广。在口腔医学领域,生物活性材料首先在种植体上得到应用。纯钛种植体表面的金属特性导致其与骨组织的结合存在明显界限,因此学者们开始在钛种植体表面添加不同的生物活性涂层,以获得与天然骨组织微环境相协调一致的种植体表面结构。由于生物活性材料具备这些特殊的生物学性质,有利于人体组织的修复,因此成为生物医用材料研究和发展的一个重要方向。

1.5.4 材料表面改性的新方法和新技术

表面改性研究旨在大幅度改善生物医用材料与生物体的相容性。除了设计、制造性能优异的新材料外,对传统医用材料进行表面化学处理、表面物理改性和生物改性也是有效途径。材料表面改性及表面改性植入器械的设计和制备的工程化技术,包括提高骨、牙等植入器械表面生物活性的表面生物活化技术;增强血液接触材料和器械的表面抗凝血及防组织增生改性技术;赋予表面抗菌、抗磨损、选择性固定生物分子等功能的表面功能化技术等。此外,还包括植入器械形态结构设计系统及软件开发等。

1.5.5 介入治疗材料

介入治疗学是一门新兴学科,它融合了影像诊断和临床治疗,介入治疗的疾病种类繁多,尤其在血管性和实体肿瘤的微创治疗方面展现出显著优势。介入治疗的特点在于损伤小、安全易行,同时副作用和并发症较少,定位准确,疗效迅速且确切。介入治疗材料是介入治疗中不可或缺的介入器材,它们通过人体自然孔道或微小创口导入病变部位,进行微创治疗,这些材料包括穿刺针、导丝、导管等。

经导管栓塞术是介入治疗中的重要技术,它通过有控制地将人工栓塞材料注入病灶或器官的供应血管内,使血管发生闭塞,中断血液供应,从而控制出血,治疗血管性病变、肿瘤及消除病变器官功能等。栓塞物质种类繁多,以满足不同部位、不同性质病变的需求。按材料性质可分为无活性材料、自体材料和放射性微粒三种;按物理性状可分为颗粒性和液体两类;按能否被机体吸收,可分为可吸收性和不可吸收性两类。理想的栓塞材料应具备以下特点:无毒、无抗原性,具有较好的生物相容性,能迅速闭塞血管,能按需要闭塞不同口径、不同流量的血管,易于经导管运送、易获取、易消毒。更高的要求是能控制血管闭塞的时间,并在需要时可实现回收或使血管再通。常用的栓塞材料包括自体血块、吸收性明胶海绵、微胶原纤维、胶原凝聚物等。

微创介入生物材料和器械已成为治疗心血管疾病的有效手段之一。传统的治疗方法包括开放性手术和药物治疗,但这些方法具有一定的风险和局限性,而心血管生物医用材料的发展为治疗提供了新的选择,如心脏瓣膜植入、介入血管手术和支架植入等。这些新方法可以减少创伤、缩短康复期,并提高治疗效果,在心血管疾病的治疗和修复方面具有广阔的应用前景。

1.5.6 生物医用复合材料

生物医用复合材料是由两种或两种以上不同材料复合而成的,主要用于人体组织的修复、替换和人工器官的制造。这些复合材料根据应用需求进行设计,通常由基体材料与增强材料或功能材料组成,复合材料的性质取决于其组分材料的性质、含量、分布及它们之间的界面。诸多基体及增强基材料的搭配或组合形成了众多性质各异的生物医用复合材料。在设计生物医用复合材料时,不仅要考虑提高其理化性能及生物活性,还必须确保其满足生物相容性的要求,包括复合材料及其组分材料以及它们在体内降解产生的各种中间产物的生物相容性。随着仿生学研究和干细胞组织工程技术的发展,将干细胞和能诱导干细胞定向分化、组织再生的生长因子引入生物医用复合材料的设计和制备中,已成为仿生设计和生物医用复合材料制备的重要发展方向。

1.5.7　3D 打印医用材料

3D 打印技术所使用的医用材料主要包括四类。第一类是生物相容性要求较低的医用材料,这类材料主要应用于 3D 打印体外诊断与预测模型、导板、体外假肢或矫形辅具等,充分展现了 3D 打印在个性化定制方面的优势,能为患者提供更精确的治疗方案。第二类是满足生物相容性但不可降解的医用材料,主要包括钛合金、钴铬合金和钽合金等金属材料,以及高分子材料等惰性材料,这些材料常用于打印体内植入物。目前,多家 3D 打印金属植入物厂商的产品已获得上市许可证书,并成功应用于临床实践中。第三类是生物相容性良好且可降解的医学材料,主要应用领域为打印组织工程支架。这类材料打印出的植入物,不仅需要与生物体相容,还要具备降解性,能在一定时间内促进体内缺损组织的生长和愈合。第四类是活性细胞、蛋白质及其他生物活性分子,使用该类材料的生物 3D 打印技术也被称作细胞 3D 打印技术。这项技术可以直接将细胞、蛋白质及其他具有生物活性的材料(如 DNA、生长因子等)作为 3D 打印的基本单元,构建出具有功能性的组织或器官。3D 打印技术在医学领域的研究与应用发展迅速,为临床医学解决部分疑难病症提供了新的思路。尽管目前 3D 打印组织、器官仍处于结构性阶段,但从生物医学临床需求及生物医用 3D 打印及其材料发展的角度来看,组织功能性器官的打印将是医用 3D 打印的未来主要发展趋势。

1.5.8　可降解生物医用材料

可降解生物医用材料具有与人体组织的良好相容性,能够在人体内降解后被吸收或完全排出体外,不会在人体内部组织或器官中蓄积,同时具有极强的稳定性且便于加工。其种类很多,主要包括可降解医用高分子材料、合成可降解材料、可降解生物陶瓷材料、可降解医用金属材料以及可降解医用复合材料等。

目前,可降解生物医用材料的主流应用包括冠脉支架、腔静脉过滤器和口腔修复膜。与传统的永久性金属支架相比,可降解支架能够有效避免体内永久植入物可能产生的长期炎症、移位和断裂等风险,同时也不会对 MRI、CT 等影像学检查造成持续影响。可降解腔静脉过滤器同时具备回收和降解转化功能,可在患者体内降解转化为类支架结构,无需进行二次手术,从而降低滤器长期留置可能导致的远期并发症发生率。口腔修复膜分为可吸收性膜与不可吸收性膜,其中,不可降解膜需要二次手术取出,非胶原类的可吸收性膜虽然避免了二次手术,但存在酸性降解产物引起炎症的副作用。相比之下,可降解胶原类膜具有显著的综合优势。目前,主流的可降解胶原类口腔修复膜主要由小牛皮、猪皮或猪小肠黏膜经组织工程学技术制备而成,保留了天然的胶原纤维空间结构。其主要成分是胶原蛋白,属于纯天然生物材料,可在体内降解,无需二次手术取出,且降解产物不会引起机体的免疫反应。

基于各类可降解生物医用材料的优势,对已有材料作进一步研究和改进,从而改变其性能及降解行为,使之满足特定的降解要求或力学性能并扩大材料的应用范围等,是当前可降解生物医用材料研究的热点和难点。我国原创的新型生物材料——重组人源化胶原蛋白,在皮肤、血管内皮、子宫内膜、创面、口腔黏膜修复及骨科等医疗健康领域具有广泛应用前景。2021年6月,我国首个重组Ⅲ型人源化胶原蛋白冻干纤维获批上市,引起了业界的广泛关注。

(黄标通)

主要参考文献:

刘永,姜炜,李凤生. 磁性纳米材料在肿瘤靶向治疗中的应用[J]. 物理化学进展,2012,1(3):21-26.

吕杰,程静,侯晓蓓. 生物医用材料导论[M]. 上海:同济大学出版社,2016.

阮建明,邹俭鹏,黄伯云. 生物材料学[M]. 北京:科学出版社,2004.

魏利娜,甄珍,奚廷斐. 生物医用材料及其产业现状[J]. 生物医学工程研究,2018,37(1):5.

吴昊. 聚醚醚酮及其复合材料在医疗中的应用前景[J]. 塑料助剂,2021,(02):32-35.

奚廷斐. 我国生物医用材料现状和发展趋势[J]. 中国医疗器械信息,设计与制造专题,2013,12(8):1-5.

熊党生. 生物材料与组织工程[M]. 北京:科学出版社,2010.

徐晓宙. 生物材料学[M]. 北京:科学出版社,2006.

张登科,王光辉,方登科等. 碳纤维增强树脂基复合材料的应用研究进展[J]. 化工新型材料,2022,50(01):1-5.

张群英,严玉蓉. 复合材料在医疗器械中的应用[J]. 中国医疗器械信息,2012,18(02):13-17.

张文毓. 生物医用金属材料研究现状与应用进展[J]. 金属世界,2020(1):7.

Abdulghani S, Mitchell G R. Biomaterials for In Situ Tissue Regeneration:A Review[J]. Biomolecules,2019,9(11):750. https://doi.org/10.3390/biom9110750.

Gaharwar A K, Singh I, Khademhosseini A. Engineered biomaterials for in situ tissue regeneration[J]. Nat Rev Mater,2020:1-20. https://doi.org/10.1038/s41578-020-0209-x.

Zhi P, Liu L, Chang J, et al. Advances in the Study of Magnesium Alloys and Their Use in Bone Implant Material[J]. Metals,2022,12,1500. https://doi.org/10.3390/met12091500.

第 2 章

生物医用材料对人体的生物反应

2.1 生物医用材料的组织反应

2.1.1 生物医用材料及组织相容性

随着组织工程和再生医学的迅猛发展,生物医用材料因其具有良好的生物相容性,已被设计成多种植入物,用于促进伤口愈合、修复损伤组织等领域。其中,一些生物医用材料(如伤口愈合胶粘剂和骨水泥等)已应用于临床实践,使全世界的患者受益。利用生物医用材料来修复功能失调组织的再生医学方法展现出十分广阔的前景。

根据材料性质的不同,生物医用材料可分为天然高分子材料(如壳聚糖、胶原和丝素蛋白等)、生物医用金属材料(如钛及其合金等)、生物医用无机非金属材料(如羟基磷灰石和生物活性玻璃等)、生物医用高分子材料(如聚乳酸和聚羟基脂肪酸酯等)以及生物医用复合材料。生物医用高分子材料因其加工性能良好,易于制成各种形状的产品,成本合理,并具有理想的机械和物理性能,长期以来在医学治疗中发挥着举足轻重的作用,尤其在愈合伤口、骨修复和药物输送等方面具有极大的应用价值。

20 世纪 80 年代,生物相容性被定义为"材料在特定应用中具有适当宿主反应的能力"。这一定义的核心在于强调材料在特定应用下的生物相容性,即任何生物医用材料的生物相容性都是与应用场景密切相关的。起初,生物相容性这个术语主要用于植入式装置、伤口愈合产品和一些体外系统。然而,随着时间的推移,其应用范围逐渐扩大,如今已涵盖组织工程产品、药物、基因和疫苗传递系统以及诊断系统等众多领域。

因此,人们普遍认为生物相容性并非材料的固有属性,而是生物医用材料-宿主系统相互作用的结果。不存在普遍具有生物相容性的材料。鉴于此,Williams 提出了一个系统的生物相容性概念,并给出了新的生物相容性定义:"生物相容性是指生物医用材料在医学治疗中能够按预期发挥其功能的能力,且在治疗过程中不但不会引起任何不良的局部或全身效应,而且能够引发有益的细胞或组织反应,从而优化治疗的临床效果"。

虽然目前对生物医用材料的生物相容性要求尚未达成一致,但有两个基本评价内容是被普遍认可的:一是材料的血液相容性;二是材料的组织相容性。材料的组织相容性主要指的是生物医用材料与体内细胞及组织之间的相互作用。材料的组织相容性可能会因为以下情况而受到损害,从而限制其在体内的应用:① 由于生物医用材料在体内具有不适当的物理性质(例如机械性能不佳)导致的慢性组织损伤;② 植入物诱导的细菌定植,特别是经皮植入的生物医用材料;③ 免疫攻击(即典型的异物反应),由于异物反应涉及的相关细胞类型具有持久性和高炎症性,可能会破坏邻近组织;④ 在形成紧密交联的纤维化胶囊过程中,与身体组织的免疫隔离可能会严重损害生物医用材料的功能。

2.1.2 异物反应

当生物医用材料融入宿主体内时,不可避免地会产生异物反应。在这一过程中,免疫微环境通过体液和细胞与生物医用材料相互作用,决定了生物医用材料整合的成功与否及其生物性能。当异物反应过度发生时,可导致炎症、纤维化、感染和血栓的形成,引发材料降解、纤维增殖等问题,从而阻碍生物医用材料在体内的形态和功能维持。因此,深入了解异物反应的各个阶段过程及其对应的反应,有助于设计出具有更好组织相容性的生物医用材料。

异物反应可分为 5 个连续阶段:蛋白质吸附、急性炎症、慢性炎症、异物巨细胞形成、纤维包封。

1. 蛋白质吸附

异物反应的第一个阶段发生在几秒钟内。在此阶段,血液成分(例如纤维蛋白)会迅速吸附到生物医用材料的表面,并发生血小板黏附,形成临时基质。同时,宿主体内的补体系统也会被激活,直接攻击生物医用材料植入物中的细胞,招募中性粒细胞浸润,导致血管内皮损伤、纤维蛋白沉积,并在植入物周围聚集大量血小板。

2. 急性炎症

异物反应的第二阶段发生在几小时到几天内。临时基质中含有多种生长因子和趋化因子,这些因子可招募肥大细胞和多核淋巴细胞。肥大细胞会释放 $TNF-\alpha$、$IL-1\beta$ 和 $MCP-1$ 等炎症介质,进一步招募单核细胞并激活单核细胞表面的 Toll 样受体以刺激其成熟。在此基础上,TH1 淋巴细胞释放 $IFN-\gamma$,促进巨噬细胞向 M1 表型极化。M1 型巨噬细胞释放 $IL-1$、$IL-6$、$IL-8$、$IL-12$ 和 $TNF-\alpha$ 等炎症因子,介导炎症反应。这些炎症因子进一步刺激巨噬细胞的极化过程。

3. 慢性炎症

一旦巨噬细胞与生物医用材料表面结合,它们就会立即尝试吞噬生物医用材料。当生物医用材料的大小或形状使得巨噬细胞无法做到这一点时,巨噬细胞会转变为异物巨细胞,试图进一步吞噬该部位。这些异物巨细胞附着在生物医用材料表面时,会释放大量炎症细胞因子和活性氧。细胞因子的表达和异物巨细胞的形成在很大程度上取决于生物医用材料的特性(如疏水性或刚性等)。除了先天免疫细胞外,有研究表明,生物医用材料特异性的适应性免疫细胞是由次级淋巴器官中的抗原呈递细胞启动的。各种类型的 T 细胞参与异物反应,包括 Th1 和 Th2 型 T 辅助细胞,这两种细胞类型的作用主要是通过释放细胞因子来刺激巨噬细胞,从而驱动异物反应。

4. 异物巨细胞形成

巨噬细胞融合形成异物巨细胞是异物反应的另一个显著标志。大多数异物巨细胞是由某种类型的髓系细胞形成的,尽管有研究表明,在特殊病例中,其他类型的细胞也可能参与异物巨细胞的形成。一般情况下,单核细胞不能直接形成异物巨细胞,它们需要先分化为巨噬细胞、破骨细胞、图顿巨细胞或朗汉斯巨细胞。异物巨细胞存在于植入物表面,随着时间的推移,它们可以介导植入物的降解和失效。根据细胞的来源和局部病理状况,异物巨细胞具有不同程度的代谢活性。异物巨细胞附着于生物医用材料表面的微环境增强了其释放的活性氧、酸和降解酶的活性,从而加速了植入物的降解过程。

5. 纤维包封

异物反应的最后阶段是生物医用材料的纤维包封。在这一阶段,巨噬细胞产生 TGF-β、其他促纤维化因子和基质金属蛋白酶,这些因子将成纤维细胞和内皮细胞吸引到植入物表面。这些细胞出现胶原束沉积,这些胶原束交联形成基质,这一过程可能产生几种有害的植入结果,包括:生物医用材料因纤维化收缩而产生形变和机械应力增加;与周围组织分离,可能导致依赖于组织相互作用的设备失效;胶囊和周围组织血管化不良,从而增加感染风险。

2.1.3　生物医用材料的理化性质对异物反应的影响

异物反应可通过降解、闭塞、机械变形、挤压和感染等途径导致生物医用材料和设备的性能下降、故障或失效。异物反应的各个阶段都会损害生物医用材料和器械的性能,只要生物医用材料植入物存在于体内,异物反应就会持续,阻碍适当的愈合和组织整合。由于异物反应本质上源于免疫微环境中细胞、组织与生物医用材料之间的相互作用,因此许多研究人员致力于基于这些相互作用来设计具备免疫调节功能的生物医用材料。

相较于生物医用材料与生物活性物质的组合,生物医用材料自身理化性质的变化对免疫细胞行为的影响更值得关注。比如,材料的高可塑性能够促使巨噬细胞被支架调节,并根据环境信号改变其表型。两种主要巨噬细胞表型(M1、M2)之间的这种转变被称为"巨噬细胞极化",而巨噬细胞在免疫应答中的功能既取决于其表型,也受生物医用材料类型的影响。

因此,与使用惰性生物医用材料来预防炎症的传统方法不同,目前的研究更侧重于利用生物医用材料的性质来调节免疫反应。特别是当这些具有免疫调节功能的植入物应用于体内时,它们能够招募和引导先天免疫系统的细胞,促进组织再生和修复。免疫反应的水平和类型可以通过调整生物医用材料的理化性质来进行调节。本节主要简述了生物医用材料的理化性质(如材料类型、表面形貌、机械强度、几何形状、孔隙度、润湿性、表面化学和生物可降解性等)如何影响异物反应各个阶段中生物医用材料与组织细胞以及蛋白质的相互作用。

1. 材料类型

不同类型的生物医用材料会引发宿主对材料不同程度的免疫反应。天然聚合物,如胶原蛋白、透明质酸（Hyaluronic Acid，HA）、海藻酸盐和壳聚糖，因其类似于人体内自然产生的分子，降解产物无毒，故具有良好的组织相容性。此外，这些天然衍生的生物医用材料具有生物活性，可以为细胞提供黏附区域，并易于通过酶促降解，相较于合成生物医用材料，它们较少引起不良异物反应。例如，胶原蛋白能被胶原酶和其他蛋白酶自然降解，这使得组织中的细胞能够以可控的方式介导其局部降解。然而，天然生物医用材料的机械性能相对较差，这极大地限制了它们的应用范围。

合成材料，如聚乙烯、聚乙二醇和聚（乳酸-乙醇酸）共聚物等，则具有可控的生物力学和生物可降解特性。这些材料易于设计，可用于调节宿主蛋白的附着，是组织工程中的理想材料选择。然而，合成材料有时可能诱导慢性炎症的发展，从而导致生物医用材料植入物的纤维隔离和包封。

复合生物医用材料结合了多种材料的特性以优化其生物性能。这类材料不仅反映了其组成材料的理化性质，还提供了额外的生物学性质（这些性质通常不存在于构成复合材料的任何单一组分中），从而更易于控制细胞行为。复合材料还可以被设计成具有黏附区域的植入物，并在其结构中添加生长因子，以实现更佳的细胞附着、迁移、增殖和分化。例如，相较于仅由聚乙二醇组成的支架（其上未观察到 T 细胞的附着或迁移），聚乙二醇-胶原复合物（具有大孔结构）显著增加了 T 细胞的移动性和迁移能力。

2. 几何形状

植入物的几何形状（包括大小、形状、有无尖锐边缘等）也被证实对异物反应具有直接影响。例如，研究表明，直径小于 5 μm 的纤维几乎不引发异物反应，而较大的纤维则会导致胶原包封。这一点在将探针植入高度脆弱的神经组织中时也得到了证实，植入物直径的增大会导致更严重的血管和实质组织损伤、血脑屏障通透性增加、小胶质细胞（组织内巨噬细胞）活化、神经元细胞死亡和纤维化瘢痕形成。

生物医用材料支架的大小和形状同样会影响宿主免疫细胞的免疫行为和随之而来的免疫反应。在与人类相似的小鼠异物反应模型中，研究人员强调了支架结构在调节其生物相容性方面的重要性。研究人员将不同直径的球形海藻酸盐水凝胶注入小鼠体内，结果显示，与直径较小的球体相比，直径较大的球体（>1.5 mm）具有更强的生物相容性，并引发较少的异物反应和纤维化。因此，通过调整支架的形貌和大小，可以显著提高生物医用材料支架在体内的生物相容性。

3. 润湿性

由于先天免疫细胞将高疏水性分子识别为外来物质，因此表面的润湿性对免疫原性具有关键影响。一般来说，疏水生物医用材料可以促进单核细胞黏附并诱导 M1 型巨噬细胞活化，而亲水或中性表面往往会抑制巨噬细胞的黏附和活化，从而营造一个抗炎的微环境。因此，为了避免对低润湿性表面的高度免疫原性反应，亲水聚合物如聚环氧乙烷和聚乙二醇被用于细胞或药物载体设计，以及组织工程或植入物的生物医用材料装置的构建。在这些材料的帮助下，植入物获得了非免疫原性，如减少表面蛋白的黏附、减少与巨噬细胞的相互作用。例如，Zheng 等发现钛表面氧化层的亲水性能够通过诱导抗炎和促愈合的 M2 表型,来调节小鼠 RAW264.7 巨噬细胞的体外免疫应答。机制研究表明,表面亲水性可通过整合素 β1 或 β2 的选择性表达来调控纤维连接蛋白和纤维蛋白原的吸附和构象,激活 PI3K 和 NF－κB 信号通路,从而调节巨噬细胞反应,为成骨创造有利的免疫微环境。巨噬细胞形态也受表面润湿性的影响,在疏水碳纳米纤维表面,巨噬细胞伸长更多,丝状伪足数量增加。然而在亲水性支架上,即使在 48 小时后,细胞仍保持圆形,不拉长,丝状伪足较少。

表面润湿行为可以在不同的外部刺激下进行亲水性和疏水性的可逆切换。这种可逆的润湿性可能使巨噬细胞能够对生物医用材料表面的反应进行动态调节。Gao 等利用阳极氧化和氢化技术在钛表面制备了超亲水性 TiO_2 纳米管。结果表明,无论脂多糖(LPS)刺激如何,氢化表面都能诱导巨噬细胞增殖率降低及抗炎细胞因子 IL－10、TGF－β 和 BMP－2 过度表达,同时减少促炎细胞因子 IL－6、TNF－α 和 MCP－1 的表达。此外,超亲水性增加了 M2 标记物,减少了 M1 标记物。在另一项研究中,Ma 等采用阳极氧化和紫外线(Ultraviolet, UV)照射相结合的方法制备亲水性钛表面,结果表明,亲水性表面促进巨噬细胞向 M2 亚型的极化和种植体的骨整合。因此,具有亲水性表面的植入物能刺激 M2 极化和植入物与组织之间的宿主细胞整合。表面润湿性还会影响巨噬细胞吞噬生物医用材料的能力,如接触角为 50°～60° 的纤维素微球更容易被巨噬细胞吞噬。

综上所述,巨噬细胞的存在及其对亲水性生物医用材料的免疫反应能够有效地营造伤口愈合的微环境,并调节间充质干细胞的募集。因此,可以通过控制表面润湿性来调节巨噬细胞对植入生物医用材料的行为反应。为此,表面润湿性还可以与其他表面特性(如表面粗糙度和表面形貌)协同调节免疫反应。

4. 表面化学

生物医用材料的表面化学在介导免疫细胞募集和激活中扮演着重要角色。生物医用材料表面的官能团可以控制蛋白质和细胞的黏附,进而控制组织对植入生物医用材料表面的反应,从而引发免疫反应。一些研究表明,与含有—COOH 和—CF 基团的生物医用材料表面相比,含有—NH₂ 和—OH 基团的生物医用材料表面能诱导更多的蛋白质和免疫细胞向生物医用材料植入部位迁移,并在植入物周围形成更厚的纤维囊。

生物医用材料表面化学也被证明可影响巨噬细胞的附着、极化和免疫调节分子的分泌。利用表面修饰方法(如化学接枝、自组装、等离子体修饰或聚合等)控制植入物的表面特性,会影响巨噬细胞的极化、免疫调节分子的附着和分泌。例如,将含有两性离子性质官能团的聚甲基丙烯酸羧基甜菜碱水凝胶植入小鼠皮下区域,诱导的促炎巨噬细胞比聚羟乙基丙烯酸甲酯支架更多。

此外,生物医用材料的表面电荷也被证明对宿主免疫反应具有不同的影响。在一项研究中,末端胺基表面带正电荷的纳米棒可促进抗炎 M2 型巨噬细胞极化,而羧酸末端基团表面带负电荷的纳米棒则诱导更多的巨噬细胞向促炎 M1 表型转化。然而,表面化学的设计应该考虑宿主组织的具体需求,根据实际应用场景进行调节,以达到所需的免疫调节效果。

5. 生物可降解性

生物可降解性需与组织再生相协调,以确保生物医用材料支架保持足够的强度,并能承受支架微环境的机械应力。此外,支架降解的副产物必须是无毒的,以避免发生不必要的宿主免疫反应。如果支架降解速度过快,会超过自然组织再生和伤口愈合的速度,细胞将被剥夺细胞外基质样结构,新形成的组织可能存在缺陷,降解副产物也可能无法从体内充分清除。然而,支架降解过慢可能导致支架被封装,进而引发宿主免疫反应,从而导致宿主组织整合不足或产生排斥。

生物医用材料的可降解性影响免疫细胞的募集和应答。例如,透明质酸支架被酶降解成不同分子量的小片段,研究表明,当这些片段与树突状细胞和 T 细胞孵育时,低分子量的颗粒增加了树突状细胞的活化并提高了 T 细胞的增殖。此外,不同的分子量具有不同的促进效果,低分子量透明质酸可诱导促炎巨噬细胞,而高分子量透明质酸可促进抗炎表型。

由物理化学或细胞介导的溶解、水解或酶解促进的材料降解过程可影响生物医用材料的组成动力学、形貌动力学和刚度动力学,从而对巨噬细胞产生动态的物理化学刺激。例如,在降解过程中,β-磷酸三钙通过激活钙敏感受体途径,释放 Ca^{2+} 到局部微环境中,使巨噬细胞向 M2 表型转变,并显著上调 BMP-2 的表达,进而促进成骨。

不可降解的生物医用材料,如针织聚丙烯网,常会引发慢性异物反应和纤维化。在啮齿动物模型中,未涂覆的聚丙烯网在纤维表面主要引发 M1 反应,而细胞外基质水凝胶涂层可以通过在降解过程中释放生物活性细胞外基质片段来减弱这种反应。M1 反应的降低还伴随着体内异物巨细胞数量的减少。不可降解、缓慢降解或化学交联的细胞外基质支架降解有限,可诱导显性 M1 型巨噬细胞反应和植入后的慢性炎症。相反,快速降解的细胞外基质支架在植入后可以引起 M2 反应和建设性的组织重塑。

影响降解的因素包括材料的降解类型(水解、酶促)和物理化学性质(多孔/整体、疏水/亲水性、分子量、交联密度等)。大量的有机/无机可降解材料及其先进制造技术已经开发出来,可以控制这些因素对材料降解的影响。降解速率和降解产物的控制对于组织重建、确保适当的负荷从材料转移到组织、促进有益的物理化学细胞信号传导至关重要。因此,通过合理的策略设计材料的可降解性,可以调控巨噬细胞的命运。

6. 异物反应的工程优势

虽然生物医用材料的大多数进展旨在最大限度地减少异物反应的影响,但其他生物工程应用则利用材料本身来发挥其工程优势。例如,种植体在矿化组织中轻度、可控的包封(即骨整合),被认为是一种成功的结果。在血管化骨中,包裹钛植入物的异物囊主要是由 I 型胶原构成,I 型胶原是骨形成的关键。因此,在骨环境中,异物囊可能矿化,促进骨与钛紧密结合。植入多年后,在骨整合的钛种植体表面发现异物巨细胞,这突出了异物反应与骨整合之间的联系。然而,如果被膜厚度过大(例如由持续的炎症反应导致),会阻碍完全矿化,最终可能导致种植体松动。由于具有极强的生物惰性,钛和 Ti-6Al-4V 最常用于骨整合材料。种植体表面中性粒细胞的长期存在,及钛种植体部位 M2 型巨噬细胞的上调,表明生物医用材料在异物反应慢性期对这些细胞的调节在成功的骨整合中发挥了作用。

2.2　生物医用材料的血液反应

生物医用材料是一种可以被人体吸收的物质,它被广泛用于人工器官和组织工程等医疗领域。然而,由于其与人的血液直接接触,易引发血栓形成、免疫反应等副作用,这些副作用严重影响其长期工作性能。因此,深入理解生物医用材料与血液的作用机制并评估其血液相容性是确保其在人体内安全、高效发挥功能的关键。

2.2.1　生物医用材料的血液相容性

生物相容性是生物医用材料区别于其他材料的最重要的特征,也是评估其是否具有临床实用价值的基础,具体包括血液相容性和组织相容性两个方面。血液相容性主要反映了材料与血液之间相互适应的程度,它主要包括抵抗血液凝结和不损伤血液成分两方面,即材料应具有抗凝血与抗溶血能力。抗凝血能力是指材料表面接触血液后所具有的抑制血管内血液发生凝血形成血栓的能力;而抗溶血能力则是指材料对血液中有效成分的破坏能力,如避免破坏红细胞,维持血小板和白细胞正常功能等。血液相容性好的生物医用材料,其对血液及其组成成分的功能和性质的影响应控制在合适的范围内,具体包括以下几个方面:① 较少的血小板黏附,不激活血小板,不导致血栓;② 不激活凝血系统,不导致凝血时间明显缩短;③ 不发生溶血作用;④ 不会对血液组分造成不利的影响。

2.2.2　人体中的血液环境

血液是人体内维持正常代谢和生命活动的重要液体之一,负责输送氧气、营养物质、废物等,还具有免疫防御、凝血、维持酸碱平衡等多种生理功能。人体血液包括红细胞、白细胞、血小板及血浆等多种成分,这些成分在血液循环的过程中,通过不同的路径,可以发挥不同的作用。

人体血液主要由红细胞、白细胞、血小板和血浆 4 部分组成。在这些物质中,红细胞占到了血液总体积的 45%～50%,而血浆占据了 55% 左右。红细胞又称血红细胞,其主要作用就是将肺里的氧气输送到全身,同时将二氧化碳从全身各处运回肺部并排出体外。红细胞的特点是外部无细胞核和细胞器,这有助于其在小血管中快速流动。红细胞含有一种叫做血红蛋白的物质,它可以使氧气轻松地与血液结合,从而实现氧合作用。白细胞是血液中数量较少的细胞,不同于红细胞的是,它们具有细胞核。白细胞的主要作用就是保护身体免受感染和疾病的入侵。白细胞可分为嗜酸性粒细胞、嗜碱性粒细胞、中性粒细胞、淋巴细胞和单核细胞五大类。血浆是血液中不含细胞的部分,其主要成分是水、蛋白质、电解质和一些营养物质。血浆中的蛋白质主要包括白蛋白、球蛋白和纤维蛋白原,这些蛋白质对于体内的生理流程至关重要。除此之外,血浆还包含了激素、抗体等,这些物质可以为免疫系统等生理系统的正常功能提供支持。

上述四种血液成分并不能完整地描述出血液的全部内容。它们之间存在着紧密的联系和互相协作的关系,共同完成了人体内大量的生理机能。红细胞在负责输送氧气到身体各个组织的同时,也很大程度上影响着身体免疫系统的强弱程度。血小板肩负着维持身体的血流状态的职能,也是稳固身体免疫系统的第一道防线。白细胞则保证身体的正常免疫和对抗病毒、细菌等病原体的能力。而血浆则为红细胞、白细胞和血小板提供了营养物质、酸碱平衡调节、免疫因子和激素的支持。人体血液的正常状态对人的健康有着深远的影响,这也要求运用于人体中的生物医用材料与血液应具有良好的相容性,才能更好地保证材料的可靠性和功能性。

2.2.3 生物医用材料的血液反应

生物医用材料在与血液直接接触时,会发生一系列的生物学作用。当材料接触血液后,血浆蛋白(白蛋白、球蛋白、纤维蛋白原等)会被迅速吸附在材料表面。随后,血小板会发生黏附、聚集及变形的现象,同时凝血系统和纤溶系统被激活,从而导致血栓的形成。一旦形成血栓,就会导致人体的死亡。图2.1展示了生物材料与血液接触后发生凝血与溶血过程的机理。

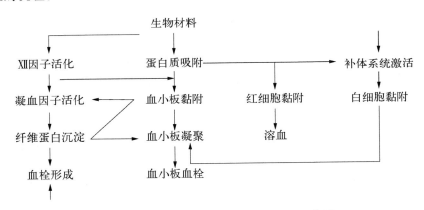

图2.1　生物材料遇血凝结与溶血过程示意图

生物医用材料与血液接触后导致凝血及血栓的形成主要包括5个阶段,分别是血浆蛋白吸附、血小板的激活和黏附、凝血因子的活化与凝血酶的产生、补体系统的激活和白细胞活化以及溶血过程,下面将详细介绍这5个阶段。

1. 血浆蛋白吸附

当生物医用材料与血液接触时,其表面会形成一层类似于蛋白质的薄膜。表面吸附蛋白的类型及吸附能力与材料表面的性质密切相关,如表面化学性质、表面能、正负电荷分布、亲疏水性、表面形貌、粗糙度等。一般而言,纤维蛋白原和球蛋白是吸附在材料表面的主要成分。纤维蛋白原由α、β和γ总共3个肽链构成,能与多种蛋白质及细胞产生特异性的黏附,如 α-肽链可与整合素结合,β-肽链易与肝素及钙黏蛋白结合,γ-肽链易黏附于血小板膜上。纤维蛋白原与材料结合后,首先发生构象变化,暴露多肽,促使血小板黏附、活化,从而可能引发血栓,并活化白细胞,诱导炎性反应。

2. 血小板的激活和黏附

血小板是一种无细胞核的血细胞,呈盘状,直径 $2\sim4\,\mu m$,厚 $0.2\sim1.5\,\mu m$。血小板主要由细胞质和细胞膜两部分组成,细胞膜由类脂双分子层及糖蛋白构成,并含有与血小板黏附、凝聚等功能有关的重要受体。目前,血小板活化与黏附的确切机制尚不清楚。目前大多数研究者认为,血小板是先与纤维蛋白原结合,使其附着于材料表面,然后再进行聚合和扩散的,血小板从而发生由圆形、表面凸起和伪足向收缩型的转变。在此过程中,血小板会释放 P 选择素、β-血小板球蛋白、血管性血友病因子(von Willebrand Factor, vWF 因子)、组胺、5-羟色胺、腺苷三磷酸等多种生物活性物质。同时,腺苷三磷酸的释放也会促进血小板的黏附、变形、膨胀、聚合,并释放更多活性物质。这些活性物质能够刺激凝血酶原,促使凝血,激活补体系统,引发白细胞等产生炎性反应,并可能导致红细胞溶血。

3. 凝血因子活化与凝血酶产生

当生物医用材料遇血发生生物反应时,凝血因子的激活是与血浆蛋白的吸附同时进行的。在此过程中,血液中的凝血因子 XI 首先被激活成凝血因子 XIIa,进而导致激肽释放酶原活化成激肽释放酶。而激肽释放酶的存在又进一步导致凝血因子 XII 被活化,诱使凝血因子 XIa 被大量制造,同时激活的凝血因子 XIIa 可持续活化其他凝血因子,最终导致凝血酶原转变为凝血酶。凝血酶的作用是多方面的:它能促进凝血因子 VII 复合体和凝血酶原复合体的形成,活化凝血因子 V、VII、IX,并刺激凝血因子 IX 产生凝血因子 IXa;此外,该酶还可将纤维蛋白原从 N 末端裂解成四个小分子肽链,并与红细胞、白细胞、血小板等构成网络,在血小板肌钙蛋白的收缩下形成牢固的血栓。

4. 补体系统激活和白细胞活化

补体系统是一类由 30 余种蛋白构成的复杂应答体系,其主要功能是通过与病原体表面的相互作用,破坏病原体的细胞膜,或对病原体进行"调理",使其更易于被吞噬细胞清除,从而引发机体的免疫应答。补体系统的激活途径通常有经典途径、旁路途径和凝集素通路。补体蛋白 C3 会在材料表面沉积,激活其随后的补体成分,释放出血小板活化因子,从而增强血小板的黏附和聚集能力,并参与血栓的形成。此外,随着补体受体与 C3b 结合,白细胞也被吸附在材料表面并被活化,从而启动机体的免疫应答。

5. 溶血

生物医用材料长期与血液接触也可能导致红细胞溶血。生物医用材料在溶血过程中可能起到的作用主要有 3 种:一是材料自身的毒性导致红细胞膜受到损伤;二是当材料与红细胞接触后,红细胞膜受到物理或化学损伤;三是材料自身可能加速红细胞的氧化及老化过程。溶血是指红细胞破裂后,血红蛋白释放到血浆中的现象,这主要是由于红细胞膜的破坏及血红蛋白的氧化所致。红细胞为无核细胞,以血红蛋白作为其主要成分,以葡萄糖为能源。红细胞膜主要由蛋白质、脂质、糖类和无机离子 4 种成分构成,具有多种特殊功能,如物质运输(离子运输、水分运输、葡萄糖运输)、细胞膜的抗原性(血型抗原、衰老抗原等)以及红细胞的变形性等。在成熟的红细胞中,血红蛋白是一种重要的蛋白质,它占据了细胞干重的 96% 和细胞体积的 35%。血红蛋白是由 4 条非共价键结合的球链(每条链端都含有血红素基团作为血红蛋白分子与氧分子的结合点)构成的蛋白质,它们负责连接血红蛋白和氧气分子。所以,血红蛋白使红细胞具有携带氧、运输二氧化碳和维持体内稳态的作用。当红细胞膜受损,血红蛋白氧化变性时,会导致红细胞膜的形变,进而影响其运输氧气和二氧化碳的能力。

2.2.4 影响血液相容性的因素

蛋白吸附与血小板黏附是血栓形成的两个关键要素。其中,蛋白吸附膜对血小板及凝血因子的激活起着重要作用。蛋白吸附层含有多种要素,如蛋白吸附总量、吸附厚度、吸附过程的可逆性、竞争吸附和蛋白构象,而这些要素主要取决于材料表面的界面性能。材料的表面性质可从 4 个角度进行表征:表面形貌(拓扑结构)、表面能、表面化学性质及表面电学性质。

1. 材料表面形貌(拓扑结构)

生物医用材料的表面形貌指的是其表面的拓扑(纹理)结构,该结构具有多种形态和特性,如粗糙度、曲面曲率和特殊几何形貌等。通过构建和调控这些结构特征,可以研究纳米级材料表面物理拓扑结构对蛋白吸附行为的影响。表面拓扑结构主要体现在材料表面的粗糙度上。尽管有研究表明,材料表面光洁界面的凝血现象很严重,但是有关表面粗糙度对血液中蛋白吸附量的影响尚无统一的结论。已有研究表明,过高的表面粗糙度可能会增加其比表面积,进而引发更明显的炎性反应;同时过高的表面粗糙度也会降低其力学性能和耐腐蚀性。

2. 材料表面能

材料表面能中影响血液相容性的因素主要包括临界表面张力、极性色散比和界面自由能。研究表明,材料的临界表面张力越小,其抗凝血性能越好;固体表面张力可以看作是色散力分量与极性力分量的加合,而降低生物材料表面张力中的极性色散比有助于增强吸附蛋白质的稳定性,进而改善材料的血液相容性。最小界面自由能假说认为,随着血液与高分子材料之间的界面自由能的减小,吸附的热力学推动力越小,在血浆蛋白吸附时,其构象只是发生微小的变化,因而材料的血液相容性越好。因此,降低血液与生物材料表面的界面自由能、临界表面张力以及极性色散比,有助于提高血液相容性。

3. 材料表面化学性质

生物材料的表面化学性质主要表现在材料的亲、疏水性上。具有强疏水性和强亲水性表面的材料一般都具有较好的血液相容性。随着高分子材料疏水性的增强,其对血液成分的吸附能力下降,从而表现出较好的血液相容性。当高分子材料的亲水性增强时,其表面性能与血液更为接近,具有较低的界面能量,所以血液相容性较好。此外,适当比例的亲水-疏水型微相分离结构的生物材料也表现出良好的抗凝血性。

4. 材料表面电学性质

正常人的血管壁内皮细胞的电位为负,而血液中的血小板、白细胞、红细胞等都带有负电荷,因此不易被黏附。由于聚合物表面官能团的种类决定了其电荷的正负,因此通过对聚合物表面官能团的特殊设计,可以在聚合物表面赋予负电荷,从而降低血栓形成的风险。然而,当玻璃、陶瓷等材料表面带负电荷时,可能会产生较强的血凝作用,这是由于负电荷同时也会激活凝血因子,从而引发内源性凝血。因此,一些研究者提出了一种具有良好抗凝活性的微相分离结构,即宏观上呈现负电性,与带有正电荷的微区相分离。

2.2.5　改善血液相容性的方法

提高生物医用材料血液相容性已成为与之相适应的生物材料研究的热点与难点。与血液直接接触的医疗设备极有可能在人体内形成血栓,引发并发症,甚至危及生命。因此,提高其血液相容性是解决该问题的关键。随着科技的发展,提高血液相容性的方法逐渐成熟,大致可以分为生物仿生法、生物惰性法和生物活性法(如表 2.1 所示)。

表 2.1　提高材料的血液相容性的策略

策　略	具　体　措　施
生物仿生	仿生血管内皮细胞层结构和功能
生物惰性	血蛋白涂层、生物惰性无机涂层、两性离子、超疏水性表面、光滑表面、亲水性表面等
生物活性	肝素、水蛭素、尿激酶、溶栓剂、类肝素等表面固定或包埋;一氧化氮气体信号分子的产生

1. 生物仿生策略

血管内皮层是人类进化过程中自然形成的真正意义上能够实现无血栓形成的表面。血管内皮化是目前最理想和最有希望的方法。目前,内皮化材料的制备方法主要有 3 种:① 将血管内皮细胞种植于基体上,与基体结合并在基体上生长,使其与基体结合,然后再植入体内;② 构建一种能促使血管内皮细胞向周围组织迁移、黏附、增殖的特定基底材料;③ 设计一种能在血液中捕捉并促使其向功能性内皮细胞分化的基底材料。

2. 生物惰性策略

生物惰性方法主要是通过抑制血液与材料表面之间的强烈作用,特别是抑制非特异性蛋白的吸附,来抑制血小板在材料表面的吸附,从而实现抗凝作用。生物惰性表面包括生物惰性无机涂层表面、白蛋白涂层表面、亲水性表面、超疏水性表面、两性离子化表面等。

3. 生物活性策略

生物活性方法是将抗凝药物、血小板抑制剂、纤维蛋白溶解药等引入材料表面,从而获得优异的抗凝血性能。将肝素、类肝素、一氧化氮供体、水蛭素等生物活性物质装载于材料表面,这些物质不会活化凝血因子,亦不会产生纤维蛋白凝胶。此外,水蛭素和前列腺素等还含有与凝血酶结合的部位,能够直接作用于酶的活性区域,从而达到很好的抗凝血效果。因此,将这些生理活性物质固定到材料表面,可以明显提高材料的抗凝性能。

2.2.6 评价生物医用材料血液相容性的方法

根据生物医用材料表面与血液接触时产生的各种生化反应,对于生物材料的使用,相关机构也出具了一系列完整的血液相容性评价准则。ISO 10993 - 4 和国家标准 GB/T 16886.4 - 2022 给出了材料血液相容性评价的方法及试验类型。其中,按照试验方式的差异性,生物材料的血液相容性评价类型主要分为 3 种:体外、半体内及体内试验。

体外试验是指在一定的条件下,将生物材料与离体血液进行一定的接触,经过一定的时间后,对血液中的有关成分进行测定。这种检测方法具有简便、灵敏、经济的特点,在生物材料的初步筛选中得到了广泛应用。然而,由于在体内和体外两种环境条件下存在着很大的差别,从而会影响试验结果的精确度,因此在试验过程中需要严格注意体外环境的变化。常用的体外法评估指标及方法有以下几种:

1. 血小板

血小板黏附、聚集甚至活化,释放血小板因子等微粒,为凝血因子的激活提供了一个与血小板磷脂结合的位点,从而促进了内源性凝血。目前,对血小板进行血液相容性检测的方法主要有:直接电镜观察法、乳酸脱氢酶(Lactate Dehydrogenase,LDH)法、放射免疫法、酶联免疫法、戊二醛诱导荧光技术法等。采用酶联免疫和放射免疫等技术检测血小板活化后释放的微粒,包括血小板膜蛋白-140、血小板因子等;采用流式细胞术测定血小板-白细胞复合物、血小板表面 GMP - 140 等血小板活化因子。

2. 凝血

无论是内源性凝血,还是外源性凝血,最后都会激活凝血因子,导致不溶性纤维蛋白的生成。凝血酶除了可以促进凝血因子Ⅶ复合物与凝血酶原复合物的生成,并增强其作用,还可以激活凝血因子Ⅴ、Ⅷ和Ⅺ。更加关键的是,在凝血酶的催化下,纤维蛋白原被快速转化成可溶的纤维蛋白,进而生成不溶于水的纤维蛋白。所以在进行血液相容性试验时,除了要考虑材料对整个血液的影响之外,还要通过检测凝血酶的浓度,来判断该材料对凝血系统的活化情况。目前,凝血方面的试验内容包括全血凝固时间、血浆复钙时间、血浆凝固指数、凝血酶原时间、部分凝血酶原时间、凝血酶时间、特异凝血因子评价、D-二聚体、凝血酶原片段、凝血酶-抗凝血酶Ⅲ复合物、血浆纤维蛋白原和纤维蛋白/纤维蛋白原降解产物的测定。

3. 溶血

由于生物材料对红细胞具有毒性作用,使得红细胞膜变得脆弱而发生破裂,导致血红蛋白被释放到血浆中,进一步引发溶血现象。当红细胞膜破裂时,可以释放一种小分子(如腺苷二磷酸),这些小分子能够引起血小板凝集并使其活化。所以,通过测定血液中腺苷二磷酸的浓度,就能间接地判断物质的溶血程度。现行国家标准 GB/T 16886.4 - 2022

中关于溶血性物质的评定已有相应的标准,测定血红蛋白的方法有:氰化高铁血红蛋白法、十二烷基硫酸钠血红蛋白法和测铁法;测定血浆或上清血中血红蛋白的含量,包括直接光学测定、化学测定及免疫比浊测定。

4. 补体系统

补体系统在人体抵抗外来致病物质的防御系统中起着关键性作用,作为一个酶联系统,它包含有 30 多种可溶性蛋白和膜结合蛋白,这些蛋白存在于人或脊椎动物血清及组织液中。这类蛋白不耐高温,在被激活后具有酶活性。尽管补体介导的溶细胞效应是人体对抗微生物感染的重要防御机制之一,但是在某些病理情况下,补体的过度活化可能导致人体自身细胞的溶解,进而造成组织损伤和疾病。补体系统可以通过经典途径、外源途径及旁路途径这 3 个主要途径被激活。针对补体系统激活的常用检测方法有:CH50 总补体激活活性测定,酶联免疫法或放射免疫法检测 C3a、C5a、iC3b、C4d、TCC、SC5b-9 等血浆中的补体激活物,免疫电泳法用于测定 C3、iC3b、C4d 的含量,以及流式细胞仪技术法检测微球表面所黏附的补体激活产物 SC5b-9、iC3b。

5. 白细胞

尽管已开展多年研究,但材料接触血液后激活白细胞的机理尚不明确,推测其机制可能与补体、激肽释放酶、血小板激活等相关。在白细胞被活化后,会分泌多种细胞因子和酶,其中中性粒细胞弹性蛋白酶是一种强力的蛋白酶,能水解纤维蛋白原、纤维连接蛋白、胶原蛋白等,同时也可导致血管内皮细胞的损伤。CD11b 在白细胞激活后快速表达于细胞膜上,促进白细胞在血管内皮的黏附。目前,白细胞检测主要通过白细胞计数、流式细胞术、白细胞-血小板复合体及细胞表面 CD11b 等方法进行。

半体内试验指的是将动物的血液循环回路引出体外,把生物材料放入体外血液回路腔内与血液发生交互作用,一段时间后将生物材料取出,观察其表面上血浆蛋白和血细胞的黏附数量和形态以及血栓形成情况。半体内试验既方便又快速,且试验环境也更接近人体的实际情况。然而,由于采用了体外分流器,测量结果极易受到各种因素的干扰而产生偏差。并且,在进行半体内试验时,为了保证动物的正常存活,仅适合于对生物材料进行短期评价。

在体内试验中,将生物材料植入动物的血管组织,经过一段时间后将其取出,并对其表面的红细胞数量和形态、血栓形成、组织炎症反应和材料的改变进行研究,从而对其在体内条件下的血液相容性进行评价。动物体内试验符合实际生理条件,具有较高的精度,并可对生物材料的各项性能进行较长时间的评估。然而,体内试验对试验技术和条件的要求非常高,试验过程也非常复杂。此外,由于试验动物的个体差异,还需要进行反复试验,这就导致了试验成本较高,且试验时间较长。

考虑到不同试验类型的优缺点,目前对各种改性表面的血液相容性评估多采用体外试验,而对于改性表面的长期体内试验评估则鲜有报道。并且,目前研究主要采用的是单一的血液成分(如富含血小板的血浆)来评估改性材料的血液相容性,这对于机体复杂的凝血级联反应而言,仅靠体外评价试验是远远不够的。因此,为了更好地评价血液相容性,仍需要进一步优化和改善改性表面的血液相容性评价试验,使得试验过程更加贴近实际过程,从而为探索改性表面与凝血系统的相互作用机制和确定合适的表面改性策略提供支持。

2.3　生物医用材料的免疫反应

生物相容性评价是对生物医用材料与生物体相互作用的评价,其中,生物医用材料的免疫反应是评判标准之一。

生物医用材料的免疫反应指的是生物材料与人体免疫系统之间的相互作用(其接触方式包括血液接触和组织接触),这包括免疫细胞的活化、细胞因子的释放、抗体的产生等。这些免疫反应可能导致免疫凝血、炎症反应、组织损伤、免疫抑制等不良影响,因此,了解生物医用材料的免疫反应对于材料的设计和应用具有重要的意义。

生物医用材料的免疫反应主要涉及两个方面:免疫识别和免疫响应。

1. 免疫识别

当生物医用材料进入人体时,免疫系统会通过识别其中的特定成分(如表面蛋白、多糖等)来判断其是否为外来物质。免疫系统中的免疫细胞(如巨噬细胞、树突状细胞等)会识别这些外来物质,并通过抗原呈递等机制将信息传递给其他免疫细胞。

2. 免疫响应

在免疫识别后,免疫系统会产生相应的免疫反应。这包括炎症反应、细胞免疫反应和体液免疫反应等。炎症反应是免疫系统对生物医用材料的常见反应,表现为局部红、肿、热、痛等症状;细胞免疫反应涉及 T 细胞和巨噬细胞等免疫细胞的激活和调节;体液免疫反应涉及抗体的产生和体液免疫效应的发挥。

生物医用材料的免疫反应可以是有益的,如促进伤口愈合和组织修复。然而,过度激活的免疫反应可能导致排斥反应、炎症反应和组织损伤。因此,在设计和选择生物医用材料时,需要充分考虑其免疫学特性,以减少免疫反应的发生,并提高生物医用材料的生物相容性和临床效果。

2.3.1　生物医用材料的免疫反应概述

免疫反应是机体对于外来病原体、异常细胞和异种物质等的防御反应。当这些物质侵入机体后,免疫系统会启动一系列复杂的生化反应和细胞反应,旨在消灭或清除这些物质,保护机体免受感染和疾病的侵害。免疫反应主要分为细胞免疫和体液免疫两种形式,其中细胞免疫主要由 T 淋巴细胞和巨噬细胞等细胞完成,而体液免疫则由 B 淋巴细胞和抗体等分子完成。免疫反应是一种复杂的生物学过程,需要多种细胞、分子和信号通路的协同作用,以确保机体免疫功能的正常运行。

补体是一种血清蛋白质,存在于人和脊椎动物血清及组织液中,具有不耐热、活化后具有酶活性的特性,能够介导免疫应答和炎症反应。补体系统激活指的是当体内某些物质(如抗原、免疫复合物等)与补体系统的一些蛋白质相互作用时,补体系统中的一系列酶和蛋白质将被激活,进而引发一系列生物反应,包括炎症、细胞溶解和抗菌等效应。补体系统激活在免疫防御中扮演着重要角色,但过度激活也可能导致炎症反应和组织损伤。

生物医用材料的免疫反应主要包括以下几个方面:

1. 细胞因子的释放

生物医用材料可能会刺激免疫细胞释放多种细胞因子,如 TNF - α、IL - 1、IL - 6 等,这些细胞因子能够引起炎症反应和组织损伤。

2. 免疫细胞的活化

生物医用材料能够激活免疫细胞,如巨噬细胞、树突状细胞等,这些细胞被激活后会释放多种细胞因子,进一步引发炎症反应和组织损伤。

3. 抗体的产生

生物医用材料可能会引起机体产生抗体,这些抗体能够与材料结合形成免疫复合物,从而引发炎症反应和组织损伤。

4. 免疫抑制

生物医用材料有时也可能会导致机体的免疫抑制,一旦机体的免疫功能下降,会增加感染病原体的风险。

2.3.2　生物医用材料引起的免疫类型及作用机制

临床上已经证实有的生物医用材料会引起免疫毒性反应,主要有 4 种表现形式。

1. Ⅰ型速发型超敏反应

Ⅰ型速发型超敏反应,也被称为即时型超敏反应,是由 IgE 介导的过敏反应,通常在接触过敏原后的几分钟内发生。Ⅰ型速发型超敏反应的临床症状包括皮肤瘙痒、荨麻疹、呼吸困难、支气管痉挛、喉头水肿、低血压等,严重时可导致过敏性休克。

1) 机制

生物医用材料引发Ⅰ型速发型超敏反应的机制主要是当材料与机体接触后,引起机体的免疫系统产生过敏原特异性 IgE 抗体,从而引发超敏反应。具体来说,当生物医用材料与机体接触后,可能会被机体免疫系统识别为外来物质,从而启动免疫反应并产生特异性 IgE 抗体。这些 IgE 抗体会与肥大细胞或嗜碱性粒细胞表面的 FcεRI 受体结合。当再次接触到该生物医用材料时,过敏原特异性 IgE 抗体与材料结合,导致肥大细胞或嗜碱性粒细胞颗粒脱落,释放多种生物活性物质,如组胺、白三烯、前列腺素、血小板活化因子等,进而引发过敏反应。

生物医用材料引发Ⅰ型速发型超敏反应的机制是一个复杂的过程,涉及多种细胞、分子和信号通路的相互作用。生物医用材料的生物相容性评价可以帮助评估材料的免疫反应和生物相容性,为材料的临床应用提供参考。在临床应用中,应该尽量避免使用可能引发过敏反应的生物医用材料,对于必须使用的材料,也需要采取相应的预防和治疗措施。

2）临床实例

生物医用材料引发Ⅰ型速发型超敏反应的例子包括：① 医用胶带和敷料：医用胶带和敷料中的黏合剂和填充物可能会引发过敏反应；② 人工关节：人工关节中的金属、塑料或其他材料可能会引发过敏反应；③ 牙科修复材料：牙科修复材料中的金属、树脂和其他材料可能会引发过敏反应；④ 纤维蛋白：纤维蛋白是一种生物医用材料，常用于止血和修复组织。但是纤维蛋白可能会引发过敏反应，特别是那些对于动物蛋白过敏的人群。

2. Ⅳ型迟发型超敏反应

Ⅳ型迟发型超敏反应是一种由 T 细胞介导的免疫反应，通常在接触过敏原后48～72小时内发生。与其他类型的免疫反应不同，Ⅳ型迟发型超敏反应的病理过程比较缓慢，需要一定的时间才能出现症状。Ⅳ型迟发型超敏反应常见于接触性皮炎、接触性过敏性鼻炎、药物过敏、慢性病毒感染等情况下。在临床上，Ⅳ型迟发型超敏反应的症状包括皮肤瘙痒、红肿、水疱、疼痛等，严重者可导致组织坏死和溃疡形成。

1）机制

生物医用材料可以激活机体的免疫系统，导致 T 细胞的活化和增殖，从而引发Ⅳ型迟发型超敏反应。具体来说，生物医用材料可以作为抗原刺激机体的免疫系统，激活特定的 T 细胞亚群，如 Th1 和 Th17 细胞。这些细胞释放细胞因子，如干扰素 γ（IFN - γ）和白细胞介素 17（IL - 17），这些细胞因子进一步激活巨噬细胞和其他免疫细胞，导致炎症反应和组织损伤。此外，生物医用材料的表面性质也可能影响 T 细胞的活化和增殖。例如，生物医用材料的表面粗糙度、化学成分和电荷状态等因素都可能影响 T 细胞的反应。这些因素可能会导致生物医用材料引发Ⅳ型迟发型超敏反应。

2）临床实例

生物医用材料可以引发Ⅳ型迟发型超敏反应，举例如下：① 人工心脏瓣膜：人工心脏瓣膜是一种常见的生物医用材料，但是其中的材料成分和表面性质可能会引发Ⅳ型迟发型超敏反应。人工心脏瓣膜的一些成分（如动物源性组织和蛋白质）可以激活 T 细胞，从而导致炎症反应和组织损伤；② 骨植入物：骨植入物是一种用于骨折修复和骨缺损修复的生物医用材料。然而，某些骨植入物可能会引发Ⅳ型迟发型超敏反应，并导致炎症反应和组织损伤。如植入钛合金植入物后会出现Ⅳ型迟发型超敏反应，导致局部疼痛、肿胀、皮疹等症状。PMMA 骨水泥植入后也可能会出现局部疼痛、肿胀、皮疹等症状；③ 医用缝合线：医用缝合线是一种用于手术缝合的生物医用材料。患者在接受聚酰胺缝合线缝合后，可能会出现Ⅳ型迟发型超敏反应，导致局部瘙痒、红肿、皮疹等症状。此外，聚乳酸缝合线、聚酯缝合线也会造成同样的问题。

3. Ⅱ型细胞毒性超敏反应

Ⅱ型细胞毒性超敏反应是一种病理免疫反应，其机制主要涉及 IgG 或 IgM 抗体与靶细胞表面相应抗原的结合。在此过程中，补体、巨噬细胞和 NK 细胞参与其中，共同导致细胞溶解或组织损伤。靶细胞表面的抗原主要分为以下几类：① 正常存在于血细胞表面的同种异型物质,如 ABO 血型抗原、Rh 抗原和 HLA 抗原;② 外源性抗原与正常组织细胞之间的共同抗原,如链球菌细胞壁的成分可能与心脏瓣膜、关节组织中的共同抗原发生相互作用;③ 由感染和理化因素引起的自身抗原的结构或表达变化;④ 结合在自身组织细胞表面的药物抗原表位或抗原-抗体复合物:某些药物可能与自身组织细胞表面的抗原结合,形成抗原-抗体复合物,从而触发免疫反应。

1) 机制

生物医用材料作为抗原,可能刺激机体的免疫系统,导致免疫系统产生特异性抗体。这些抗体与生物医用材料表面的抗原结合后,激活免疫系统中的细胞,如巨噬细胞和 NK 细胞,对生物医用材料进行攻击和破坏。生物医用材料的表面性质,如表面电荷、表面形态和表面化学成分等,可影响抗体与材料表面抗原结合的亲和力和特异性,进而可能影响其免疫原性和安全性,并导致 Ⅱ 型细胞毒性超敏反应。另外,生物医用材料的理化性质、材料形状和材料组成等因素也可能影响其免疫原性和安全性。

2) 临床实例

生物医用材料可能引发 Ⅱ 型细胞毒性超敏反应,举例如下:① 医用植入物:医用植入物是一种用于修复或替代组织或器官的生物医用材料。然而,一些医用植入物可能会引发 Ⅱ 型细胞毒性超敏反应。例如,某些植入物可能会释放有害物质(如金属离子和腐蚀产物等),从而导致 Ⅱ 型细胞毒性超敏反应的发生;② 血液制品:血液制品是一种用于治疗血液疾病和血液失调的生物医用材料。然而,一些血液制品可能会引发 Ⅱ 型细胞毒性超敏反应。例如,某些血液制品可能会引发血小板减少性紫癜等自身免疫性疾病。

4. Ⅲ 型免疫复合物型超敏反应

Ⅲ 型免疫复合物型超敏反应是一种由免疫复合物介导的免疫反应,通常在数小时到数天内发生。在这种反应中,抗原与抗体结合成免疫复合物,这些免疫复合物沉积在血管壁、关节、肺部等组织中,进而激活免疫系统中的炎症细胞,如嗜中性粒细胞和单核细胞,以及补体系统等,导致炎症反应和组织损伤。在临床上,Ⅲ 型免疫复合物型超敏反应通常表现为局部或全身的炎症反应和组织损伤。例如在药物过敏中,Ⅲ 型免疫复合物型超敏反应可能导致药物相关的血管神经性水肿、荨麻疹、关节炎等。自身免疫性疾病,如肾炎、关节炎、脉管炎等,也可能由 Ⅲ 型免疫复合物型超敏反应引起。

1) 机制

生物医用材料(如人工关节、血管支架、植入物等)在体内使用时可能会引发免疫反应,其中一种是 Ⅲ 型免疫复合物型超敏反应。这种反应的机制在于,当生物医用材料进入体内后,会被机体的免疫系统识别为异物,进而激活免疫细胞(如巨噬细胞、T 细胞等)促使其释放细胞因子。这些细胞因子会刺激 B 细胞产生抗体,形成抗原-抗体复合物。如果这些复合物沉积在组织中,会引发炎症反应,导致组织损伤和功能障碍。

此外,如果抗原-抗体复合物过多,它们可能会在循环系统中沉积,形成免疫复合物。这些免疫复合物会激活补体系统,引起补体的级联反应,导致补体膜攻击复合物的形成,破坏细胞膜,从而引起组织损伤和炎症反应,进一步导致组织损伤和功能障碍。

2）临床实例

生物医用材料可能会引发Ⅲ型免疫复合物型超敏反应，以下是一些临床实例：① 人工关节：人工关节是治疗关节炎等疾病的重要手段，然而，其中的金属和聚乙烯等材料可能会引发Ⅲ型免疫复合物型超敏反应，导致关节周围组织炎症和疼痛；② 硅胶乳房假体：硅胶乳房假体作为一种美容手段，其硅胶成分有时可能会引发Ⅲ型免疫复合物型超敏反应，导致假体周围组织炎症和疼痛；③ 药物载体：药物载体被广泛应用于药物输送系统中，但是一些载体材料可能会引发Ⅲ型免疫复合物型超敏反应，导致药物输送系统失效或组织损伤。

2.3.3　降低生物医用材料免疫反应的方法

1. 表面改性

通过对生物医用材料表面进行改性，可以显著改变其表面性质，进而减少与免疫系统的相互作用。例如，利用特定的涂层材料（如聚乙烯醇、聚乳酸等）来改善生物医用材料的抗凝血性能及血液相容性，从而减少免疫反应。

生物医用高分子材料被广泛应用于生物学、医学领域。当这些高分子材料与人体接触时，可能会引发炎症、致癌、血栓等生物反应，这主要取决于材料表面与生物环境之间的相互作用。对高分子材料进行表面改性，可大幅度改善高分子材料与生物体的相容性。

赵国巍等采用等离子体和紫外照射接枝技术对医用高分子材料聚乙烯进行表面改性，旨在提高其抗凝血性能。Nie 等提供了一种高效、便捷且通用的方案，通过甲基丙烯酸 2-羟基乙基酯和丙烯酸的原位交联，制备低血液接触活化的聚偏二氟乙烯膜。这种改性膜通过相转化技术由聚偏二氟乙烯溶液制备而成。利用衰减全反射-傅立叶变换红外光谱、热重分析和扫描电子显微镜（Scanning Electron Microscope，SEM），确认了改性膜的组成和形态，系统地研究了修饰的聚偏二氟乙烯膜上的蛋白质吸附、凝血时间和接触活化，结果表明在加入丙烯酸和甲基丙烯酸 2-羟基乙基酯之后，改性的聚偏二氟乙烯膜不仅具有与血液接触时血液成分的低接触活化作用，还展现出了抗凝血特性。因此，这种表面富含羧基和羟基的氟化聚偏二氟乙烯膜具有用于长期血液接触装置的巨大潜力。

2. 生物相容性选择

生物相容性与免疫反应之间存在密切关系。生物相容性是指生物医用材料与机体组织之间相互接受和相容的能力。当生物医用材料与机体接触时，机体的免疫系统会对其进行识别和响应，这可能会引发免疫反应。

良好的生物相容性能够减少生物医用材料引发的免疫反应。具有良好生物相容性的材料通常具备以下特点：

（1）低免疫原性：具有良好生物相容性的材料通常具有较低的免疫原性，即它们不容易被免疫系统识别为外来物质，从而避免触发免疫反应。

（2）适当的生物相似性：生物医用材料应当具有与周围组织相似的生物特性，如组织结构、化学成分等，以减少机体对材料的排斥和免疫反应。

（3）适度的表面亲和性：材料的表面特性对于免疫反应的发生也具有重要作用。适度的表面亲和性可以减少免疫系统对材料的识别和攻击。

尽管良好的生物相容性能够减少免疫反应，但并不意味着完全消除免疫反应的可能性。每个人的免疫系统都存在一定的个体差异，对材料的免疫反应也会有所不同。因此，即使是具有良好生物相容性的材料，也可能在某些人群中引发免疫反应。

因此，在选择和使用生物医用材料时，需要综合考虑材料的生物相容性和机体的免疫状态，以减少免疫反应的发生，并提高生物医用材料的临床效果。

3. 免疫抑制剂应用

在某些特定情况下，可以使用免疫抑制剂来抑制免疫反应。免疫抑制剂可以减少免疫系统对生物医用材料的识别和攻击，从而降低免疫反应的发生。

常用的免疫抑制剂包括环孢素、他克莫司、甲氨蝶呤等。这些药物可以显著抑制免疫系统的活性，减少免疫细胞对生物医用材料的识别和攻击，从而有效预防和减轻免疫反应。

在某些情况下，患者可能需要接受免疫抑制剂治疗（例如器官移植术后）。这种治疗可以显著降低免疫系统对移植物或植入物的排斥反应。另外，在某些特定情况下，医生会选择在生物医用材料周围应用局部免疫抑制剂，以减少免疫反应。例如，在人工心脏瓣膜植入术后，可以局部应用免疫抑制剂药物来减少免疫系统对新植入的瓣膜的攻击。

4. 生物可降解材料

使用生物可降解的材料可以减少长期存在于体内的材料引起的免疫反应。这些材料可以被机体逐渐降解和清除，进而减少对免疫系统的刺激。

1）可降解天然高分子材料

胶原是一种常见的结构蛋白质，也是人体最丰富的蛋白质之一。它广泛地存在于人体的皮肤、骨骼、肌肉、血管、肌腱、关节、韧带等组织中，并发挥着重要的结构支撑和功能维持作用。胶原由多肽链组成，而每个多肽链由氨基酸序列组成，其中甘氨酸、脯氨酸和羟脯氨酸是其主要成分。胶原的结构特点是由三个多肽链以螺旋状排列相互缠绕而成的三股螺旋结构，形成了一种三重螺旋的超螺旋结构，称为胶原纤维。胶原具有一定的可降解性，但其降解速度较慢。胶原的可降解特性主要取决于其结构和组成。在组织工程和生物医学领域，可降解的胶原被广泛应用。通过控制胶原的交联程度、纤维结构和添加降解酶等方法，可以调节胶原的降解速度和稳定性。这使得胶原成为一种理想的材料，用于支持组织修复和再生，如生物支架、药物释放系统和人工皮肤等。

明胶是一种由胶原水解而来的蛋白质。胶原经过水解、去除非结构性区域和脱水处理后形成明胶。它是一种无色或浅黄色的胶状物质，可溶于热水并在冷却时形成凝胶。明胶具有良好的亲水性、非免疫原性、可降解性等特性，是在医药领域应用较为广泛的一种传统药用辅料。在体内，明胶会受到体内存在的明胶酶的降解作用。这些酶可以切割明胶的多肽链，导致明胶的降解和分解。不同类型的明胶酶在不同组织和细胞中都存在，如胶原酶 A、胶原酶 B 等。明胶的降解速度受多种因素影响，包括明胶的分子量、交联程度、溶解度、温度和环境条件等。一般来说,较低分子量和较小交联程度的明胶降解速度较快,而高分子量和高度交联的明胶降解速度较慢。在应用中,可以通过调节明胶的特性和结构来控制其降解速度。例如,通过改变明胶的交联程度、分子量和添加降解酶等方法,可以调节明胶的降解速度和稳定性。这使得明胶在组织工程和药物输送系统中成为一种广泛应用的材料。

天然多糖主要源自改性纤维素、淀粉、各种葡聚糖、海藻酸、透明质酸、肝素、壳聚糖等。这些多糖因具有卓越的生物相容性和生物可降解性,而成为医学领域中不可或缺的材料。多糖在医学应用上展现出多重功能,不仅可以用作手术缝合线、人工皮肤,还可作为核聚糖的载体。其中,改性纤维素、淀粉、各种葡聚糖等天然多糖的来源广泛,为医用材料提供了多样性的选择。海藻酸、透明质酸、肝素和壳聚糖等多糖则因其独特的性质在医学应用中备受关注。多糖的主要特点之一是具有良好的生物相容性,使其能够与生物体有效地协同作用而不引起不良反应。此外,多糖的生物可降解性有助于减轻体内的残留负担,促进组织修复。在医学领域,多糖作为手术材料(如缝合线和人工皮肤)展现了其在组织工程和外科手术中的重要性。同时,多糖还可被设计用作核聚糖的有效载体,为药物输送提供可行的平台。因此,天然多糖的独特性质使其成为医学领域中广泛应用的重要生物材料。

丝素蛋白是一种从蚕丝或其他昆虫的丝中提取的蛋白质。它主要由丝蛋白组成,丝蛋白是蚕丝中主要的蛋白质成分。丝素蛋白因其良好的生物相容性而能够与人体组织良好地相容,这使得丝素蛋白在医学领域中应用广泛,如组织工程、药物输送、生物医用材料等。丝素蛋白还具备一些生物活性,如促进细胞附着和增殖、抗菌和抗炎作用等,这些生物活性使得丝素蛋白在创伤愈合和组织修复中具有潜在的应用价值。丝素蛋白可以被一些特定的酶(如蛋白酶)降解,从而减少在人体内的长期存在。这种可降解性使丝素蛋白成为支持组织修复和再生的理想材料。丝素蛋白在组织工程、药物输送、生物医用材料和纺织品等领域中有广泛的应用。它可以用于制备生物支架、药物释放系统、人工皮肤、丝素纺织品等,丝素蛋白的应用还在不断拓展和研究中,以进一步发掘其在医学和生物学领域的潜力。

2) 人工合成可降解高分子材料

聚乳酸,又称聚丙交酯,是一种以乳酸为单体的聚合物。其生产过程无污染,具备生物可降解性,能够在自然界中循环利用,因此被广泛用作绿色高分子材料。聚乳酸制品不仅具有生物降解的特性,还表现出良好的生物相容性、耐热性和可塑性,因而在医学、电子及一次性用品等领域有着广阔的应用前景。在医疗领域,聚乳酸及其复合物早已开始广泛应用,目前已深入骨外科、胸外科、颌面外科以及肿瘤靶向治疗等多个领域的基础研究和临床应用。得益于其优异的生物降解性质,聚乳酸在体内能够逐渐降解为无毒产物,并与周围组织协同作用,这使得聚乳酸成为创新性医学解决方案的重要组成部分,在医疗器械、植入物和药物释放系统等方面展现出潜在的优越性,为各种医学应用提供了可持续且环保的材料选择。聚己内酯(Polycaprolactone, PCL)具有机械强度高、热弹性好、生物降解性与生物相容性好、钙离子快速冻结等优点,是一种适合用于骨组织工程的合成聚合物。作为一种可降解的合成高分子材料,聚己内酯已广泛应用于药物输送、组织工程和缝合线等领域。

聚羟基乙酸是一种可降解的高分子材料,它是聚乳酸的共聚物之一。聚羟基乙酸能够在体内逐渐降解,最终分解为二氧化碳和水,不会产生有害物质。降解速度取决于聚羟基乙酸的分子量、结晶度和环境条件等因素。聚羟基乙酸因其良好的生物相容性,不会引起明显的免疫反应和毒性反应,这使得聚羟基乙酸在医学领域中得到广泛应用,如缝合线、骨修复材料、组织工程支架等。

2.3.4　生物医用材料的免疫反应应用

1. 药物输送系统

药物输送系统利用生物医用材料来控制药物的释放和输送。在这一过程中,生物医用材料与药物及周围组织之间的免疫反应可能会影响药物的稳定性和疗效。为了减少免疫反应的发生,研究人员致力于选择合适的材料和改变材料的性质,以提高药物输送系统的效果。

2. 医用植入物

医用植入物是一种广泛应用的生物医用材料,但植入物进入人体后往往会引发免疫反应,可能导致排斥反应或植入物失效。为了解决这一问题,研究人员利用生物材料的生物相容性和生物可降解性来制备更加适合人体的植入物。例如,人工心脏瓣膜是一种常见的生物医用材料,但由于其直接暴露在血液中,容易引发免疫反应,导致血栓形成、瓣膜失效等问题。为此,研究人员开发了一些表面涂层材料,如纳米钛涂层,应用于瓣膜表面以减少免疫反应。

3. 组织工程

组织工程是一种利用生物医用材料和细胞培养技术来修复或替代受损组织的方法。在组织工程中,细胞和生物医用材料之间的免疫反应会对组织工程的效果产生重要影响。因此,研究人员需要选择适合的生物医用材料和细胞类型,以减少免疫反应,确保它们在人体内安全、有效地发挥作用。

2.4　生物医用材料-组织界面反应

作为一个"超级有机体",人体环境中无时无刻不在发生着无数的化学、电学甚至机械作用和反应。当材料植入人体后,在植入物-组织界面处也会动态地发生各种生化作用和反应。在组织工程理想植入物的设计过程中,由于植入物与周围宿主组织之间的大部分相互作用都发生在材料-组织界面周围,因此生物医用材料-组织界面始终是该领域研究的关键部分。界面处的细胞和分子水平的相互作用通常是宏观移植结果的关键决定因素,化学的时间进程在理解组织-植入物相互作用中起着至关重要的作用。本小节将从物理生化过程、细胞分子生物作用、系统生物反应三个方面分别介绍生物材料-组织界面反应,并通过分析植入物的降解、细胞迁移、感染和炎症等方面,说明生物材料-组织界面反应相互作用的过程及对植入物组织功能的影响。具体结构如图 2.2 所示。

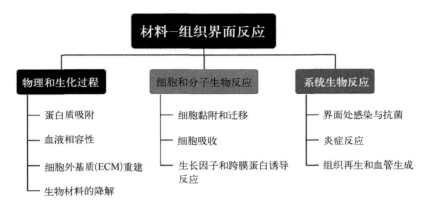

图 2.2　生物材料-组织界面反应相互作用的过程

2.4.1　生物材料-组织界面的物理和生化过程

1. 界面处的蛋白质吸附

界面处的蛋白质吸附是指在材料表面与周围环境接触时,蛋白质分子被吸附到材料表面上的现象,它是植入物与人体组织相互作用的第一阶段。生物材料植入组织后,水和各种离子首先吸附在植入物表面,随后在几秒(甚至更短时间)内,蛋白质在植入物表面吸附并与离子及水分子相互作用,形成各种反应界面。被吸附的蛋白质作为细胞和植入物的媒介,能够推动二者的后续反应,极大程度上决定了材料在生物环境中的植入结果。蛋白质在不同植入物表面的吸附受多种因素的影响,例如蛋白质分子大小、植入物的亲水性、植入环境的 pH 值和植入物的表面特性等。蛋白质吸附可以分为两个阶段:初期吸附和次级吸附。初期吸附是指蛋白质分子与材料表面之间的物理吸附,通常发生在几秒钟或几分钟内。在此阶段,蛋白质分子通过静电相互作用、范德华力、氢键等方式与材料表面相互作用,从而被吸附到植入物表面上。静电相互作用是影响蛋白质在材料表面吸附的主要因素之一。次级吸附是指在初期吸附后,蛋白质分子进一步与材料表面发生化学反应,形成更加牢固的结合。这个过程可能需要几小时或几天才能完成,通常涉及共价键的形成或者化学反应的催化。

大分子蛋白质更容易吸附在植入物表面,例如纤维蛋白原(340 kDa)在二氧化硅底物上比白蛋白分子(67 kDa)吸附得更多。表面润湿性是蛋白质吸附中最重要的因素之一。水作为一种极性溶剂,不易与非极性溶质和表面相互作用。当水与疏水性表面接触时,会通过氢键增加与相邻水分子的自结合,通常疏水界面会吸附更多的蛋白质。植入物表面的电荷和电荷分布也会影响其亲和力,而植入环境的 pH 值可通过影响表面电荷,间接影响亲和力。在水溶液中,蛋白质表面电荷可被水化的水屏蔽,通过调节 pH 值,电荷被离子平衡。

当蛋白质溶解在水中时,其表面的亲水基团(如氨基、羧基等)会与水分子发生相互作用,形成一层水化层。这层水化层主要由与蛋白质表面紧密结合的水分子组成,它们通过氢键、偶极-偶极相互作用等方式与蛋白质表面相互作用。这层水化层在一定程度上可以"屏蔽"蛋白质表面的电荷。虽然蛋白质本身带有电荷(由于其氨基酸残基的解离状态),但水化层中的水分子会围绕这些电荷排列,形成一层相对稳定的保护层,减少了蛋白质表面电荷与外界环境的直接相互作用。因此,"可被水化的水屏蔽"指的是蛋白质表面电荷被其周围紧密排列的水分子层所部分或完全遮蔽的现象。

蛋白质在水溶液中的电荷状态受到 pH 值的影响。pH 值的变化会改变蛋白质表面氨基酸残基的解离状态,从而影响其整体电荷。当溶液中存在其他离子(如 Na^+、Cl^- 等)时,这些离子会与蛋白质表面的电荷发生相互作用,以达到电荷平衡。具体来说,如果蛋白质表面带正电,那么溶液中的负离子(如 Cl^-)可能会被吸引到蛋白质表面,以中和部分正电荷;反之亦然。这种离子间的相互作用有助于维持溶液中的电荷平衡,防止电荷过度集中可能导致的沉淀或其他不利现象。因此,"电荷被离子平衡"指的是在溶液中,蛋白质表面的电荷通过与其他离子的相互作用而达到相对稳定状态的现象。

表面电荷在等电点上最小,pH 值低于此点时产生正电荷,反之产生负电荷。当 pH 值接近等电点时,蛋白质会产生最大的吸附。

对于植入物,通常其表面积越大,蛋白质吸附的概率就越大。植入物的化学性质主要通过相互作用的基团和离子等对蛋白质产生影响。例如,金属材料表面存在金属离子,陶瓷材料表面存在金属离子和非金属离子,而聚合物表面存在羟基、羧基和芳香族基团等。不同类型的表面极大程度上影响了蛋白质的吸附。同时,植入物的电势可通过影响电解液的组成和结构来影响材料和蛋白质的相互作用。电势通过重新排列水分子并吸引反离子,其结合效应可促进或阻碍蛋白质的吸附。

2. 生物材料在界面处的血液相容性

血液是植入物表面首先接触到的"组织",作为一种多成分液体,它含有 150 多种蛋白质,一旦与植入物表面接触,材料-组织界面间会发生各种反应。首先,血液中浓度最高的蛋白(即白蛋白)会最先到达植入物表面,因此白蛋白可以通过与其他分子结合,作为植入物的表面涂层或药物载体,以增强植入物的生物相容性。然而,当血液中的其他蛋白对植入物有更高亲和力时,仍有可能取代植入物表面已经结合的白蛋白。例如,免疫球蛋白虽然在血液中的浓度较低,且自身分子尺寸较大,但当其对植入物的亲和力较高时,经过长时间的反应后,免疫球蛋白会取代植入物表面已经结合的白蛋白分子。基于此原理,血液中的其他蛋白也具有较大的取代可能性。纤维蛋白原是促进血液凝固的主要蛋白质之一,其到达植入物表面的速度是白蛋白的 1%,但是纤维蛋白原可以取代植入物表面的其他所有蛋白。

出血是生物材料植入过程中无法避免的一个问题,过多的出血会增加出血性休克、凝血功能障碍、感染和多器官衰竭的风险。肝素是一种常用的抗凝剂，其主要作用是通过抑制凝血酶的活性来防止血液凝固。肝素的抗凝机制较为复杂，涉及多种生物分子和反应过程，肝素的抗凝机制主要包括以下几个方面：① 抑制凝血酶的活性，凝血酶是血液凝固过程中的关键酶，可将纤维蛋白原转化为纤维蛋白，进而形成血栓；② 促进抗凝蛋白的活性，抗凝血酶（Antithrombin，AT）是一种天然的抗凝蛋白，能够抑制凝血酶、因子Ⅹa等多种凝血因子的活性。肝素通过与抗凝蛋白AT结合，促进其活性，从而增强抗凝作用；③ 抑制因子Ⅹa的活性，因子Ⅹa是凝血过程中的另一个重要酶。肝素与因子Ⅹa结合后抑制其活性，从而防止血栓的形成；④ 抑制血小板聚集，肝素通过抑制血小板的聚集可减少血栓的形成。肝素的抗凝机制表明，血栓通常被主动消化，而并非被动降解。

3. 细胞外基质重建和界面处生物移植材料的降解过程

细胞外基质是由细胞分泌和组装的复杂网络，由多种分子组成，包括蛋白质、多糖和肽类。在自然组织再生过程中，细胞外基质为细胞活动和组织器官功能的调节提供生物活性信号，几乎所有的细胞活动都是通过从细胞外基质接收复杂的分子和物理信息，并与细胞外基质相互作用来完成的。细胞外基质可以使细胞相互连接形成组织，并参与调控细胞行为和组织发育。因此，通过用简单的方法重建细胞外基质是控制细胞行为的一个有效手段。细胞外基质重建指的是通过各种方法和技术来重新构建或修复受损或缺失的细胞外基质结构。细胞外基质的完整性及其特定的物理和化学特性对于正常组织功能至关重要，因此重建细胞外基质对组织修复和再生具有重要意义。

重建细胞外基质的目的是恢复组织的功能和结构，促进伤口愈合和组织再生。通过精确控制细胞外基质的特性，可以为细胞提供理想的微环境，加速组织修复，改善生物材料的相容性，并开发出更有效的治疗方法。根据不同的应用需求，重建细胞外基质具有多种重建策略和途径：① 生物学方法，此方法利用细胞和生物材料的相互作用来促进细胞外基质的重建。如干细胞作为常用的细胞来源之一，可以将其分化成特定类型的细胞并合成新的细胞外基质分子。此外，成纤维细胞和骨细胞等其他类型的细胞也可用于细胞外基质重建。另外，生长因子和细胞外信号分子可以通过调节细胞行为和基质合成来促进细胞外基质重建；② 生物打印技术，这种方法是利用3D生物打印技术在特定位置上定向放置细胞和生物材料，以构建复杂的细胞外基质结构，其特点是具有高精度和可控性，可以生成具有细微结构和组织特性的细胞外基质；③ 利用生物材料和支架来模拟细胞外基质并提供支撑，这些生物材料可以选自天然聚合物或是人工合成聚合物，通过调节材料的物理和化学特性，可以调节细胞外基质的力学性能、降解速度及生物活性。

界面处生物移植材料的降解过程是指在生物体内，生物移植材料与周围组织接触的区域发生的降解过程。生物材料与移植区域的周围组织接触后，开始吸收体液，部分生物材料会吸水溶胀甚至被溶解。随着植入时间的增加，生物体内的酶、细菌和其他活性物质开始降解植入物。在这些活性物质的作用下，植入物发生降解并导致自身分子链断裂，释放各类降解产物。这些降解产物可以为组织再生提供信号和支持，例如细胞外基质成分的释放，促进细胞增殖、分化和基质重建。另一方面，降解产物也可能引起周围组织的炎症反应,包括炎性细胞的聚集和炎性细胞因子的释放等。这种炎症反应是生物体对植入物的自然反应,旨在清除降解产物,加快修复过程。最后,降解产物会被生物体吸收,或通过肝脏和肾脏的代谢,以代谢产物的形式排出体外。界面处生物材料的降解过程受到多种因素的影响,包括材料的化学性质、结构、表面特性以及周围组织的生理环境。通过调控这些因素,可以精确控制这些材料的降解速度和降解产物对生物体的影响,以实现最佳的治疗效果和组织修复。

2.4.2　生物材料-组织界面处的细胞和分子生物反应

1. 细胞黏附和迁移

细胞黏附是细胞与生物材料表面之间的初级接触和结合过程,是细胞与材料之间相互作用的结果。细胞通过化学引力、机械刺激或随机运动等方式接近植入物表面。随后,在多种分子的相互作用下,细胞表面的受体与材料表面的配体发生特异性结合。细胞黏附点开始拓展并固定在材料表面,此时细胞内的细胞骨架重新组织,产生牵引力,促使细胞与材料之间形成稳定的连接。细胞骨架蛋白(如肌动蛋白)和微丝参与形成细胞黏附结构,并通过肌动力收缩和伸展使细胞产生运动。

细胞迁移是指细胞在材料表面上向特定方向移动的过程,整个过程一般包含 4 个部分:构建适应性结构、质膜收缩、伪足形成及脱附和重复。细胞通过重排细胞骨架和调节细胞外基质的组成,以实现适应性结构的构建,细胞骨架的重新组织和细胞外基质的重塑可形成伪足等结构。伪足是由动态肌动蛋白丝骨架驱动的临时细胞突起,具有黏附能力。伪足可在细胞前端附着,并在延伸和缩回作用下,促使细胞向前移动。细胞移动时,其后部的质膜也会发生收缩产生后向力,进而推动细胞向前移动。当细胞在生物材料表面上迁移一段距离后,原来的黏附点会解除,并在新位置重新黏附,以便继续迁移。这个脱附和重复的过程促使细胞持续地向特定方向移动。

细胞黏附和迁移受到多种调控机制的影响,主要包括细胞内信号传导通路、细胞外基质以及细胞-细胞的相互作用。细胞内的信号传导通路(如整合素信号通路等)对细胞黏附和迁移起着重要作用,可参与细胞骨架的动态重组、细胞运动的调节以及黏附结构的形成和解除;不同类型的细胞外基质成分和刚度可以调节细胞的黏附和迁移行为,特定的细胞外基质成分可以提供黏附位点和信号分子,促进细胞黏附和迁移,同时细胞外基质的刚度会直接影响细胞的运动能力;细胞-细胞相互作用在某些情况下会影响细胞黏附和迁移,例如细胞黏附蛋白、细胞间连接蛋白等参与调节细胞黏附和迁移,并影响细胞的集群行为和协同运动。

生物材料表面细胞黏附和迁移是一个动态而复杂的过程,受到多种因素的调控。通过深入了解这些调控机制,有助于设计和优化生物材料,以实现更好的组织工程和医学应用效果。

2. 细胞吸收

生物材料表面的细胞吸收是指细胞对生物材料的摄取和内部化过程,它在生物医学领域和组织工程中具有重要意义。细胞通过化学引力、扩散、机械刺激等方式黏附到材料表面,并与之相互作用后形成细胞外液膜。细胞外液膜是由细胞分泌的一层富含蛋白质和糖类的薄膜,它覆盖在细胞与材料表面之间。细胞外液膜的形成会改变细胞与材料表面之间的相互作用,并调节细胞吸收过程。随后,细胞膜伸展形成吞噬囊并将材料包围起来,吞噬囊逐渐闭合、合并和分离,形成吞噬体。吞噬体随后与溶酶体融合,形成吞噬体-溶酶体复合体。生物材料在吞噬体-溶酶体复合体内被进一步处理和降解。吞噬体-溶酶体复合体中的酶可以降解生物材料的结构成分,并将其分解为小分子物质。这些小分子物质随后释放到细胞质中并进行代谢,或进一步转运到其他细胞器中。在吞噬体-溶酶体复合体中,生物材料受到酸性环境、酶的降解和氧化物的释放等多种因素的影响。吞噬体-溶酶体复合体形成的过程中,溶酶体内液体呈现酸性,这种酸性环境可以促进酸性酶(如蛋白酶、核酸酶)的活性,导致生物材料的降解或分解。同时,溶酶体包含多种酶(如蛋白酶和脂酶等),这些酶在酸性环境下被激活并破坏生物材料的结构组分,进一步促进生物材料的降解。此外,溶酶体内部存在氧化物(如过氧化氢、反应性氮物质等),这些氧化物具有强氧化性,可以引发生物材料的氧化损伤和降解。

细胞对生物材料表面的吸收是一个动态、复杂的过程,它受到植入物的化学成分、表面形貌以及材料的粒径和孔隙等因素的影响。植入物的化学成分通过与细胞表面受体或蛋白质相互作用来影响吸附和吞噬过程,特定的化学组分具有细胞黏附蛋白结合位点,这促进细胞与材料的相互作用。材料表面的粗糙度、纹理或微观结构可以提供更多的表面积和细胞附着位点,从而增加细胞吸附和吞噬的可能性。植入物的粒径和孔隙性质可以影响细胞吸附和内部渗透的能力,较小的粒径和孔隙可以促进细胞的膜伪足或伪足延伸,增加细胞与材料的接触面积。此外,其他因素如植入物的表面电荷、可溶解物质的释放、细胞-细胞相互作用等也会对细胞吸收过程产生影响。

3. 生长因子和跨膜蛋白诱导反应

生长因子是指能够促进细胞增殖、分化和组织再生的蛋白质分子,它们通常结合在生物材料的表面或内部结构中。随着生物材料植入体内,生长因子的载体发生降解,生长因子将释放到组织和植入物的界面处。生长因子在细胞与生物材料之间发挥着关键的信号传导作用,可调节细胞的行为和组织修复过程。血小板源性生长因子(PDGF)是由两个亚基(A 和 B)组成的二聚体,不同亚基的组合形成不同的血小板源性生长因子异构体,如PDGF - AA、PDGF - AB、PDGF - BB 等。这些异构体可与特定的受体结合,如血小板源性生长因子受体 α(PDGF R - α)和血小板源性生长因子受体 β(PDGF R - β),从而触发下游信号通路,影响细胞功能和生物学过程。作为一种由血小板产生的细胞生长因子,血小板源性生长因子可以刺激多种细胞(包括成纤维细胞、平滑肌细胞和内皮细胞等)增殖和迁移,在组织修复中发挥重要作用,参与血管生成、软骨和骨修复等过程。成纤维细胞生长因子(FGF)是一类重要的细胞生长因子,参与多种细胞功能和生物学过程。成纤维细胞生长因子主要影响成纤维细胞、内皮细胞和其他多种细胞类型的增殖、分化和迁移,通过介导细胞间的信号传递,并与高亲和力受体结合,激活下游信号如 Ras - MAPK(*丝裂*

原活化蛋白激酶)和 PI3K - Akt 等通路,进而调控细胞的生长和代谢。

　　生物材料-组织界面的跨膜蛋白反应是指生物材料表面的跨膜蛋白与周围组织中的细胞、细胞外基质以及其他分子之间的相互作用和响应。细胞通过接触其他细胞、与细胞外基质的相互作用以及接触局部释放的生长因子来接收信号,以促进激活或/和诱导其自身细胞膜受体的表达。在这些反应过程中,跨膜蛋白是细胞外环境和细胞内的细胞骨架蛋白之间的桥梁。整合素受体是一类跨膜受体,可介导细胞与细胞外基质的黏附,影响焦点黏附的形成和破坏,这对细胞迁移过程至关重要。整合素受体与配体的结合会引发一系列细胞内化学反应,这些反应随后将被传递到细胞核。这种类型的信号传递被称为"由外而内"的信号传递,即细胞内的信号传递是通过整合素受体与细胞外配体的结合开始的。另外,"由内向外"的信号传递是指细胞可以通过改变细胞骨架构象,或整合素受体表达/激活来调节其细胞外环境。

2.4.3　生物材料-组织界面处的系统生物反应

1. 感染与抗菌

　　感染是临床手术中最常见的问题之一,极有可能导致手术失败并引发患者不适,其主要原因是细菌的增殖引起的机体免疫反应。生物材料植入生物体后,细菌会在植入物-组织界面进行繁殖并形成生物膜。由于植入物自身结构的限制,可能无法进行彻底的灭菌,导致植入物本身带有细菌,其表面容易形成生物膜。若植入物表面没有经过特殊的抗蛋白吸附处理,植入体内后,其表面会聚集大量体液蛋白。此外,如果植入手术的抗菌措施不严格,也会造成生物膜的形成。

　　上述生物膜的形成过程表明,功能性抗菌机制和抗菌作用、植入物惰性表面的非特异性蛋白质吸附是减少植入物感染的重要手段。为了预防和控制生物材料-组织界面处的感染,首先要通过严格的无菌操作来减少术后感染的风险。其次,可以使用具有抗菌特性的生物材料,例如含有银离子或其他抗菌剂的材料,以抑制微生物的增长。此外,还可以利用纳米技术来设计表面具有抗菌性能的生物材料,从而减少细菌的附着和生物膜形成,肽类抗菌、纳米颗粒抗菌、抗生素载体型表面涂层等多种抗菌策略已被应用于植入物中。早期设计的植入物具有更多的惰性表面,其设计目的是让植入物表面尽可能惰性以吸附更少的蛋白质,但植入物长期在复杂的体内环境下很难达到预期效果。目前有研究人员直接对植入物表面的功能蛋白进行修饰,使植入生物体后能与生物膜形成环境竞争,并实现特定功能。

　　除了预防感染外,抗菌治疗也是处理生物材料-组织界面处感染的重要手段。由于细菌可在生物膜中形成保护层,具有抵抗抗生素的作用,因此对于已经感染的患者来说,常规的抗生素治疗往往无法达到理想的治疗效果,需要采用更加复杂有效的治疗方法,例如利用外科手术清除感染部位、使用局部抗菌剂及特定类型的抗菌药物等。

2. 炎症反应

　　当植入物与组织接触时,机体会发生一系列炎症反应来应对这种刺激,这些反应是一种保护性的生物学过程,旨在清除异物并促进组织修复。当材料被引入体内时,巨噬细胞是首批受到刺激的细胞之一，它们通过识别材料表面的特定结构，将植入物视为"异物"。随后，巨噬细胞聚集到植入物周围，并释放炎症介质（如细胞因子和趋化因子），这些介质会吸引其他免疫细胞（如中性粒细胞和淋巴细胞）进入该区域，形成炎症反应。炎症反应会导致周围血管扩张，这个过程称为"血管扩张"。通过此反应，更多的免疫细胞通过血液进入材料-组织界面，同时血管扩张也会增加营养物质和氧气的供应，为炎症反应和修复过程提供必要的支持。同时，炎症还会导致血管壁通透性增加，使得血浆中的蛋白质和其他细胞成分渗透到材料周围组织，形成渗出液。渗出液中含有重要的细胞因子、抗体和凝血因子等，这些因子将参与后续的炎症反应和组织修复过程。在炎症发生的过程中，免疫细胞还会产生和释放多种炎症介质，如肿瘤坏死因子-α、白介素-1β 和白介素-6 等。这些炎症介质在炎症反应的调控中发挥重要作用，激活复杂的细胞信号通路，促进炎症细胞的迁移和激活，增强灭菌能力，并调节细胞增殖和修复过程。

炎症反应是组织修复的前奏，机体在炎症后期会逐渐启动组织修复过程。当植入物周围血管出现时，新生血管可提供氧气和营养物质，促进受损组织再生。同时，细胞外基质将被合成并沉积在材料-组织界面周围，随后蛋白多糖和胶原蛋白相继出现，新的毛细血管将使组织呈现颗粒状。

在某些情况下，若炎症反应无法完全消退或持续存在，可能会发展为慢性炎症。慢性炎症可能导致纤维化过程，即受损组织逐渐被纤维组织所取代，这可能对组织结构和功能产生负面影响，最终导致慢性疼痛和器官功能障碍。

3. 组织再生和血管生成

各种细胞群的再生能力决定了植入物修复受损组织的结果。从再生能力来看，细胞主要可分为三种不同类型：不稳定细胞、稳定细胞和永久性细胞。不稳定细胞（如上皮细胞、淋巴细胞和造血组织等），又称持续分裂细胞，可不断增殖以代替衰亡或破坏的细胞。稳定细胞（如血管内皮细胞、软骨细胞、成骨细胞、平滑肌细胞和成纤维细胞等），又称静止细胞，在生理情况下增殖现象不明显，在细胞增殖周期中处于静止期（G0），但受到组织损伤的刺激时，则进入 DNA 合成前期（G1），表现出较强的再生能力。永久性细胞，又称非分裂细胞，神经细胞、骨骼肌细胞及心肌细胞均属于这类细胞。无论是中枢神经细胞还是神经节细胞，生物体出生后即确定，无法分裂增生，一旦遭到破坏则永久性缺失。理论上，组织再生只能在含有不稳定或稳定细胞的组织中发生。

为了使植入物系统地融入机体，并维持新组织的形成，血管化至关重要。不同类型的细胞在缺氧和微酸环境中释放的某些血管刺激生长因子（主要为成纤维细胞生长因子、血管内皮生长因子）可促进新组织中毛细血管的生长。

血管生成是一个复杂的过程，涉及血管内皮细胞的增殖并组织成血管。因此，除了血管生长因子外，将存在于细胞外基质中的配体与内皮细胞膜上的表面受体相匹配，对细胞的正常迁移及其他相关过程至关重要。由内皮细胞和平滑肌细胞之间的竞争性黏附引起的血管再狭窄可能是从血管生成到瘢痕生成的一个过渡。另外，缺损或伤口部位愈合并填充后，一些新生成的血管往往会因细胞凋亡而瓦解，这种现象目前被认为是由细胞外基质调节完成的。具体来说,在受损组织被新组织大量取代后,新组织的细胞活性会变低,但是这种细胞凋亡的具体触发机制尚不清楚,需要进一步阐明。

新血管发生解体时,胶原蛋白的合成和降解也会发生改变,包括不同组织类型特有的不同胶原蛋白类型的相对量、胶原纤维的结构(例如厚度和方向)等。另外,即使缺损部位被自我再生的新组织完全重新填充且没有并发症,所产生的新组织也可能无法复原原始组织的功能,即自我修复或自我修复-再生可能导致瘢痕组织形成。

移植物植入后的理想效果是及时完成伤口愈合并达到稳定状态,但大量证据表明,各种生化因素(如高水平的转化生长因子-β、伤口部位的机械应力等)会导致瘢痕形成。瘢痕与正常组织有所差别,在瘢痕组织中胶原纤维排列成平行束状,此种排列的机械性能远不如正常组织,且容易再次受伤。目前为止,瘢痕形成的潜在机制尚不清楚。

2.5　生物医用材料的代谢和排泄途径

随着生物医学和工程学的进步,生物医用材料所期望的功能也愈发多样化。植入物因其植入部位的不同而承载着不同的使命,尽管有些植入物需要在体内永久存在以发挥其功能,但有些植入物则需要在一段时间后从植入区域移除。若要在一段时间后从相关区域移除植入物,则需要进行二次手术,这不仅增加了患者各方面的负担,还会引发新的愈合过程。若植入可生物降解材料,则植入材料能在一定时期内降解并随生物体代谢排出体外,从而减少了二次手术带来的风险。可生物降解的植入材料是当下热门的研究领域之一。这类材料含有酯、内酯、酰胺、内酰胺、醚等易水解、不稳定的官能团或结构单元,容易参与到生物体的新陈代谢中进而发生分解,它们已在医用缝合线、骨折固定、药物释放体系和骨缺损修复等领域得到广泛应用。然而,可降解生物医用材料在植入体内后,其代谢降解反应和降解产物等势必会对生物体生理环境和宿主反应产生影响。因此,深入了解生物医用材料在生物体内的代谢降解与排泄途径是研究与开发新型生物医用材料的重要一环。

生物医用材料的代谢与排泄途径可以很好地解释其在人体内的降解机理。这些材料的降解过程可以概述为大分子骨架断裂成小的链段,即生物材料在人体生理条件下(如人体温度、pH 值、湿度、含氧量等)受到水解、酶解等作用,最终代谢成为单体、CO_2 和 H_2O 等小分子,这些小分子随后被人体吸收或排出体外,从而实现降解。

2.5.1　生物医用材料的体内降解代谢过程及机理

本小节以羧甲基壳聚糖基生物医用材料为例,介绍生物医用材料在生物体内的降解代谢行为。

1. 体内吸收与分布

通过用异硫氰酸荧光素标记的羧甲基壳聚糖对大鼠进行腹腔注射,研究腹腔注射后机体的吸收降解情况。结果表明,低分子量羧甲基壳聚糖的吸收速度比高分子量的快。

相比于高分子量异硫氰酸荧光素标记的羧甲基壳聚糖,低分子量异硫氰酸荧光素标记的羧甲基壳聚糖及其降解产物在通过血管腔转运到外周组织时更为有效、快速。

在研究壳聚糖在大鼠体内的药代动力学和生物可降解性时发现,大部分壳聚糖在各个器官中都已发生降解,且在所有受试器官中,肝脏和肾脏的壳聚糖含量最高,其次是心脏、大脑和脾脏。羧甲基壳聚糖的代谢途径与壳聚糖相似,将荧光素异硫氰酸酯标记的羧甲基壳聚糖注射到大鼠腹腔后,羧甲基壳聚糖能被快速吸收并分布到不同的器官,这证实了肝脏可能在羧甲基壳聚糖的生物降解中发挥关键作用。

2. 体内代谢

当壳聚糖植入肌肉后,异硫氰酸荧光素标记的壳聚糖广泛分布于大鼠的肝脏、脾脏、肾脏、心脏、大脑。同时,肝脏和肾脏中降解壳聚糖的含量远远高于脾脏、心脏和大脑。大部分壳聚糖降解产物为低聚壳聚糖,65 kDa 以下的壳聚糖降解产物主要通过尿排泄实现其体内清除。

3. 排泄

尿排泄是壳聚糖类生物材料从体内排出的重要途径,肾脏在壳聚糖类生物材料排泄中发挥了至关重要的作用。羧甲基壳聚糖经腹腔注射后,约20%的羧甲基壳聚糖会在24小时内排出,约54%的羧甲基壳聚糖在第5天内排出,约85%的羧甲基壳聚糖在第11天内排出。羧甲基壳聚糖腹腔注射后主要通过肾脏经尿液排出体外,仅小部分被吸收进入体内参与进一步降解代谢,尿排泄是分子量小于 45 kDa 的降解产物的主要清除途径。

2.5.2 生物医用材料的体内降解方式及降解机制

一般来说,生物医用材料在体内的降解机制主要包括物理降解、化学降解及生物降解。

物理降解通常涉及磨损、断裂、碎裂、溶解等过程,这些过程之间可能相互作用和补充。磨损是指材料表面的磨耗,受摩擦、冲击等力学作用影响,植入材料的表面粗糙度增加,可能导致材料的裂纹形成和扩展。一旦产生裂纹,应力集中就会发生,最终导致材料的断裂。水是生物体内的主要溶剂,生物材料植入体内后会吸收周围组织的水分,发生溶胀甚至是溶解。水不溶性的高分子植入材料在溶液中由于所含单体、低聚物等的溶解而引起的聚合物质量损失的过程被称为生物溶蚀。生物溶蚀主要分为两种机制,即表面侵蚀和整体侵蚀。表面侵蚀是指生物材料在与周围环境接触的最外层发生的侵蚀过程,逐渐向材料内部扩散。这种侵蚀是一种典型的物质消耗现象,其主要过程包括溶解和扩散。表面侵蚀可进一步分为局部异质侵蚀与全面均匀侵蚀。表面侵蚀的特点是发生在材料最外层与环境交界的界面处,侵蚀过程可以类比为肥皂的溶解,其降解速率在整个过程中保持恒定,并且保持原有的内部结构。在理想的表面侵蚀情况下,侵蚀速率与表面积成正比。

化学降解是通过线性聚合物共价键的随机断裂、解聚或交联,干扰其有序链和结晶度,破坏聚合物链,最终导致力学性能下降,从而发生降解。

相比之下,整体侵蚀则是指生物材料在整个体积范围内同时发生的侵蚀过程。这种侵蚀机制可能涉及材料内部结构的全面破坏,其侵蚀速率受到多种因素的复杂影响,包括但不限于材料的微观结构、成分分布以及环境因素(如 pH 值、温度、生物活性分子等)。

生物降解主要涉及各种细胞、细胞产物等参与的材料降解过程。生物材料的降解过程通常是这三种方式不同程度的组合,其基本机理因材料的类型而存在差异。

总而言之,生物医用材料的降解是一个断链过程,通过破坏原子键而生成低聚物、单体或其他低分子量物质。聚合物链中键的裂解可以是水解的、酶促的或其他相关物质刺激的。因此,生物聚合物主链中存在可裂解键,这些键可以通过水解或氧化反应、细胞活性和酶,或在其他有关刺激的影响下发生断裂。由于生物材料在体内发生部分降解后,会产生各类单体或低聚物,因此生物材料的体内降解受多种因素影响。在讨论其体内降解速率时,材料本身降解产物的组成也应纳入其中。

2.5.3　生物医用材料的体内降解代谢途径

1. 经细胞途径的生物陶瓷体内降解代谢

从生物学性能的角度来看,生物陶瓷可以分为生物惰性陶瓷和生物活性陶瓷两类。生物惰性陶瓷因其化学性质的稳定性而几乎不会与体内组织环境发生反应,因此具有不易降解的特点,例如氧化钴、氧化铝等即属此类。相反,生物活性陶瓷(如生物活性玻璃、羟基磷灰石陶瓷、碳酸三钙等)则能在体内部分或全部降解,且具备良好的骨诱导性。特别是羟基磷灰石(Hydroxyapatite,HAP)和磷酸三钙等钙磷生物陶瓷,因其出色的生物相容性、力学相容性以及稳定的理化性质,目前已被广泛应用。这两类生物陶瓷在生物学性能上的差异为医学领域提供了多样化的选择。生物惰性陶瓷适用于要求稳定性和长期存在的应用,而生物活性陶瓷则在需要降解和与生物组织有交互作用的场合具有优势,尤其在骨科领域的骨修复和替代方面有广泛的应用。

钙磷生物陶瓷在生理环境中能够被逐步分解或吸收,从而促进新骨生长并被新生组织替代,实现修复或替代受损组织的目标。其刺激细胞活动和新骨形成的能力主要归因于释放的各类离子,如 Ca^{2+}、PO_4^{3-}、Mg^{2+}、Si^{4+}、Cu^{2+}、Sr^{2+} 等,这些离子具有促进成骨和血管生成的独特特性。钙磷生物陶瓷的降解与细胞的生物学行为(如细胞接触引起的生物降解)及细胞分泌的生物活性物质(如细胞旁分泌引起的化学降解)密切相关。一方面,巨噬细胞或多核巨细胞在与材料颗粒接触后被激活,通过胞吞作用吞噬材料颗粒。对于较大的材料颗粒,巨噬细胞或多核巨细胞可以黏附颗粒,并通过胞吐将溶酶体内容物释放到微环境中,导致材料发生细胞外降解。另一方面,细胞分泌的生物活性物质,如生物活性氧、酸性酶及其他酸性代谢物,也参与降解过程。

钙磷生物陶瓷的降解主要受两方面因素影响:材料的理化性质和细胞活性。材料的理化性质包括材料的多孔性、孔隙形状、比表面积、断裂、离子交换等。研究还显示,非晶态陶瓷的溶解速度更慢,这是因为较高的结晶度会导致较低的降解动力学。除了材料的晶体结构外,支架的孔隙率和几何形状也可以通过改变表面积来改变降解速率。暴露在环境中的表面越多,发生的物质交换就越多,因此生物材料溶解得就越快。细胞活性则与各类细胞产生的生物活性和微环境有关。同时,磷酸钙的溶解和生物材料微环境的变化也会对细胞活性产生影响,促使细胞开始分泌其细胞外基质的有机相和矿物相。新分泌的基质与放置在体内的陶瓷支架的整合可以起到趋化性的作用。细胞可以附着在这个表面上生长,甚至分化,并最终创建自己的细胞外基质。对于磷酸钙族而言,它们在水中的溶解度顺序为羟基磷灰石<缺钙型羟基磷灰石<β-磷酸三钙<α-磷酸三钙<磷酸四钙,该顺序也恰好说明了它们生物可降解性的强弱。

2. 经细胞途径高分子生物材料的体内降解代谢

生物医用高分子材料按其来源可以分为天然高分子材料和合成高分子材料。天然高分子材料是指以天然高分子为原料(如纤维素、胶原蛋白、丝素蛋白、多糖等)制得或经修饰的半人工合成高分子材料,它们的一个显著特征就是能够通过生理机制代谢并被酶降解。而合成高分子材料顾名思义就是指人工合成的高分子材料,常见的有聚乳酸、聚乙烯、聚己内酯等。

根据材料的降解性质,高分子材料在生物体内的降解机理主要可分为酶解型和水解型两类。水解型材料包括低级脂肪族聚酯(如聚乳酸、聚羟基乙酸等)、聚己内酯、聚碳酸酯、聚氰基丙烯酸酯等。这些材料的降解过程主要涉及直线型高分子主链内不稳定键的断裂、线型主链带侧链的高分子侧链基团水解,以及交联网状高分子内不稳定交联键的断裂。通过这些过程,聚合物分子逐渐变小,从而达到降解的目的。另一方面,酶解型材料主要包括天然的蛋白质、合成多肽、多糖类、核酸以及聚羟基丁酸等。多种酶可参与这类高分子材料的降解,如溶菌酶、蛋白酶、磷脂酶和磷酸酶等。其中,溶菌酶通过攻击肽聚糖水解糖苷键,降解程度受植入物位置、酶浓度和酶促反应动力学等因素的影响。这些酶解型材料在生物体内经酶的作用逐渐分解,实现了可控的降解过程。

从物理学的角度来看,高分子材料在生物体内的降解可以分为表面降解和本体降解两种基本形式。表面降解的特点是降解首先从材料表面开始,逐渐向内部深入;而本体降解则表现为同时进行的表面和内部的降解,降解程度呈随机分布。高分子材料在体内的降解涉及水解、酶解、氧化等多种反应,降解速率与体积相关,受相对分子质量、环境条件(如 pH 值和温度)等多种因素影响。当水的渗透速率快于高分子链的水解速率时,主要发生本体降解;反之,则主要发生表面降解。高分子链的水解速率受其化学组成、相对分子质量、聚集态、结晶度等多种因素的制约。研究人员以此为切入点对聚合物进行改性或开发新的高分子材料,以实现理想的药物释放行为。

从化学的角度来看,高分子材料在生物体内的降解可以分为以下三种情况:① 疏水性聚合物通过主链上不稳定键的水解,转变为低相对分子质量、水溶性分子;② 不溶于水的聚合物通过侧链基团的水解、离子化或质子化,转变为水溶性聚合物;③ 不溶于水的聚合物通过水解掉不稳定的交联链,转变为可溶于水的线型高分子。

3. 经细胞途径医用复合材料的体内降解代谢

生物医用复合材料是由两种或两种以上的材料或材料与其他物质复合而成的。

由于不同材料之间的相互作用,其体内降解过程并非单一材料性质的简单叠加。因此,生物医用复合材料在力学性质、生物相容性和生物可降解性等方面与单一材料存在显著差异。生物医用复合材料主要分为三大类,即不同生物材料的复合、生物材料与无机物的复合、生物材料与生长因子的复合,其应用领域主要涵盖人体组织或器官的修复或替代、功能增强以及人工器官的制造。对于包含生物陶瓷的复合材料而言,其降解过程主要由巨噬细胞和破骨细胞主导。巨噬细胞的吞噬作用及其释放的细胞因子能够加快材料的降解速率。在含有高分子生物材料的复合材料中,细胞分泌的生物活性物质(如酶)则介导着材料的降解过程。相对于单一材料,复合材料成分的改变对降解速率产生显著影响。例如,氨解和聚乙二醇化聚己内酯、富马酸聚丙烯酯涂层的聚己内酯的酶解速率,以及具备陶瓷涂层的聚(乳酸-乙醇酸)共聚物、明胶修饰的聚乳酸、水解化的聚己内酯的降解速率,均较单一聚酯纤维材料的降解速率更快。由于复合材料的复杂性,其降解代谢速率受多种因素的影响,因此,对于复合材料降解速率的控制需要深入研究。

2.5.4　生物医用材料降解代谢的影响因素

生物医用材料的降解代谢受多种因素影响,其中材料本身与微环境条件起主导作用。

材料因素主要包括以下几个方面:① 温度,如聚乳酸-乙醇酸的水解速率会随着温度的升高而加快,特别是在温度高于聚合物的玻璃化转变温度时,降解速率的增加更为显著;② 聚合物链的排列类型,如直链或支链、结晶度或无定形性质等也会影响降解速率;③ 分子量,与低分子量聚合物相比,高分子量聚合物降解更为缓慢;④ 交联程度,交联会导致聚合物堆积,从而不易透水,使其降解过程变得缓慢;⑤ 形态、大小和几何形状,材料的活性表面与周围环境的相互作用会影响生物材料的降解速率。例如,大尺寸板相较于薄的薄膜,前者的降解速率更快且不均匀。同时,降解速率与粒径之间存在线性关系,较大的颗粒比小颗粒降解更快。这是因为对于较小的颗粒,颗粒内形成的降解产物很容易扩散到表面,而对于较大的颗粒,降解产物到达表面的路径较长,剩余的聚合物材料更容易发生自催化降解;⑥ 所含化学基团,与具有酯键的聚合物相比,含有可水解键的单体(如酸酐)降解速率会更快,不同化学基团的降解顺序是酸酐>酯>酰胺;⑦ 亲水性或疏水性;⑧ 制备技术等。

微环境因素则包括 pH 值、离子浓度、细胞类型、血管分布、神经等。此外,生物医用材料作为非本体的植入物,植入生物体内后往往还会产生异物反应。生物医用材料植入体内后的异物反应可分为 5 个阶段,即蛋白吸附期、急性炎症期、慢性炎症期、异物巨细胞形成期、纤维包封期。

(李玉林)

主要参考文献:

国家市场监督管理总局,中国国家标准化管理委员会. 医疗器械生物学评价 第 4 部分:与血液相互作用试验选择：GB/T 16886. 4 - 2022[S/OL]. [2024 - 8 - 26]. https://openstd. samr. gov. cn/bzgk/gb/ newGbInfo?hcno＝8E05AC0067309E85B74272ADF69880A2.

Albrektsson T, Dahlin C, Jemt T, et al. Is marginal bone loss around oral implants the result of a provoked foreign body reaction？ [J]. Clinical Implant Dentistry and Related Research, 2014, 16(2): 155 - 165.

Annor A H, Tang M E, Pui C L, et al. Effect of enzymatic degradation on the mechanical properties of biological scaffold materials[J]. Surgical Endoscopy, 2012, 26: 2767 - 2778.

Antmen E, Vrana N E, Hasirci V. The role of biomaterials and scaffolds in immune responses in regenerative medicine: macrophage phenotype modulation by biomaterial properties and scaffold architectures[J]. Biomaterials Science, 2021, 9(24): 8090 - 8110.

Barth K A, Waterfield J D, Brunette D M. The effect of surface roughness on RAW 264. 7 macrophage phenotype[J]. Journal of Biomedical Materials Research Part A, 2013, 101(9): 2679 - 2688.

Bartneck M, Keul H A, Singh S, et al. Rapid uptake of gold nanorods by primary human blood phagocytes and immunomodulatory effects of surface chemistry[J]. ACS Nano, 2010, 4(6): 3073 - 3086.

Brash J L, Horbett T A, Latour R A, et al. The blood compatibility challenge. Part 2: Protein adsorption phenomena governing blood reactivity[J]. Acta biomaterialia, 2019, 94: 11 - 24.

Buttiglieri S, Pasqui D, Migliori M, et al. Endothelization and adherence of leucocytes to nanostructured surfaces[J]. Biomaterials, 2003, 24(16): 2731 - 2738.

Cai P, Hu B, Leow W R, et al. Biomechano-interactive materials and interfaces [J]. Advanced Materials, 2018, 30(31): 1800572.

Chen Z, Wu C, Gu W, et al. Osteogenic differentiation of bone marrow MSCs by β - tricalcium phosphate stimulating macrophages via BMP2 signalling pathway[J]. Biomaterials, 2014, 35(5): 1507 - 1518.

Choi S W, Zhang Y, MacEwan M R, et al. Neovascularization in biodegradable inverse opal scaffolds with uniform and precisely controlled pore sizes[J]. Advanced Healthcare Materials, 2013, 2(1): 145 - 154.

Crawford L, Wyatt M, Bryers J, et al. Biocompatibility evolves: phenomenology to toxicology to regeneration[J]. Advanced Healthcare Materials, 2021, 10(11): 2002153.

Douglass M, Garren M, Devine R, et al. Bio-inspired hemocompatible surface modifications for biomedical applications[J]. Progress in Materials Science, 2022, 130: 100997.

Ebrahimi Z, Irani S, Ardeshirylajimi A, et al. Enhanced osteogenic differentiation of stem cells by 3D printed PCL scaffolds coated with collagen and hydroxyapatite[J]. Scientific Reports, 2022, 12 (1): 12359.

Finan J D, Sundaresh S N, Elkin B S, et al. Regional mechanical properties of human brain tissue for computational models of traumatic brain injury[J]. Acta Biomaterialia, 2017, 55: 333 - 339.

Friedemann M, Kalbitzer L, Franz S, et al. Instructing human macrophage polarization by stiffness and glycosaminoglycan functionalization in 3D collagen networks [J]. Advanced Healthcare Materials, 2017, 6(7): 1600967.

Gaharwar A K, Singh I, Khademhosseini A. Engineered biomaterials for in situ tissue regeneration[J]. Nature Reviews Materials, 2020, 5(9): 686 - 705.

Gao S, Lu R, Wang X, et al. Immune response of macrophages on super-hydrophilic TiO_2 nanotube arrays[J]. Journal of Biomaterials Applications, 2020, 34(9): 1239 - 1253.

Gomes B S, Simões B, Mendes P M. The increasing dynamic, functional complexity of bio-interface materials[J]. Nature Reviews Chemistry, 2018, 2(3): 0120.

Gorbet M, Sperling C, Maitz M F, et al. The blood compatibility challenge. Part 3: Material associated activation of blood cascades and cells[J]. Acta Biomaterialia, 2019, 94: 25 - 32.

Harris J P, Hess A E, Rowan S J, et al. In vivo deployment of mechanically adaptive nanocomposites for intracortical microelectrodes[J]. Journal of Neural Engineering, 2011, 8(4): 046010.

Höhn S, Virtanen S, Boccaccini A R. Protein adsorption on magnesium and its alloys: A review[J]. Applied Surface Science, 2019, 464: 212 - 219.

Joodaki H, Panzer M B. Skin mechanical properties and modeling: A review[J]. Proceedings of the Institution of Mechanical Engineers, Part H: Journal of Engineering in Medicine, 2018, 232(4): 323 - 343.

Kim J, Bae W G, Kim Y J, et al. Directional matrix nanotopography with varied sizes for engineering wound healing[J]. Advanced Healthcare Materials, 2017, 6(19): 1700297.

Koh T J, DiPietro L A. Inflammation and wound healing: the role of the macrophage[J]. Expert Reviews in Molecular Medicine, 2011, 13: e23.

Li Y, Xiao Y, Liu C. The horizon of materiobiology: a perspective on material-guided cell behaviors and tissue engineering[J]. Chemical Reviews, 2017, 117(5): 4376 - 4421.

Lv L, Xie Y, Li K, et al. Unveiling the mechanism of surface hydrophilicity-modulated macrophage polarization[J]. Advanced Healthcare Materials, 2018, 7(19): 1800675.

Ma Q L, Zhao L Z, Liu R R, et al. Improved implant osseointegration of a nanostructured titanium surface via mediation of macrophage polarization[J]. Biomaterials, 2014, 35(37): 9853 - 9867.

Nalezinková M. In vitro hemocompatibility testing of medical devices[J]. Thrombosis research, 2020, 195: 146 - 150.

Nie S, Zeng J, Qin H, et al. Improvement in the blood compatibility of polyvinylidene fluoride membranes via in situ cross-linking polymerization[J]. Polymers for Advanced Technologies, 2019, 30 (4): 923 - 931.

Sanders J E, Cassisi D V, Neumann T, et al. Relative influence of polymer fiber diameter and surface charge on fibrous capsule thickness and vessel density for single-fiber implants[J]. Journal of Biomedical Materials Research Part A: An Official Journal of The Society for Biomaterials, The Japanese Society for Biomaterials, and The Australian Society for Biomaterials and the Korean Society for Biomaterials, 2003, 65(4): 462 - 467.

Stachowiak A N, Irvine D J. Inverse opal hydrogel-collagen composite scaffolds as a supportive microenvironment for immune cell migration[J]. Journal of Biomedical Materials Research Part A, 2008, 85(3): 815 - 828.

Tajvar S, Hadjizadeh A, Samandari S S. Scaffold degradation in bone tissue engineering: An overview [J]. International Biodeterioration & Biodegradation, 2023, 180: 105599.

Termeer C C, Hennies J, Voith U, et al. Oligosaccharides of hyaluronan are potent activators of dendritic cells[J]. The Journal of Immunology, 2000, 165(4): 1863 - 1870.

Tylek T, Blum C, Hrynevich A, et al. Precisely defined fiber scaffolds with 40 μm porosity induce elongation driven M2 - like polarization of human macrophages[J]. Biofabrication, 2020, 12 (2): 025007.

Vassey M J, Figueredo G P, Scurr D J, et al. Immune modulation by design: using topography to control human monocyte attachment and macrophage differentiation[J]. Advanced Science, 2020, 7

(11)：1903392.

Veiseh O，Doloff J C，Ma M，et al. Size-and shape-dependent foreign body immune response to materials implanted in rodents and non-human primates[J]. Nature Materials，2015，14(6)：643 – 651.

Visan A I，Popescu-Pelin G，Socol G. Degradation behavior of polymers used as coating materials for drug delivery — A basic review[J]. Polymers，2021，13(8)：1272.

Wang Y，Hu J，Jiao J，et al. Engineering vascular tissue with functional smooth muscle cells derived from human iPS cells and nanofibrous scaffolds[J]. Biomaterials，2014，35(32)：8960 – 8969.

Wang Z，Cui Y，Wang J，et al. The effect of thick fibers and large pores of electrospun poly (ε – caprolactone) vascular grafts on macrophage polarization and arterial regeneration[J]. Biomaterials，2014，35(22)：5700 – 5710.

Weber M，Steinle H，Golombek S，et al. Blood-contacting biomaterials：in vitro evaluation of the hemocompatibility[J]. Frontiers in bioengineering and biotechnology，2018，6：99.

Whitaker R，Hernaez-Estrada B，Hernandez R M，et al. Immunomodulatory biomaterials for tissue repair[J]. Chemical Reviews，2021，121(18)：11305 – 11335.

Williams D F. Biocompatibility pathways：biomaterials-induced sterile inflammation，mechanotransduction，and principles of biocompatibility control[J]. ACS Biomaterials Science & Engineering，2017，3(1)：2 – 35.

Wolf M T，Dearth C L，Ranallo C A，et al. Macrophage polarization in response to ECM coated polypropylene mesh[J]. Biomaterials，2014，35(25)：6838 – 6849.

Zhu W，Nie X，Tao Q，et al. Interactions at engineered graft-tissue interfaces：A review[J]. APL Bioengineering，2020，4(3)：031502.

第 3 章

生物医用材料的生物学评价标准和方法

3.1 生物医用材料的评价标准

3.1.1 生物医用材料评价的基本原则

生物医用材料的评价始于材料的研发阶段,研究的材料应满足临床预期用途的要求。因此,在材料研究时,应首先确保材料的理化性能满足要求,随后进行生物学评价、临床前动物试验研究,并最终进行临床研究。评价标准主要包括理化性能评价和生物学评价。

3.1.2 评价标准的分类

1. 理化性能评价

医疗器械产品通常由多个部件构成,而这些部件又是由不同材料制成的,高分子、金属、陶瓷等材料是医疗器械生产的基础原料,并且这些材料通常不是由医疗器械生产商自行生产,而是由外部供应商提供。大部分器械的生物相容性问题都与材料的选择和使用有关。因此,对原材料的质量要求是生产合格医疗器械的基础。原材料质量控制的理化性能要求有:化学性能,包括各种原料的化学组成、材料的各种提取物或萃取物、理化试验、水合异丙醇提取法、药典试验、红外分析鉴别、色谱表征分子量分布、添加剂和/或提取物分析、重金属分析、含水量等;物理性能,包括硬度、密度、表面特性、颜色、透明度或浊度、强度(抗张强度、拉伸强度、弯曲强度、抗压强度)、热分析黏度、熔点、折射率等。

物理性能是医疗器械实现其功能的基础,因此,在选用医疗器械的材料时,首先应考虑其物理性能是否满足设计要求。虽然通常认为器械的安全性主要取决于材料的化学性能,但也必须充分了解用于器械的材料的物理性能。此外,机械性能对于生物相容性也是十分重要的,通常采用不同的试验方法来确定材料的生物相容性。通过体内试验评价材料与活体组织的相互作用:如果材料对机体的不良作用很小或几乎没有,则认为材料具有生物相容性;如果有明显的不良反应,则认为材料不具有生物相容性。在此过程中,以下三个因素非常重要:一是添加剂或污染物从材料中滤出的速度;二是添加剂丢失对材料的影响;三是添加剂或污染物的毒性。当出现阳性反应时,应进行化学分析以确定原因,并通过适当的加工过程或改变配方来消除这种不良反应。医疗器械材料中可能的毒性物质有：残留单体、残留溶剂、降解产物、辐射产物、灭菌残留物、配方添加剂、无意污染物和细菌内毒素等。

2. 生物学评价

生物学评价是按照医疗器械法规的要求对终产品进行的评价。最终医疗器械的生物相容性不仅取决于材料本身，还取决于材料的加工方式、生产方式（包括灭菌方法）以及可能存在于终产品的加工残留物。因此，本书中的材料或生物医用材料指的是医疗器械终产品，而非指每个独立的材料成分。

进行医疗器械生物学评价是为了测定和人体接触的构成医疗器械的材料可能引起的潜在毒性。这些材料有可能直接或通过释放某些物质引发局部或全身反应，甚至可能诱发肿瘤，产生生殖和发育毒性反应。因此，任何用于人体的医疗器械都需要经过系统的试验，以确保将潜在的风险降低到可接受的程度。

在医疗器械的生物学评价中，应选择合适的试验进行评价。在选择试验时，应考虑材料的化学特性及与人体接触的程度、频次和时间。一般来说，这些试验包括：体外细胞毒性、刺激性、致敏性、血液相容性、植入性、遗传毒性、致癌性、生殖发育毒性等。然而，根据特殊器械或材料特性、器械的预期用途、目标人群以及与人体接触的特性，这些试验可能不足以证明特殊器械的安全性。因此，有必要对某些器械针对特殊的目标器官进行附加试验，如神经毒性和免疫毒性试验。例如，直接与脑组织和脑脊液接触的神经医疗器械需要进行动物植入试验，以评价其对脑组织的刺激性、癫痫易感性以及对脉络丛分泌脑脊液和蛛网膜颗粒吸收脑脊液的影响。

对于生物医学材料医疗器械，在进行试验前应对同类上市产品及相关生物学评价文献资料进行收集和分析。当与上市产品在材料、加工工艺、与人体接触分类和灭菌方法都完全相同时，可以不必进行生物学试验。生物学评价流程应按照 GB/T 16886.1－2011 中给出的流程进行。预期用于人体的任何材料或器械的选择和评价应按照 YY/T 0316－2016 中的生物学评价程序开展风险管理过程。生物学评价应由专业人员来策划、实施并形成文件。

风险管理计划的制定应由具备有关生物学评估所需专业技术资质的专业人员负责。这些人员需对以下方面进行评估，包括但不限于：各种材料的物理和化学特性；任何临床使用历史或与人体接触相关的数据；产品和组成材料、裂解产物以及代谢产物的现有毒理学和其他生物学安全性数据。评估的范围可能涵盖临床前研究、临床经验以及临床试验。如果所选材料在规定的使用途径和物理形态下具有已验证的安全使用历史，可以得出结论，无需进行进一步的试验。

在选择用于制造医疗器械的材料时，首要考虑的是材料特性对其用途的适宜性，这包括但不限于化学、毒理学、物理学、形态学和机械性能等方面。对器械进行整体的生物学评价应综合考虑以下方面：制造所用材料；预期的添加剂、工艺污染物和残留物；可沥滤物；聚合物、陶瓷和金属降解产物；其他组件及其在终产品中的相互作用；终产品的性能与特点；以及终产品的物理特性，如多孔性、颗粒大小、形状和表面形态学等。

在整个评价过程中,必须综合考虑上述所有因素,以确保最终的医疗器械在生物学层面上具备安全性和适用性。在对每种材料和终产品进行评估时,应该充分考虑所有潜在的生物学危害。然而,这并不意味着所有潜在危害都需要通过试验来验证,或者这些试验都是完全可行的。试验结果无法 100% 保证不存在生物学危害,因此,在器械投入临床使用后,需要密切关注并认真观察非预期的人体不良反应或不良事件,以进一步验证其生物学安全性。

3.2　生物医用材料的评价试验方法

3.2.1　生物医用材料的物理评价试验方法

1. 材料的力学性能评价方法

生物医学材料的最终目标是制造出在生物体内能够被接受的器官和器件,因此,这类材料必须与生物结构的力学性能相匹配。这要求生物医学材料具备一系列适当的力学性能,包括但不限于静载强度、适当的弹性模量和硬度、良好的耐磨性、抗腐蚀和耐腐蚀疲劳性,以及出色的润滑性等。以下是对几种常见金属材料力学性能试验的主要介绍。

1）拉伸试验

金属力学性能试验方法是评估冶金产品质量的重要手段之一,其中拉伸试验是应用最广泛的力学性能试验方法。拉伸试验过程中的各项强度和塑性性能指标是反映金属材料力学性能的关键参数。影响拉伸试验结果准确度的因素众多,主要包括试样、试验设备和仪器、拉伸性能测试技术以及试验结果处理等几个方面。为了获取准确可靠的、可在不同实验室间比较的试验数据,必须对这些因素进行明确定义,以将其潜在影响降至最低。

2）压缩试验

压缩试验主要用于测定材料的压缩屈服极限和抗拉强度,通过观察材料在压缩过程中的各种现象,尤其是变形和破坏方式,以比较各种材料在压缩机械性能方面的特征。

3）扭转试验

扭转试验是观察试样在扭转力偶作用下受力和变形的行为。通过观察材料的破坏方式来测定材料的剪切屈服极限及剪切强度极限。

4）硬度试验

金属硬度试验按受力方式可分为压入法和刻画法两种,一般采用压入法。按加力速度可分为静力试验法和动力试验法两种,其中静力试验法最为普遍,常用的布氏硬度试验、洛氏硬度试验、维氏硬度试验等均属于静力压入试验法。

5）冲击试验

在实际工程机械中,有许多构件常受到冲击载荷的作用,机器设计中应力求避免冲击载荷,但由于结构或运行的特点,冲击载荷难以完全避免,为了了解材料在冲击载荷下的性能,必须进行冲击试验。

6)疲劳试验

疲劳试验用于评估材料或结构在疲劳循环加载条件下的应力或应变循环数。疲劳是指在循环加载条件下,材料某一点处发生局部、永久性损伤逐渐增加的过程。在经历足够的应力或应变循环后,损伤累积可能导致材料产生裂纹,甚至裂纹扩展至完全断裂。当可见裂纹或完全断裂发生时,称之为疲劳破坏。

2. 材料的颗粒粒度分析方法

颗粒分析,又被称为"机械分析",是研究碎屑沉积物中各种颗粒的百分含量和粒度分布的方法。在纳米材料研究中,颗粒的大小和形状对材料性能具有决定性影响。因此,粒度分析在表征和控制纳米材料颗粒大小和形状方面具有重要意义。颗粒的大小和形状是粉体材料最关键的物理特性之一。颗粒大小的表征方法主要有三种:三轴径、定向径和当量径。下面介绍几种主要的颗粒粒度分析方法。

1)直接观察法

直接观察法,又被称为显微镜法,是常用的颗粒粒度测定方法。根据材料颗粒的不同,可以选择使用光学显微镜或电子显微镜。与其他粒度分析方法相比,显微镜法的优势在于能够直接测量粒子本身,而不仅仅是测定与粒子相关的某些性质。操作者可以直接观察粒子的大小、形状、外观和分散情况。对于电子显微镜法,粒度分析可以结合电子显微镜的其他技术,实现对颗粒成分和晶体结构的测定,这是其他粒度分析法所无法实现的。然而,显微镜法可能存在较大的统计误差,一次粒度分析可能无法真实反映颗粒的分布状态,尤其对于在强电子束轰击下不稳定的样品以及制样困难的生物和微乳样品,应用较为困难。

2)筛分法

振动筛分和音波筛分的优点是统计量大、代表性强、价格便宜、操作简单、结果按质量分布。但其缺点是人为因素影响大、重复性差、对非规则形状粒子存在误差、速度慢,且应用范围的下限是粒度为 $3 \mu m$。

3)沉降法

沉降法是一种经典的粉体粒度分布测量方法,它利用不同大小颗粒在液体介质中的沉降速度差异。这一方法包括重力沉降法和离心沉降法。沉降法的优势在于易于测量质量分布、具有代表性、理论基础扎实、不同厂家仪器结果可比性高、价格相对较低。然而,该方法也存在一些缺点,如对小粒子测试速度较慢、重复性差、对非球形粒子误差较大、不适用于混合物料,以及动态范围相对狭窄。传统的重力沉降法通常适用于粒径在 $1\sim 5 \mu m$ 的颗粒,而离心沉降法则能够实现纳米级别的颗粒分离效果。

4)激光粒度分析法

具有不同粒度大小的颗粒在各个角度上会呈现不同的色散光强,通过检测光强信号,可以反演出颗粒群的粒度分布。这种方法主要应用了米氏色散理论和夫琅禾费衍射理论。激光粒度分析法的优势在于具有较大的测量动态范围、较快的测量速度、简便易行的操作,且适用面广泛。然而,该方法的缺点在于无法从根本上确保测量数据的真实性和可靠性。由于光在传播过程中遇到微小颗粒会发生散射,大颗粒的散射角较小,而小颗粒的散射角较大。因此,仪器能接受的散射角越大,测量的下限就越低。

5) 电传感法

该方法的测量原理为,当一个小颗粒通过小孔时,它所产生的电感,即电压脉冲,与颗粒的体积成正比。

6) 电超声分析法

电超声分析法是新兴的粒度分析方法,粒度测量范围为 $5 \sim 100\ \mu m$。其分析原理为:当超声波在样品内部传导时,能在一个宽范围的超声波频率内分析声波的衰减值。通过测得的声波衰减谱,可以计算衰减值与粒度的关系。

7) 电泳法

在电泳法中,带电颗粒在悬浮体系中受到电场作用而发生定向迁移。颗粒迁移率的大小与颗粒粒度有关,通过测量其迁移率可以计算颗粒粒度。

8) 费氏法

费氏法属于稳流状态下的气体透过法。在恒定压力下,空气先透过被测颗粒的堆积体,然后通过可调节的针形阀流向大气。通过测量气体流量和压力变化,可以间接得到颗粒的粒度信息。

9) 质谱法

质谱法的基本原理是测定颗粒的动能与其所带电荷的比率、颗粒速度和电荷数,从而计算出颗粒的质量。进一步结合颗粒形状和密度信息,则可求得颗粒的粒度。

3. 材料的 MRI 兼容性测试方法

磁共振成像(Magnetic Resonance Imaging,MRI)是一种基于人体内氢原子在外部磁场的作用下发生共振的医学影像学技术。自 20 世纪 80 年代应用于临床以来,由于其在空间对比度和组织分辨率方面的卓越性能,以及能够实现多维成像、无电离辐射等优点,迅速发展成为当今医学诊断的最为强大的工具之一。在进行 MRI 检查时,患者必须置身于强大的外部磁场中。然而,对于带有金属植入物的患者,磁场与金属之间的相互作用可能导致患者受伤或金属植入物功能损害。因此,传统观念认为带有金属植入物的患者应禁止进行 MRI 检查。ISO 25539 - 2:2008 标准规定了在 MRI 环境下对位移力、扭矩、伪影和射频致热等四项性能进行测试与评价。这一标准的制定为金属植入物患者接受 MRI 检查提供了具体的性能要求和评估指导。以下是几种常用的测试及分析方法。

1) 磁致位移力的测试

磁致位移力的试验方法主要参考了标准 ASTM F2052 - 21,用于评价血管支架在 MRI 条件下的位移力。简单而言,就是将器械用线垂直悬挂,放置在规定的磁力场中,测量其相对于竖直方向的最大偏移角。如果最大偏移角小于 45°,则可认为该器械由磁场引发的位移力小于其自身的重力。此时,可以假设该器械在 MRI 环境下因位移力引起的风险不会超过该器械在地球重力场作用下日常活动所引发的风险。

2）磁致扭矩的测试

该试验方法主要参考了标准 ASTM F2213 - 17,用于评价血管支架在 MRI 条件下的扭矩（磁致扭矩）。简单而言,MRI 测试系统的静磁场会令器械产生扭转,使器械长轴方向和磁场方向一致。试验中,采用扭摆法来评价使器械扭转的扭矩。具体操作为,先将器械放置在一个通过扭转弹簧悬挂的托盘中,再将整套装置放置在 MRI 测试系统的磁场中心（在此位置上磁场强度是一致的）。之后通过测定托盘从初始位置到平衡位置的扭转角,来计算出磁致扭矩。最终比较测试到的磁致扭矩最大值和最恶劣情况下的重力扭矩（此数值等于器械质量力乘以器械最大线性尺寸）,如果前者小于后者,则可以假设该器械在 MRI 环境下因磁致扭矩引起的风险不会超过该器械在地球重力场作用下日常活动所引发的风险。

3）核磁（共振）成像条件射频致热分析

该试验方法主要参考了标准 ASTM F2182 - 11a,用于评价血管支架在 MRI 条件下的射频致热效应。

在视野中同时存在有植入物和无植入物两种情况时,会生成一对自旋回波图像。通过计算植入物以外区域的参考图像与植入物图像的差值,可以估算图像的伪影。使用自旋回波脉冲序列时,一旦确定最不利的条件,应在相同条件下获取梯度回波序列图像对。

待测植入物放置在被称为 ASTM 人体模型的标准体模材料中。为确保植入物所在位置的良好照射条件,可通过评价局部比吸收率（SAR）值来表征该位置的照射条件。体模材料通常采用由生理盐水和凝胶剂制成的盐水凝胶。温度探针应放置在植入物升温最大的位置。体模应放置在 MRI 系统或能够产生类似射频场的装置中。使用射频场照射大约 15 分钟,或足以反映温度升高和局部 SAR 值特征的其他时间段。所用的射频场应能在体模中产生约 2 W/kg 的全身平均 SAR 值。

测试过程分为两步：第一步,在射频照射的 15 分钟内,使用光纤温度测量探针测量植入物上或附近多个位置的温度升高情况。同时测量参考位置的温度升高情况。第二步,移除植入物,在相同的射频照射条件下,测定与第一步中相同位置的温度升高情况。所有测试可通过适当位置处的固定装置完成。通过探针测量的各处温度,包括参考位置,可以计算局部 SAR 值。参考位置处的局部 SAR 值用于验证第一步和第二步中射频照射条件的一致性。

4）核磁（共振）成像伪影分析

此试验方法主要参考了标准 ASTM F2119 - 07(2013),用于评价血管支架在 MRI 条件下的成像质量。简单而言,在视场中,分别在有器械和无器械的情况下,获取一系列的自旋回波图像。通过比较对照图像和有器械图像中成像边缘到器械边缘的尺寸差异,以此来评估核磁成像伪影情况。一旦确定了伪影最恶劣情况下自旋回波的脉冲序列参数,则在同样的脉冲序列参数条件下,也需要拍摄一对梯度回波图像。

3.2.2　生物医用材料的化学评价试验方法

1. 材料的化学组成分析方法

材料化学组成的表征对于器械及材料的生物学评价至关重要,它直接决定了材料的生物相容性。材料的化学表征主要包括对材料的鉴别以及对存在于材料或成品医疗器械中的化学物质进行定性与定量分析。通过对材料的化学成分进行分析,可以确定由材料所组成的器械是否与上市器械等同;可以评估材料的毒性,为毒理学风险分析者提供足够数据,以进行风险分析,评价器械的安全性;同时,它也可以作为质量控制的一部分,对入厂原料进行把控。以下介绍几种常用的方法。

1) 重量分析法

重量分析法是经典的材料分析方法之一。其原理是将材料中的待测元素通过化学反应转化为可称量的化合物,经过过滤、烘干后,即可准确计算待测元素的含量。当前,重量分析法主要适用于高含量的 Si、S、P、Ag、Cu、Ni 和 Pb 等元素含量的测定。重量分析法便于操作,但需要合理的沉淀和称量才能获得准确的测定结果。

2) 滴定法

滴定法是一种通过两种溶液的相互滴加,并利用显色剂判断反应终点,最终根据化学反应的计量关系来计算待测元素含量的分析方法。根据化学反应机理的差异,滴定法可以分为酸碱滴定法、氧化还原滴定法、沉淀滴定法和络合滴定法。这种分析方法只需要配置相应的玻璃仪器,成本低廉,易于操作。然而,其缺点是只适用于单元素分析,分析周期较长,不适用于微量元素的分析。

3) 目视比色法

目视比色法常用于确定样品中金属元素的含量。常用的目视比色法是标准系列法,通过将样品管与标准系列管的颜色进行比较,判断样品溶液浓度与两标准比色管溶液浓度的大小。目视比色法的主要优点是设备简单和操作简便,但目视观察存在主观误差,准确度相对较低。

4) 紫外-可见吸收光谱法

紫外光区与可见光区的光谱主要是由具有共轭结构的有机物分子的电子跃迁所产生的。因此,紫外-可见吸收光谱法在高分子材料的定性分析、定量分析以及结构鉴定等方面具有重要意义。此外,该方法还可用于金属成分分析,通过重金属与显色剂发生络合反应,形成有色的分子团,其溶液的颜色深浅与浓度成正比。该方法设备简单、适用性广泛,具有较高的准确度和精密度。然而,其缺点在于容易受到其他分子团的干扰,从而影响最终结果的准确性。

5) 红外光谱法

红外光谱法是一种基于分子内部原子间的相对振动和分子转动等信息来确定物质分子结构和鉴别化合物的分析方法。将分子吸收红外光的情况用仪器记录下来,就能得到红外光谱图。红外光谱技术检测方法具有多种优势:检测本身不产生污染;分析速度快,可以实时反馈分析信息;可以实现无损分析,如使用衰减全反射分析技术等可以实现无损快速分析;仪器使用方便,易于维护,价格低廉;红外光谱对样品的适用性相当广泛,固态、液态或气态样品都能应用,无机物、有机物、高分子化合物都可检测。

6)原子吸收光谱法

原子吸收光谱法的基本原理是利用待测元素的纯金属构造空心阴极灯的阴极。这种光源会辐射出具有特征波长的光,经过分光系统寻找并定位在峰值极大位置。此时,吸收池溶液通过原子化器生成待测元素的基态原子,这些基态原子吸收特征波长的光,从而跃迁到激发态。通过分析特征波长光强度的变化,可以推导出金属成分的含量。这一方法能够实现对金属材料中多种微量元素的成分分析,有助于获得更为准确的分析结果。其对微量元素和痕量元素的相对误差可达 0.1%~0.5%,在复杂基体的金属材料分析中表现尤为显著。然而,这种方法的局限性在于每次测试只能分析一种目标元素,且在分析多元素时需要大量样品,同时只适用于液体样品。此外,对金属材料进行化学前处理也是该方法面临的挑战。

7)原子荧光光谱法

原子荧光光谱法是介于原子发射光谱法和原子吸收光谱法之间的光谱分析技术,其原理类似于原子发射光谱技术。该方法通过测量待测元素的原子蒸气在特定频率辐射能激发下所产生的荧光发射强度,来测定待测元素的含量。该方法的优点是灵敏度高,检出限较低;采用高强度光源可进一步降低检出限,有 20 种元素的检出限优于原子吸收光谱;谱线简单,干扰少。

8)原子发射光谱法

原子发射光谱法基于物质中的基态原子在吸收外部能量后,外层电子会发生"低能级—高能级—低能级"的跃迁,多余的能量以相应的谱线释放,形成发射光谱。通过分析发射光谱,可以确定相应元素的种类和含量。目前,利用原子发射光谱法研制的分析仪器包括光电直读光谱仪和电感耦合等离子体原子发射光谱仪。这些仪器共同具有多元素同时分析和短分析周期的优点。

9)气相色谱法

气相色谱法是一种以气体为流动相,以固体吸附剂或涂有固定液的固体载体为固定相的柱色谱分离技术。它是一种效能高、选择性好、灵敏度高、分析速度快的分离分析方法。气相色谱法常用于分析生物材料中溶剂、单体及灭菌剂等的残留。

10)气相色谱-质谱法

气相色谱仪以其高分辨能力分离待测样品中的各组分,接口则把气相色谱流出的各组分送入质谱仪进行检测。气相色谱-质谱法通过质谱谱库可以对样品进行定性分析,定性能力强。一般常用的质谱库有 NIST 库、Wiley 库等。该方法的灵敏度高于气相色谱法。

11)液相色谱法

液相色谱法的分离机理建立在混合物中各组分对两相亲和力的不同基础上。根据所采用的固定相的差异,液相色谱可分为液固色谱、液液色谱和键合相色谱。这种分析方法特别适用于那些沸点较高、具有强极性、热稳定性较差的化合物。液相色谱法常常采用各种检测器,其中包括紫外检测器、示差折光检测器、荧光检测器等。

12）液相色谱-质谱法

液相色谱-质谱法以液相色谱作为分离系统,质谱作为检测系统。液质联用体现了色谱和质谱的优势互补,将色谱对复杂样品的高分离能力与质谱的高选择性、高灵敏度及提供分子量与结构信息的优点结合起来,可以用于生物材料成分分析。

13）差示扫描量热法

差示扫描量热仪是一种在程序控制温度下测量物质与参比物之间功率差与温度关系的仪器。该仪器的应用领域广泛,尤其在材料研发、性能检测和质量控制方面发挥着重要作用。例如,它可用于高分子材料的固化反应温度和热效应测定、物质相变温度及其热效应测定、高分子材料的结晶和熔融温度及其热效应测定,以及高分子材料的玻璃化转变温度等。

14）X 射线衍射法

X 射线衍射法是目前研究晶体结构(如原子或离子及其基团的种类和位置分布,晶胞形状和大小等)最有力的方法之一。它特别适用于晶态物质的物相分析。晶态物质组成元素或基团若不相同,或其结构有差异,则可通过 X 射线衍射法进行有效区分。

15）X 射线光电子能谱法

X 射线光电子能谱法是一种使用电子谱仪测量在 X 射线光子辐照下,样品表面所释放的光电子和俄歇电子的能量分布的技术。通过采集这些电子的能量、角度和强度等信息,该方法能够对材料表面进行定性、定量和结构鉴定,为表面分析提供关键信息。

16）扫描电子显微术

扫描电子显微术利用细聚焦的高能电子束扫描样品,通过电子束与物质间的相互作用来激发各种物理信号,如二次电子、背散射电子等。通过相应的检测器对这些信号进行收集、放大、再成像,以达到对物质微观形貌表征的目的。扫描电子显微镜被广泛应用于各种材料的形态结构、界面状况、损伤机制及材料性能预测等方面的研究。

2. 材料溶出物的分析方法

可沥滤物的表征是材料组分毒性研究的前提,也是医疗器械生物安全性评价的重要组成部分。通过材料浸提试验,采用适当的浸提条件(模拟浸提),确保在成品使用过程中可能释放出的任何组分都能释放到浸提介质中,并对浸提液中的成分进行定性和(或)定量分析,以评估成品的安全性风险。

生物材料常用的浸提方法包括两种：① 极限浸提,这种方法旨在将材料中可提取用于分析的组分提取到最大量,后续浸提测得的浸提物质的量小于首次浸提测得量的10%。在材料性质允许的情况下,这种方法能够最大限度地提取材料中的组分；② 模拟提取,该方法模仿产品实际使用过程,采用适当的媒介和提取方法,可以较好地定量反映采样时人体所承受的化学物质的负荷,特别是在推测靶剂量方面更接近真实情况,包括通过皮肤、呼吸道、肌肉、骨、消化道等多种途径进入人体的毒物及代谢产物。虽然模拟提取的方法更贴近实际情况,但是生物个体并非被动地承受毒物,这些化学物质在体内会发生许多质和量的动态变化,且个体差异较大。因此,在使用模拟提取方法时,必须充分发挥其优势,同时充分考虑其局限性。

3. 材料的降解特性分析方法

生物材料在体内会受到机械力和化学因素的影响,可能会发生降解。在持续应力的作用下,材料会磨损和变形。在体液中离子和其他成分,如蛋白质、酶的作用下,材料也可能发生降解。降解在金属、陶瓷、高分子和复合材料中都可能发生。因此对降解产物的定性与定量评价对材料生物安全性至关重要。

研究材料降解和吸收的主要方法有体外降解试验、体内降解试验、组织和细胞生物学试验。通过对降解过程中材料发生的变化以及降解产物的分析,可以对生物材料的降解过程及机理进行研究和评价。体外降解试验所采用的方法的精确度和准确度应能满足测试要求。如果查阅现有的标准、专论或相关文献后,发现没有适用的方法,则应开发适宜的新方法,并对新方法进行验证和确认。方法确认应包括准确度、精密度、专属性、检出限等要求。

对于高分子材料,可以从外观、力学性能测试、分子量测定、质量失重等方面进行评价。对于陶瓷样品,进行降解试验时测试的指标通常包括比表面积、密度、溶解度、X 射线衍射图谱、样品的元素分析等。金属材料的体内降解主要是腐蚀问题,一般用电化学试验进行研究。

4. 金属材料化学成分分析

化学成分是决定金属质量和性能的关键因素。在关于金属材料的标准中,其化学成分都有明确的规定。目前的金属材料化学成分分析,从样品前处理上可分为干法分析和湿法分析,从分析方法上可分为化学分析法和光谱分析法。前述的原子吸收光谱法、原子荧光光谱法、电感耦合等离子体发射光谱法 (Inductively Coupled Palsma Atomic Emission Spectrometry)、电感耦合等离子体质谱法、X 射线荧光光谱法等均为有效的金属材料化学成分分析方法。

5. 金属材料金相分析技术

金相分析是金属材料试验研究的重要手段之一,主要借助于光学显微镜和电子显微镜来研究金属及合金在不同状态下的组织结构以及各种缺陷的特征,如相的尺寸、形貌、分布及取向关系,晶粒的大小、晶粒间界的尺寸、取向关系、位错、孔洞、裂纹、断口等。金相分析对于金属类产品的质量控制、产品的失效分析具有重要意义。通过金相分析,可以研究金属及合金的组织与其化学成分的关系;可以确定各类合金材料经过不同加工及热处理后的显微组织;可以判别金属材料的质量优劣。

6. 金属材料腐蚀电位分析技术

金属材料是医疗器械中常用的一大类材料,可以用于金属植入物,如支架、骨结合植入物等。金属基生物材料植入体内时,容易受到植入环境的影响而发生腐蚀,导致金属的力学性能降低,使用寿命缩短。测试器械的耐腐蚀性能可以评价金属的耐腐蚀性,对金属材料腐蚀机理进行研究,分析腐蚀产物对人体的风险,探究金属器械的失效原因,进而改进及优化金属材料耐腐蚀工艺等。这对于医疗器械的临床安全性和有效性具有重要意义。

目前有很多方法可以测定金属腐蚀性能。由于绝大多数腐蚀过程的本质是电化学性质的,因此电化学测试在腐蚀及其控制的试验研究中是非常重要的,它是一种评价金属腐蚀性能的通用测试方法,不仅简单方便、灵敏度高,能测出瞬时的腐蚀状况或变化情况,而且是一种原位测量技术,可以直接反映金属电极表面的实际腐蚀情况。

金属腐蚀的电化学测试主要包括:电极电位测试、极化曲线测试、极化电阻测试等。

7. 高分子材料分子量及分子量分布分析技术

分子量及分子量分布均为高分子材料的重要参数。高分子材料的许多性能不仅受到平均分子量的影响,也随分子量分布的宽度和形状而改变。为了兼顾使用性能和加工性能两方面的要求,需对高分子的分子量加以控制。测定聚合物分子量分布是研究和验证聚合和降解动力学的有力工具。

1) 黏度法

在聚合物的分子量测定方法中,黏度法是最常用的方法之一。一定温度下,高分子稀溶液的黏度与其分子量之间呈正相关性,即随着分子量的增大,高分子稀溶液的黏度也增大。通过测定高分子稀溶液黏度随浓度的变化,即可计算出其平均分子量。但黏度法用于测定分子量只是一种相对方法,只有在相同溶剂、相同温度、相同分子性状的情况下才可以用来比较聚合物分子量的大小。

2) 渗透压法

渗透压法测得的分子量是数均分子量,而且是绝对分子量。该法操作简单、快捷且经济,适用于分子量范围是 $10^4 \sim 10^6$ 的聚合物,但是准确度较差,受外界温度影响较大。

3) 端基测定法

线型聚合物具有明确的化学结构,其分子链端带有可供定量化学分析的基团。通过测定链端基团的数量,可以准确确定已知质量样品中的分子链数目。该方法适用于分子量上限约为 10^4 的线型聚合物。所需设备简单,可用于测定渗透压法无法分析的小分子聚合物的分子量。然而,该方法对高分子聚合物结构要求严格,杂质对结果产生较大影响。

4) 超速离心沉降法

采用超速离心沉降法测定蛋白质的分子量是在高离心转速(8 000～20 000 r/min)下进行的。离心开始时,蛋白质分子颗粒开始沉降,经过一段时间后,沉降结果形成了浓度梯度,导致蛋白质分子发生反向扩散运动。当达到平衡时,浓度梯度保持不变。这一方法的试验成本相对较低,设备简便,但受外界影响较大。其中的扩散系数、介质密度及微分比容必须通过试验或其他途径获取,因而操作较为烦琐。

5) 凝胶渗透色谱法

凝胶渗透色谱法是目前应用最广泛的分子量和分子量分布测定方法。凝胶渗透色谱法是一种液相色谱法,当高分子聚合物溶液通过填充有微孔凝胶的柱子时,聚合物的分子或粒子因具有不同的流体力学体积而被分离。该方法操作简便、测定周期短、数据可靠、重复性好。

6) 光散射法

当光束进入介质时,除了入射光方向外,其他方向上也能看见光的现象称为光散射。光散射是由介质内分子热运动引起的光学不均匀性产生的。光散射法是绝对方法,分子量测定范围为 $10^4 \sim 10^7$,得到的是平均分子量。

7) 质谱法

质谱法包括基质辅助激光解吸电离飞行时间质谱法和电喷雾电离质谱法。两种方法均具有灵敏度高、准确性高、样品用量少等优点。前者单电荷峰占主要部分,碎片峰少,非常有利于复杂混合物的分析;后者可以与多种分离技术(如毛细管电泳、高效液相色谱等)联用,是非挥发性、热不稳定性、极性强的复杂化合物的分子量检测方法。

8) 凝胶电泳法

凝胶电泳法测定蛋白质的分子量时,蛋白质的电泳迁移率主要取决于其在一定 pH 条件下所带的净电荷量、分子大小(即分子量)和形状的差异性。该方法具有设备简单、快速灵敏等优点。

3.2.3 生物材料的生物学评价

医疗器械在履行其功能之前,首先要保障其具备生物学上的稳定性,以确保在与生物体的直接或间接接触中不产生有毒、有害或不良的刺激和损伤。因此,任何直接或间接与人体接触的器械或部件在应用于人体之前,都必须经过严格的生物学评价。生物材料和医疗器械的生物学评价主要指的是在进入临床使用之前,对将应用于人体的材料进行定性分析和相关的生物安全信息资料分析。随后,酌情判断是否有必要进行模拟体内状况的体外生物学试验和动物体内试验。通过综合信息和资料的收集、分析及安全性试验评估等过程,最终对该生物材料或器械未来应用于人体的潜在风险性进行评估。生物学评价的目的是预测医疗器械与人体接触可能存在的潜在危险,利用现有的科学技术水平,尽可能提供医疗器械在人体应用时的安全性信息,将不安全的风险降至最低程度。换言之,根据目前的国际标准及其指南,生物材料或医疗器械必须被确定达到人体"可接受"水平后才能进行临床研究和应用,而未来的目标是生物材料和医疗器械逐步达到"安全应用"水平。这里所谓的"可接受"意味着目前人们在使用医疗器械及其生物材料时可能会面临一定的风险,而达到"安全应用"水平则是一个相对概念,代表着要努力把风险控制到理想的、最小限度的追求。因此,生物学评价是医疗器械质量/风险管理体系的重要组成部分,是对生物学风险进行分析与评估的关键过程。

医疗器械生物学评价过程中需要做出一系列的判断。首先是对相关文献和资料的回顾与分析,如果有已经上市的同类产品,在使用的材料、性能、生产过程、加工工艺、灭菌方式、与人体接触的方式上具有相同的特征,那么可以直接出具生物学评价报告。然而,若现有的文献或者资料分析结果无法得出有效结论,则需要进行相关的生物学试验和研究。即使器械上市后,仍需根据搜集的使用情况资料再次进行评价,以弥补前期评价的不足,获取更加完善的资料。因此,生物学评价具有以下几个特征:① 生物学评价是对生物材料或医疗器械的以往信息和现有信息的分析判断,是综合评价能力的应用,可能包含也可能不包含生物学试验,其结论旨在判断该器械在未来应用时是否相对安全或其风险是否可接受;② 生物学评价需要恰当而完善地选择生物学试验项目;③ 生物学试验的质量保证是取得良好生物学试验数据的前提,也是获得准确生物学评价的重要基础;④ 生物学评价不仅限于医疗器械临床应用前,还应贯穿于医疗器械的整个使用生命周期。

1. 生物材料细胞毒性评价技术

细胞毒性评价技术运用体外细胞培养技术,检测医疗器械和/或其浸提液可能对细胞正常功能和生物学行为产生的负面影响,如细胞生长抑制、细胞变异、细胞溶解、细胞死亡等。该技术试验周期相对较短,对毒性物质有较高的敏感性,能低成本、快速筛选批量样品,对试验结果进行定量分析,且具有试验重复性好、操作相对简单、试验方法易标准化、可减少不必要的动物试验等优点,是医疗器械生物学评价体系中一项很重要的评价内容,也是各种用途的医疗器械临床前安全性评价的首选和必选项目。生物材料细胞毒性的表现形式与评价方法多种多样,根据不同生物学终点分类,细胞毒性评价指标包括细胞形态学、细胞膜效应、细胞生长能力、细胞代谢活性、细胞周期与细胞凋亡等。主要评价技术和方法有以下几种。

1) 细胞形态学评价

这是最早发展的细胞损伤定性检测方法之一,当材料导致细胞损伤时,细胞会发生形态学的改变。通过显微镜下观察细胞圆缩、裂解或崩解所占的百分比,可以估算细胞毒性级别。由于该方法主观性相对较大,故常作为辅助或补充的评价方法。

2) 细胞膜效应评价

当细胞受损伤或破坏时,细胞膜通透性会发生改变。通过检测外源物质是否被活细胞摄取或者细胞内相关物质的释放,可评价细胞损伤的程度。

(1) 中性红摄取试验:该试验的检测原理在于,未受损、富有活力的细胞能够摄取中性红染料并将其积累在细胞的溶酶体内。使用中性红染液洗脱剂溶解中性红后,可以利用酶标仪定量检测中性红的含量。通常情况下,活细胞摄入中性红的水平与活细胞的数量成正比。通过比较待测样品组和对照组的细胞相对活性,可以评估材料对细胞的毒性。

(2) 台盼蓝染料排斥试验:该试验是基于活细胞对非透性的外源性染料排斥而拒染的原理。当细胞受损或死亡时,台盼蓝染料可穿透变性的细胞膜进入细胞内与解体的DNA 结合,使细胞着色。通过显微镜观察被台盼蓝染色的死细胞,进行细胞计数,计算死细胞与活细胞的比例,获得计数资料。然而,该方法的缺点是操作过程较费时,计数时可能存在人为因素的干扰,且台盼蓝染料具有潜在的致癌风险。

(3) 琼脂覆盖试验:该试验的原理是基于未受损的细胞可以摄取中性红活性染料并储存于细胞溶酶体内。细胞受损越严重,中性红摄取率越低,细胞染色越浅。该方法是一种间接接触法,用于评估可浸出有毒物质的生物材料或医疗器械。该方法对小分子和水溶性提取物具有高灵敏度,但对大分子或非水溶性提取物灵敏度较低,且在结果评判中可能受到主观因素的敏感性影响。

(4)乳酸脱氢酶试验:乳酸脱氢酶是一种存在于细胞胞浆内的酶,正常时仅存在于细胞胞浆内。当细胞膜受到损伤时,乳酸脱氢酶即释放到细胞外。因此,通过测定进入培养介质中的乳酸脱氢酶的活性,可以检测细胞膜的完整性。乳酸脱氢酶试验操作简单、客观,易检测,无标记过程,且克服了形态学法的主要缺点。

3) 细胞生长能力评价

生物材料本身或其浸提液接触细胞后,在细胞和分子水平上可以定量评价细胞的正常生长能力。

(1)集落形成细胞毒性试验:该试验可用于检测与生物材料作用后的细胞克隆形成能力,通过比较待测样品组和对照组的平板效率来判定材料的细胞毒性。该试验结果与体内试验结果较为接近,也可预测生物材料在体内的长期作用。

(2)DNA 合成率检测试验:通过直接测定有丝分裂细胞的数量来评估材料对细胞增殖的促进或抑制能力,常用的方法包括 5 - 溴脱氧核苷尿嘧啶(BrdU)掺入法和氚标记胸腺嘧啶核苷($3H$ - TdR)掺入法。其中,由于同位素 $3H$ 存在放射性污染和操作复杂等缺点,因此 $3H$ - TdR 掺入法并未得到广泛应用。相比之下,BrdU 掺入法具有较高的灵敏度,但在重复性方面略显不足。

(3)增殖细胞核抗原检测试验:有些抗原仅存在于增殖细胞中,非增殖细胞则缺乏这些抗原。因此,可以使用特异性的单克隆抗体对细胞增殖进行检测。衡量 Ki - 67 蛋白含量的方法是一种快速、可靠、无放射污染的新型细胞增殖率评估方法。

4) 细胞代谢活性评价

通过检测细胞生物代谢活性或生物合成功能的改变,可以定量评价细胞损伤程度。目前常用的细胞代谢活性评价方法主要有 MTT 法、XTT 法、MTS 法、WST 法以及滤膜扩散法。

(1)MTT 法:这是一种用于快速评估细胞增殖和细胞毒性的比色分析方法,适用于测量细胞的代谢或功能。该方法具有操作简便、数据客观的特点,无需使用复杂昂贵的仪器,因此已成为目前应用最广泛的细胞毒性评价方法之一。然而,在测定过程中可能会出现结晶产物影响测定结果的情况,而且其重复性略有不足。

(2)XTT 法:这是在 MTT 法的基础上发展起来的一种方法。XTT 法试验时间短、步骤简便,被认为优于 MTT 法。该方法已广泛用于生物材料的相容性评价。

(3)滤膜扩散法:该方法的原理是通过评价材料对单层细胞琥珀酸脱氢酶活性的影响来检测细胞毒性。滤膜微孔直径约为 $0.45\ \mu m$,因此该方法适合评价毒性成分分子量小的材料的生物相容性,目前也适用于牙科复合树脂等材料的细胞毒性评价。

5) 细胞周期与细胞凋亡评价

细胞周期是指细胞从一次分裂完成开始到下一次分裂结束所经历的整个过程,而细胞凋亡则是维持内环境稳定的基因控制下,细胞自主有序死亡的重要机制之一。检测细胞周期与细胞凋亡的方法有多种,包括形态学检测、流式细胞术(FCM)、DNA降解分析、凋亡细胞膜改变分析、细胞凋亡相关蛋白分析以及细胞凋亡酶学分析等。

采用流式细胞术分析细胞凋亡具有以下优点:① 能够快速、灵敏地测定细胞生物学变化中的多个参数;② 具有良好的重复性和准确的结果;③ 可测定大量细胞($10^4 \sim 10^5$);④ 可直接对活体细胞进行分析,结果真实而客观;⑤ 能够定量检测凋亡细胞数和凋亡指数(AI),并能测定细胞凋亡发生的特定周期时相;⑥ 可以同时测定细胞的增殖率和死亡率;⑦ 利用流式细胞术的荧光激活细胞分选仪(FACS),可以对细胞群体中的某一种或多种细胞进行分选,以进行深入研究。

2. 生物材料刺激评价技术

一般而言,接触人体的生物材料释放的化学物质可能会对皮肤、黏膜或眼睛产生刺激,这种刺激是局部组织反应,可出现特征性炎症表现,如发红和肿胀,并且有时伴有发热和疼痛。医疗器械或生物材料通过释放的化学物质可引起快速或延迟的刺激反应。在特定批次的材料或器械中,化学清洁剂等残留物可能对患者导致意外的刺激反应。

体外皮肤模型的刺激检测法原理是基于刺激性化学物质能通过扩散方式穿透角质层,对角质层下的细胞产生细胞毒性作用。若没有细胞毒性作用或毒性作用微弱,可测定上皮释放的炎症介质数量。

体内刺激试验包括皮肤刺激试验、皮内刺激试验、眼刺激试验、口腔黏膜刺激试验、阴道/阴茎/直肠刺激试验等。

3. 生物材料致敏性评价技术

皮肤致敏试验是通过动物试验来评价医疗器械引发过敏反应的潜能,检测的是免疫介导的对某种物质的皮肤反应,如接触性皮炎、迟发型(Ⅳ型)超敏反应。皮肤致敏试验包括体内动物试验和体外替代试验。体内动物试验方法学相对成熟,灵敏度较高,是各类医疗器械生物学试验中必须评价的项目之一。

1) 豚鼠最大剂量试验

单一化学物质采用豚鼠最大剂量试验,为最敏感的方法之一,通过经皮内注射诱导斑贴激发的方式,将试验材料或其浸提液作用于豚鼠,在规定时间内观察豚鼠激发部位皮肤反应,以评估材料在试验条件下使豚鼠产生皮肤致敏反应的潜能。

2) 豚鼠封闭贴敷试验

利用封闭斑贴诱导的方法,将试验材料或其浸提液施用于豚鼠,然后在指定的时间内观察豚鼠激发部位皮肤的反应,以评估样品是否具有引发迟发型超敏反应的潜能。封闭贴敷试验适用于局部应用产品。

3) 小鼠局部淋巴结试验

在小鼠耳背部局部接触某一试验样品后,通过测定应用部位引流淋巴结内淋巴细胞的增殖程度来检测材料的致敏反应。这是目前作为豚鼠试验的唯一替代试验,但通常仅用于检验单一化学物。

4）鼠耳廓肿胀试验

鼠耳廓肿胀试验是一种通过比较致敏反应的诱导期和发作期来检测迟发型超敏反应的方法,检测终点为定量测定小鼠耳廓肿胀程度。

4. 生物材料全身毒性评价技术

生物材料全身毒性评价涉及将材料或其浸提液在特定时期内引入动物体内,以评估机体吸收毒性物质后可能产生的潜在全身性损害。这类试验包括急性全身毒性试验和重复接触全身毒性试验,后者则分为亚急性、亚慢性和慢性全身毒性试验。

1）急性全身毒性试验

急性全身毒性试验是通过 24 小时内染毒来评估材料或其浸提液的毒性作用,其试验结果可为亚急性、亚慢性和慢性试验的接触剂量提供参考。该试验方法简便、试验周期短、所需动物数量少且成本相对较低。

2）重复接触全身毒性试验

包括亚急性、亚慢性和慢性全身毒性试验。急性毒性通常是以单剂量(有限的接触)的有害反应来显示,而医疗器械与人体接触更多的是反复或持续的接触形式。这可能导致某些化学物质在组织中的蓄积或通过其他机制对生物体产生潜在的危害。只有通过较长期的试验(亚急性、亚慢性、慢性)才能评估这些潜在的反应。这些试验的主要特点包括试验周期相对较长、所需动物数量多、试验要求比较高、耗费大、观察指标多且相对较客观、工作量大等。

5. 生物材料植入术后组织反应评价技术

组织相容性的基本要求是,当医用材料植入人体后,与人体组织、细胞接触时,不能被组织液侵蚀。此外,材料与组织之间应建立一种亲和关系,以确保不产生任何不良反应。在医用材料植入人体的特定部位时,局部组织对异物的反应属于机体的防御性响应,这会导致植入物周围的组织出现白细胞、淋巴细胞和巨噬细胞的聚集,引发不同程度的局部反应。植入试验是通过将材料直接植入动物的皮下、肌肉或骨组织中,经过适当的植入周期,运用组织病理学技术观察和评估植入后试验样品周围组织的反应程度,从而评价材料的组织相容性。

1）软组织植入试验

参照 GB/T 16886.6-2015 的规定,软组织植入试验包括皮下植入试验和肌肉植入试验。选择适宜的试验动物(如大鼠或兔),植入观察期视不同材料临床使用的时间长短而定。

2）骨植入试验

参照 GB/T 16886.6-2015 或 YY/T 0127.4-2009 中的规定,选择家兔或犬为试验动物,通过将材料植入动物适宜部位的骨组织内,评价骨组织对材料的生物反应。

6. 生物材料血液相容性评价技术

血液相容性是指医疗器械或材料与血液接触时,不产生任何临床上的有害反应,如血栓形成、溶血、血小板/白细胞/补体激活和/或其他血液相关的不良事件。血液相容性评

价试验主要检测血液对外源性物质或材料是否产生合乎要求的反应,通常包括以下方面:
① 生物材料与血浆蛋白的相互作用,材料对血浆蛋白的吸附会影响其后续的细胞效应;
② 生物材料与血细胞的相互作用,如生物材料引起的溶血、白细胞活化及血小板黏附和活化情况等。

血液相容性评价试验涉及体外试验、半体内试验和体内试验等类型。在选择试验方案时,应尽量采用与器械在临床应用中与血液接触的几何形态和条件相仿的模型或系统。这些条件包括接触时间、温度、无菌状态和血液流动条件等。器械的预期应用决定了试验条件,如半体内器械最好进行半体内试验,而对于植入器械,则最好采用模拟临床应用条件的动物模型进行体内试验。

1) 体外试验

体外试验是在离体动物或人离体血的情况下,使器械与血液接触,以尽可能模拟血液在体内的环境。在一定时间后,血液成分的变化或材料上的血液成分及数量将被测定。其优势在于试验操作简单、条件易于控制、费用较低且周期短。体外试验适用于筛选外部接入器械或植入物,但对于长期、重复或永久接触的血液-器械相互作用存在一定局限性。

2) 半体内试验

半体内试验相对于体外试验而言,实质上是在活体动物或在心脏手术建立的体外循环中,直接使血液与材料接触。半体内试验适用于半体内器械,如外部接入器械。半体内试验系统用于监测血小板黏附、血栓形成、纤维蛋白原沉积、血栓质量、白细胞黏附、血小板消耗和血小板激活等。与体外试验相比,半体内试验的优势在于使用流动的活体血,避免了由抗凝剂可能引起的干扰,能评估多种材料。然而,其缺点在于试验之间血流条件不一致,不同动物的血液反应不同,可供评价的时间间隔相对较短。

3) 体内试验

体内试验是将材料或器械直接置入动物体内,以观察血栓形成情况,使材料直接暴露于体内血液循环中,从而进行材料或器械的血液相容性评价。适用于体内试验的器械包括血管补片、血管移植物、瓣膜环、心脏瓣膜和辅助循环器械等。与体外试验相比,体内试验的优势在于具有更好的临床相关性、准确性和真实性。然而,与半体内试验相比,体内试验受所使用的动物种属和动物个体间差异的影响较大,同时还需要使用大量试验动物。

7. 生物材料遗传毒性评价技术

遗传毒性试验是使用哺乳动物或非哺乳动物的细胞、细菌、酵母菌、真菌或整体动物进行的一种试验,旨在检测试验样品是否会引起基因突变、染色体结构异常以及其他 DNA 或基因变化。这类试验可用于评估体细胞诱变剂、生殖细胞诱变剂和潜在致癌物的遗传毒性。其目的在于通过一系列试验预测受试物是否具有遗传毒性,从而预先评估受试物的致癌性,以降低其在人群使用中的潜在危害风险。遗传毒性试验主要应用于生物材料,旨在评估人体接触医疗器械或生物材料时的潜在遗传毒性风险。这些试验方法种类繁多,根据试验系统的不同可分为体外试验和体内试验;根据检测方法的针对性,主要分为基因突变试验、染色体损伤试验和 DNA 损伤试验三大类。

1）基因突变试验

（1）细菌回复突变试验：鼠伤寒沙门氏杆菌回复突变试验，又称 Ames 试验，是在有或无代谢活化系统的情况下，通过试验样品诱导组氨酸营养缺陷型鼠伤寒沙门氏杆菌的突变情况，以评价试验材料潜在的致突变性。

（2）小鼠淋巴瘤细胞基因突变试验：小鼠淋巴瘤细胞 TK 基因突变试验，简称小鼠淋巴瘤试验，是一项在国际上广泛采用的遗传毒性致突变常规试验。该试验在有或无代谢活化系统的情况下，通过材料或浸提液诱导小鼠淋巴瘤细胞株基因正向突变，以评价材料潜在的致突变性。

2）染色体损伤试验

（1）体外哺乳动物细胞染色体畸变试验：在有或无代谢活化系统的环境中，进行体外哺乳动物细胞染色体畸变试验。在此试验中，培养细胞与被测试材料接触，并引入中期分裂相阻断剂进行处理，以阻止处于有丝分裂中期的细胞继续分裂。随后，分析中期细胞的染色体畸变情况，以评估材料的潜在致突变性。

（2）体内哺乳动物骨髓细胞微核试验：微核是染色体或染色单体的无着丝点断片或纺锤丝受损伤而丢失的整个染色体，在细胞分裂后期遗留在细胞质中，末期之后单独形成一个或几个规则的次核，包含在子细胞的胞质内，因比主核小，故称微核。微核的形成与染色体损伤有关，可用于检测断裂剂和非整倍体诱发剂。体内哺乳动物骨髓细胞微核试验是通过观察动物骨髓嗜多染红细胞中的微核发生频率，以评价医疗器械/材料及其组分或其浸提液的潜在致突变作用。

3）DNA 损伤试验

（1）单细胞凝胶电泳试验：又被称为彗星试验。此技术不仅能够检测 DNA 的单、双链断裂，还能够察觉不完全修复位点、不稳定的碱基位点、DNA -蛋白质交联以及 DNA -DNA 交联等，是一种在单细胞水平上用于量化检测 DNA 损伤与修复的方法。该方法广泛应用于检测多种与 DNA 单、双链有关的遗传毒性损伤，具有高度灵敏性，每个样本仅需少量细胞。此外，它具有操作流程简便、试验周期短、所需费用较少，且无放射性等优点，适用于各种体内或体外试验。该方法适用于任何可形成单细胞悬浮液的真核细胞。

（2）程序外 DNA 合成试验：正常细胞为了达到增殖的目的，必须按照细胞周期进行正常的生长和分裂。细胞周期分为 G1 期、S 期、G2 期和 M 期，其中 S 期是 DNA 的合成阶段，也称为程序性 DNA 合成。在此过程中，试验的方法涉及将受试物和标记 DNA 合成原料（如 3H -胸苷）加入分离或培养的细胞中，观察在 S 期是否发生了 DNA 合成。通过观察 3H -胸苷的掺入量增加，可以判断受试物是否导致了 DNA 损伤。这种方法的优点在于经济、快速、操作简便，且无需昂贵的设备和复杂的技术。

（3）姐妹染色单体交换（Sister Chromatid Exchange，SCE）试验：姐妹染色单体交换（SCE）试验涉及染色体同源座位上 DNA 复制产物的相互交换，SCE 的发生可能与 DNA 的断裂和重连有关，这可能是 DNA 损伤的迹象。SCE 试验可分为体外试验、体内试验及体内与体外结合试验。

8. 生物材料免疫毒性和免疫原性评价技术

生物材料的免疫原性是指材料能够刺激免疫系统的细胞引起某种抗原特异性免疫应答,包括诱导产生抗体及致敏淋巴细胞的能力。具有这种能力的物质被称为免疫原。生物材料免疫毒性则是指材料对免疫系统的结构或功能产生的不良作用,主要包括慢性炎症反应、免疫抑制、免疫刺激、自身免疫等方面。

免疫毒性试验评价方法一般分为体外试验、半体内试验和动物试验等 3 种方式。然而,由于体外试验无法完全模拟机体整个免疫系统的复杂情况,具有一定的局限性,因此通过在啮齿类动物中进行体内试验的方法来研究和评价材料免疫学效应仍被视为最为重要的方法。下面将从炎症反应、免疫抑制和免疫刺激效应、超敏反应及自身免疫这四个方面对免疫毒理学评价方法进行介绍。

1) 炎症反应

异物植入机体后,与免疫系统的非特异性成分发生相互作用,可以释放炎症因子进而引起局部炎症反应。反应的时间和程度可预示某些不良反应。这部分试验主要是评价材料植入活体组织后机体的症状体征、血液学和血生化指标、植入部位局部反应等方面,这也是评价植入物与机体免疫应答一般状态的重要判定依据。

2) 免疫抑制和免疫刺激效应

免疫抑制是指对免疫应答的抑制作用,可能导致机体对各种感染因子的抵抗力降低,癌症发病率增加。免疫刺激则是指免疫系统的不期望或不适当的抗原特性或非特异性激活,包括不期望的对生物材料的免疫原性反应和佐剂作用。免疫抑制和免疫刺激的检测可分为非功能性和功能性两个层次的检测方案。

非功能性分析的目的是对化学物质的免疫毒性进行初步筛检,检测指标包括体液免疫、细胞免疫和非特异性免疫,具体检测项目有免疫器官质量、大体形态、淋巴细胞数目和(或)细胞亚群分析等。非功能性试验具有易操作、检测迅速的特点,是目前广泛采用的评价方法。

功能性试验则用于评估细胞和/或器官的活性,包括固有性免疫应答和适应性免疫应答的评估。固有性免疫应答主要涉及 NK 细胞活性和巨噬细胞功能的检测,而适应性免疫应答主要关注体液免疫功能和细胞免疫功能的评估。这些试验包括 NK 细胞活性测定、巨噬细胞功能检测、体液免疫功能评估以及细胞免疫功能评估。

3) 超敏反应

超敏反应是异常的、过高的免疫反应或病理性免疫反应,为非保护性效应。与医疗器械相关的超敏反应主要是速发型超敏反应(Ⅰ型)和迟发型超敏反应(Ⅳ型)。具体见前述生物材料的致敏性评价。

4) 自身免疫

自身免疫是自身抗体或 T 细胞对自身组织或细胞抗原的反应,可能导致慢性和消耗性的组织和器官损伤,如系统性红斑狼疮、强直性脊柱炎等。针对自身免疫反应的相关试验,目前还没有非常适用的动物模型用于研究此类疾病。现有的筛选方法包括:检测啮齿类动物中自身免疫疾病倾向的发病频率和比例;利用免疫组织化学法鉴定免疫球蛋白或免疫球蛋白复合物的沉积;测定血清中自身抗体水平的升高;以及采用腘窝淋巴结试验来报告抗原。

9. 生物材料降解与代谢动力学评价技术

生物材料降解指的是由生物环境引起的材料解体,这可以理解为材料在生物体内通过水解、酶解、细胞吞噬等多种方式逐渐解体。其降解产物在体内能被机体吸收、代谢并排出体外,或能参与体内正常新陈代谢而消失。生物降解反应的评价主要关注有潜在可吸收和/或降解特性的生物材料及其降解产物,或者具有释放毒性化合物潜能的材料,评估其在生物降解反应过程中的降解性能及其对生物体局部或全身可能产生的危害,特别是降解产物的毒代动力学及其对生物体的影响。

1)体外降解产物的定性与定量评价

(1)聚合物降解产物的体外定性与定量分析:参照标准 GB/T 16886.13 - 2017 体外降解试验的方法有两种:一种是加速降解试验(即在比生理条件更加恶劣的环境下进行,如偏离生理 pH 值、更高温度、更高的酶浓度等);另一种是实际时间降解试验。

(2)陶瓷降解产物的分析:参照标准 GB/T 16886.14 - 2003,可以选择极限试验或模拟试验。前者是在低 pH 值下观察可能产生的降解产物,作为大多数陶瓷的筛选试验;后者则是模拟体内正常 pH 值下的试验。

(3)金属与合金降解产物的分析:参照标准 GB/T 16886.15 - 2003,应该根据医疗器械的功能选择相应的试验方法。首先,有一个由动电位试验和静电位试验组成的系列试验,其主要目的是测定试验材料的一般电化学行为,并确定电位-电流密度曲线上的某些特定值。动电位试验有助于了解材料的电化学性质,而静电位试验则可用于定性和定量地分析能溶解在电解质中的降解产物。其次,有一个浸泡试验,其主要用途是对试验材料进行化学降解分析。最后,可以利用电感耦合等离子体法(ICP 法)对材料的降解产物进行分析。

(4)细胞毒性评价:通常选用细胞培养液作为浸泡介质,材料浸泡一定时间后将降解液与培养的细胞共培养,以判定降解产物对细胞增殖活力的影响。该方法具有试验周期短、费用低、灵敏度较高且无需使用试验动物的特点,常用作可降解生物材料在研发初期进行的筛选试验。

2)体内降解试验

(1)机体对材料的影响:利用光学显微镜或扫描电子显微镜,观察材料植入前后结构形态的变化及植入材料局部组织超微结构的变化,计算材料植入后的失重百分率。对于某些特殊的材料,必要时还需进行力学测试、分子量测定、热力学性质和机械强度测试等。

(2)材料对机体的影响:包括一般毒理学研究和植入后局部组织反应评价。前者通常采用浸泡不同时间获取的体外浸泡液对合适的动物进行局部刺激性、全身毒性、皮内反应、致敏性、血液相容性、免疫毒性等方面的试验。后者则根据材料的实际使用情况,选择骨、肌肉或皮下组织作为植入部位,至少设计 3 个时间点为试验的观察期,对组织学特性、游离颗粒、纤维形成、无定形胶、微晶体等材料的特征进行评价。

(3)材料降解产物的毒代动力学:根据研究设计,可测定若干动力学参数,包括吸收率、血浆浓度-时间曲线下面积、表观分布容积、最大浓度、最大浓度时间、半衰期、平均驻留时间、消除率和清除率等。

10. 生物材料分子生物学评价技术和进展

生物材料的分子生物学评价是对生物医用材料在分子水平上安全性与有效性的全面评估。这种评价以生物大分子如 DNA、mRNA、蛋白质为基本单位,深入研究生物材料对基因表达的影响过程。以往,生物材料的评价主要集中在细胞和组织水平上,着重观察材料与机体的相互作用。然而,随着新型生物材料和分子生物学技术的迅猛发展,生物材料的组成、形态、用途变得日趋复杂,生物相容性评价已逐渐深入到分子水平。目前,对生物材料的安全性评价需要全面观察其对人体各系统的影响,从细胞水平评估其对细胞数量、形态及分化的影响,并进一步深入到分子水平观察其对细胞 DNA、mRNA 及蛋白质表达水平的影响。通过整体、细胞和分子水平的全面评估,确保生物材料能够安全地应用于人体组织。

分子生物学研究方法主要包括基因水平和蛋白水平两个方面:

(1)基因水平:RNA 印迹是一种评估基因表达的方法,它通过检测 mRNA 表达水平来实现。该技术利用反转录聚合酶链反应(RT - PCR)和实时聚合酶链反应(PCR)来检测细胞与材料相互作用后特定基因的表达情况。RT - PCR 是在一定时间内通过测量 DNA 的增幅量来进行 DNA 定量分析的方法,而实时 PCR 则结合了 RT - PCR,能够用微量的 RNA 在特定时间、细胞或组织内找出特别表达的遗传基因。这两种方法非常灵敏,特别适用于低丰度 mRNA 的检测。

(2)蛋白水平:酶联免疫吸附试验(Enzyme-Linked Immuno Sorbent Assay, ELISA)是一种经典的免疫学试验,通过将可溶性抗原或抗体结合到固相载体上,利用抗原抗体结合进行免疫反应的定性和定量检测。该方法结合了酶反应的高效性和免疫反应的特异性,是研究细胞蛋白表达和分泌的重要分析方法之一。蛋白质印迹法(Western blot)则是一种通过十二烷基硫酸钠-聚丙烯酰胺凝胶电泳分离蛋白质样品,并通过固相载体上的蛋白质或多肽进行免疫反应,最终检测特定蛋白质在细胞或组织中的表达情况的方法。这两种方法可用于检测材料与机体相互作用后细胞或组织中蛋白水平的表达,其中 ELISA 主要用于检测细胞分泌的蛋白,而蛋白质印迹法则用于检测电泳分离的特定蛋白质的表达。

(王利新)

主要参考文献:

巴迪・D. 拉特纳,艾伦・S. 霍夫曼,弗雷德里克・J. 舍恩,等著;顾忠伟,刘伟,俞耀庭,等译校. 生物材料科学:医用材料导论[M].北京:科学出版社,2011.

陈文哲.材料力学性能测试技术的进展与趋势[J].理化检验-物理分册,2010,46:108.

崔福斋.无源医疗器械及医用材料[M].北京:中国医药科技出版社,2010.

桂立丰.机械工程材料测试手册:力学卷[M].沈阳:辽宁科学技术出版社,2001.

国家食品药品监督管理总局.口腔医疗器械生物学评价第2单元:试验方法骨埋植试验:YY/T 0127.4-2009[S].北京:中国标准出版社,2011.

国家食品药品监督管理总局.医疗器械生物学评价 第1部分:风险管理过程中的评价与试验:GB/T 16886.1-2011[S].北京:中国标准出版社,2011.

国家食品药品监督管理总局.医疗器械生物学评价 第6部分:植入后局部反应试验:GB/T 16886.6-2015[S].北京:中国标准出版社,2017.

国家食品药品监督管理总局.医疗器械生物学评价 第13部分:聚合物医疗器械降解产物的定性与定量:GB/T 16886.13-2017[S].北京:中国标准出版社,2018.

国家食品药品监督管理总局.医疗器械生物学评价 第14部分:陶瓷降解产物的定性与定量:GB/T 16886.14-2003[S].北京:中国标准出版社,2003.

国家食品药品监督管理总局.医疗器械生物学评价 第15部分:金属与合金降解产物的定性与定量:GB/T 16886.15-2003[S].北京:中国标准出版社,2003.

胡盛寿,奚廷斐,孔德领,等.医用材料概论[M].北京:人民卫生出版社,2017.

林红赛,王春仁,王志杰,等.生物材料的细胞生物相容性评价方法的研究进展[J].中国医疗器械信息,2011,17:10-21.

鲁连涛,盐泽和章,森井佑一,等.高碳铬轴承钢超长寿命疲劳破坏过程的研究[J].金属学报,2005(10):60-66.

鲁连涛,张卫华.金属材料超高周疲劳研究综述[J].机械强度,2005(3):388-394.

孙皎.口腔生物材料学[M].北京:人民卫生出版社,2011.

徐祖耀,黄本立,鄢国强.材料表征与检测技术手册[M].北京:化学工业出版社,2009.

ASTM. Standard practice for marking medical devices and other items for safety in the magnetic resonance environment:ASTM F2503:2013[S]. West Conshohocken, United States, 2013.

ASTM. Standard test method for evaluation of MR image artifacts from passive implants:ASTM F2119:2013[S]. West Conshohocken, United States, 2013.

ASTM. Standard test method for measurement of magnetically induced displacement force on medical devices in the magnetic resonance environment:ASTM F2052:2014[S]. West Conshohocken, United States, 2014.

ASTM. Standard test method for measurement of magnetically induced torque on medical devices in the magnetic resonance environment:ASTM F2213:2004[S]. West Conshohocken, United States, 2004.

ASTM. Standard test method for measurement of radio frequency induced heating on or near passive implants during magnetic resonance imaging:ASTM F2182:2011a[S]. West Conshohocken, United States, 2011.

USFDA. Use of international standard ISO 10993-1, "biological evaluation of medical devices-Part 1:evaluation and testing within a risk management process"[Z]. MD:FDA, 2013.

第 4 章

生物医用材料分类与应用介绍

4.1　生物医用高分子材料

生物医用材料，通常指直接与生物体及其系统接触并对彼此产生相互影响的功能材料。这些材料按来源可分为天然和人工合成两大类，并在医学诊断、临床治疗等方面具有广泛的应用。生物医用高分子材料指在生物、医学等方面应用的，具有高分子量的特殊功能材料（图 4.1）。由于其优良的物理性能、稳定的化学性质、良好的生物相容性，生物医用高分子材料在生物、医学领域所占比重越来越大。此外，发展新型医疗用高分子材料不仅有助于满足人民的医疗需求，还能打破国外技术的垄断。

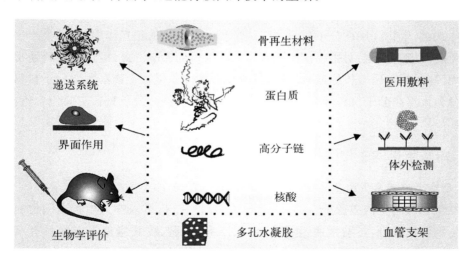

图 4.1　生物医用高分子材料的分类及应用

我国的生物医用高分子材料研究起步较晚，目前 80%～90% 的研究成果仍停留在实验室阶段。然而，值得欣慰的是，早在 2018 年，生物医用材料制造就被国家统计局列为新增战略性新兴产业，主要包括卫生材料和医药用品制造，细分为医用高分子材料及医用耗材。医用高分子材料主要包括软组织修复及整形外科材料、心脑血管系统修复材料、药物控释载体及系统等以体内应用为主的材料，而医用耗材则具体为皮肤掩膜、医用导管、皮肤黏合剂、组织黏合剂、血液净化及吸附材料等以体外应用为主的材料。如表 4.1 所示，全国专利密集型产业在 2019 年的增加值达到了 114 631 亿元,较 2018 年增长 7.0%,占国内生产总值的 11.6%。其中,新材料制造业和医药医疗产业占全国专利密集型产业增加值的 20.9%。这充分表明,生物医用材料以重大技术突破为契机,对经济社会全局起到重大引领及带动作用,是以社会重大及长远发展为基础,建立的知识技术密集型、价值高、潜力大、综合长期效益好的产业。

表 4.1　2019 年全国专利密集型产业增加值数据公告

分 类 名 称	增加值(亿元)	增速(%)	构成(%)
专利密集型产业	114 630.7	7.0	100.0
信息通信技术制造业	23 020.5	6.8	20.1
新装备制造业	34 004.1	3.6	29.7
新材料制造业	13 983.4	−1.0	12.2
医药医疗产业	9 974.3	5.4	8.7
环保产业	2 599.6	7.2	2.3
信息通信技术服务业	22 822.9	17.2	19.9
研发、设计和技术服务业	8 225.9	14.0	7.2

注:1. 增速为报价增长速度,未剔除价格因素;2. 若数据分项合计与总计不等,是由于数据修约误差所致

具体来讲,生物医用高分子材料在应用过程中与生物体相互作用时,不会产生明显的毒性或免疫反应,也不会对生物体的正常功能产生负面影响。此外,这些材料通常能够在生物体内被降解,随后被代谢或排出体外,避免在体内积累。生物医用高分子材料按来源可大致分为天然高分子材料和合成高分子材料,其中天然高分子材料主要包含蛋白质、多糖、核酸等。

4.1.1　常见的生物医用天然高分子材料

1. 天然生物医用蛋白质

天然生物医用蛋白质源于自然,储量丰富、容易获得,可以作为生物医用材料的优秀载体和生物活性成分,在纳米递药系统、组织工程、抗菌、皮肤修复等方面具有广泛的应用,尤其是丝素蛋白、胶原蛋白等。由于具有一定的技术壁垒,因此市场潜力巨大。

1) 天然生物医用蛋白质的特性

天然生物医用蛋白质具有良好的生物相容性、生物活性、可降解性、可调控性和稳定性等特性。这些蛋白质不会引起明显的免疫反应或排斥反应,降低了患者的风险和不适。此外,蛋白质类生物医用材料通常具有促进细胞增殖、抗炎、抗凝血或抗肿瘤等丰富的生物活性,可用于组织修复和治疗。同时,它们具有良好的生物可降解性,避免了材料在体内的积累,减少了潜在的长期毒性。这些优良特性为生物医用蛋白质的临床应用奠定了坚实的基础。

2）天然蛋白质类生物医用材料的制备

天然蛋白质类生物医用材料的制备流程通常包括以下几个步骤：① 蛋白质的提取与纯化：这一步涉及从天然来源中提取蛋白质，并经过一系列分离和纯化操作，以获得理想纯度的蛋白质；② 蛋白质的改性：通过化学修饰或基因工程技术，可以对蛋白质进行改性，以赋予其特定的功能和性能；③ 蛋白质材料的制备：将蛋白质通过纳米技术、3D 打印等先进工艺制备成符合临床要求的生物医用蛋白质材料。

3）天然蛋白质类生物医用材料的应用

随着我国经济的快速发展和大众对新医疗需求的提升，生物医用蛋白质类材料在临床中的应用日益广泛。它们主要涉及药物载体、组织工程支架、抗菌材料等多个领域。

（1）丝素蛋白：丝素蛋白是一种天然高分子纤维蛋白，主要从蚕丝中提取。因其优良的力学性能和生物相容性，被美国食品和药物管理局（FDA）批准为生物材料。丝素蛋白在生物和医药领域引起了广泛关注，可作为药物载体、组织工程基底及抗菌辅料等。关于组织再生及组织工程的内容在第 4.3 节（生物医用再生及组织工程材料）有详细阐述，此处仅作简要介绍。

丝素蛋白具备诸多优点，如易于纯化、灭菌，无需化学交联，可加工性好，生物相容性优良，具有可定制的生物可降解性、低免疫原性和高稳定性等，因此，它已成为备受瞩目的药物递送载体、组织工程材料以及抗菌和创面敷料。静电纺丝技术十分适合用于丝素蛋白纤维载药系统的制备。电纺纳米纤维作为药物输送平台具有多种优势，包括高比表面积、可调的机械性能、高加工性和表面修饰的可能性。在电纺丝素蛋白纳米纤维中掺入多种功能基团以增强其生物活性也是可行的。这些特性及静电纺丝技术的优势为生产用于药物输送的丝素蛋白基纳米纤维提供了广阔机遇。Heesun Hong 等在体外培养体系中，以由甲基丙烯酸缩水甘油酯（Silk-GMA）制成的天然聚合物为墨水，对载软骨细胞 Silk-GMA 的成软骨能力进行了评价。Silk-GMA 水凝胶的体外培养时间长达 4 周，可确保包膜细胞的活力、增殖和向软骨形成的分化（图 4.2）。此外，在兔模型的部分缺损气管实验中，该材料展现出诱导产生新的软骨样组织和上皮的能力，因此在需要软骨再生等机械性能的组织工程领域具有广阔的应用前景。

生物材料的细菌污染对人类健康、特别是对创面恢复构成严重威胁。因此，开发具有抗菌性能和抗感染功能的多功能生物材料一直是生物医学领域的持续目标。丝素蛋白由于其独特的机械性能、生物相容性、可调节的生物降解性和多种材料形式，成为生物医学应用中研究最广泛的天然聚合物之一。在众多创面类型中，糖尿病创面因其慢性、难愈合的特点，成为临床患者常见的并发症之一。伤口愈合过程受到多种因素的影响，包括过度氧化应激、血管生成受阻和细菌感染。传统的治疗方式难以同时针对多个靶点治疗糖尿病创面，导致治疗效果不理想。Gaopeng Guan 等开发了一种具有抗氧化、促血管生成和抗菌功能的多功能锰贴片，用于促进糖尿病创面愈合。该多功能微针（MN）贴片以甲基丙烯酰化丝素蛋白为基础材料，普鲁士蓝纳米酶和血管内皮生长因子被包裹在 MN 贴片的尖端，而多粘菌素则被包裹在 MN 贴片的基础层。基于这些成分的协同特性，这种多功

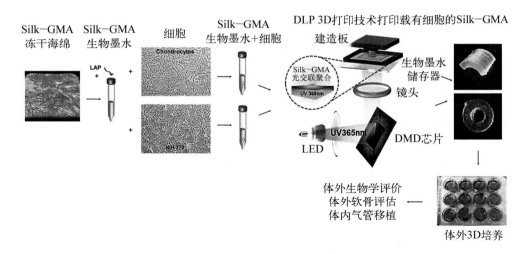

图 4.2　用甲基丙烯酸缩水甘油酯(Silk-GMA)对丝素蛋白(SF)进行甲基丙烯酸基化,并用数字光处理 3D 打印机对软骨细胞进行生物打印

能锰贴片展现出优异的生物相容性、药物缓释、促血管生成、抗氧化和抗菌特性,为加速糖尿病伤口愈合提供了一种潜在的治疗方法(图 4.3)。全层创面的无瘢痕皮肤再生一直是皮肤组织工程中的另一个挑战。Qiusheng Wang 等通过模拟细胞外基质的化学成分和生物物理纳米结构,设计了一种新型的生物活性支架。该支架通过引入透明质酸(HA)和天然丝素蛋白纳米纤维(SNF),采用冻干法制备了孔隙率(～92.5%)、吸水率(～96%)和溶胀率(～90%)较高的丝素蛋白纳米纤维支架。在体外实验中,将人脐静脉内皮细胞植入具有纳米结构的支架中,结果表明该支架具有较好的细胞相容性,支持细胞的扩散、增殖和分化。体内实验表明,SNF 复合支架在裸鼠全层皮肤缺损修复过程中,不仅能加速创面愈合,还能以纳米纤维为模板调节胶原排列,抑制瘢痕形成。这为探索具有生物活性的

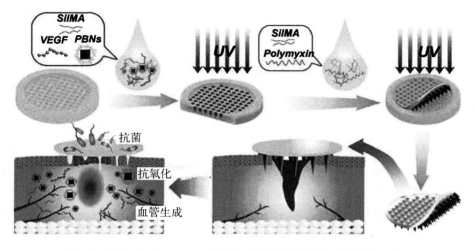

图 4.3　MN‐PBNs‐VEGF 贴片促进糖尿病创面愈合的制备及应用

SF 基支架材料用于新型创面敷料和人工皮肤提供了有益的策略。丝素蛋白还可以与其他生物材料结合,如壳聚糖或微 RNA 结合的氧化铈纳米颗粒,对改善伤口愈合具有协同作用。此外,丝素蛋白在可穿戴电子器件、健康监测、医用水凝胶等领域也展现出广泛的应用前景。

(2)胶原蛋白:胶原蛋白是动物体内含量最多的蛋白质,这种纤维结构蛋白由三个平行的左旋脯氨酸Ⅱ型螺旋组成。胶原蛋白的三螺旋结构及其稳定的理化基础表明,立体电子效应和预组织在这种稳定性中起着关键作用。Ⅰ型胶原的纤维结构——原型胶原原纤维,已被详细揭示。人工胶原原纤维具有天然胶原原纤维的一些特性,现在可以通过化学合成和自组装技术获得。对天然胶原纤维力学和结构特性的深入研究将指导人工胶原材料在生物医学领域的发展和应用。基于此,A. LEE 等报道了一项关于胶原蛋白 3D 生物打印的工作,他们利用悬浮水凝胶的自由可逆嵌入(FRESH)技术,从毛细血管到完整的器官,设计了人类心脏的各种组成部分。该多孔凝胶由 pH 驱动,可提供 20 μm 的分辨率,为细胞的快速浸润和微血管形成创造了良好条件。此外,他们还发现,由 FRESH 3D 生物打印的人心肌细胞心室在收缩高峰时表现出同步收缩、定向动作电位传播和壁增厚达 14%,并能够通过显微计算机断层扫描(Computer Tomography,CT)准确地再现患者特定的解剖结构。

(3)人血白蛋白:白蛋白是血浆中含量最丰富的蛋白质,具有生物相容性好、可生物降解、无毒和低免疫原性等优点,能制备成纳米载体而广泛应用于药物递送。Peters 于 1985 年首次对血清白蛋白的结构、分子遗传学以及代谢等方面进行了详细阐述。白蛋白具有良好的亲水性、拥有大量的二硫键,并具有局部疏水区域,易于通过氨基和羧基进行改性。因此,可制备尺寸可控、交联型白蛋白载体,以扩大白蛋白对于各种药物的负载能力,增强对药物的保护,实现从局部到静脉注射的药物长循环、特异性靶向应用。2021年,力品药业的"注射用全氟丙烷人血白蛋白微球"正式上市,并于当年进入国家医保目录,这极大地推动了白蛋白的应用。

生物医用蛋白质展现出多样的应用潜力,但仍面临稳定性、生产成本等问题。因此,未来的研究需从以下方面改进:① 进一步发展蛋白质工程技术,设计和合成具有特定功能的蛋白质材料,以实现更精准的药物递送和组织工程应用;② 开发具有多种功能的蛋白质材料,如同时具备药物递送和生物成分释放功能的复合材料,以满足不同治疗需求;③ 利用纳米技术手段,制备蛋白质纳米颗粒和纳米水凝胶等纳米级蛋白质材料,以提高药物递送效率和生物相容性。

2. 天然生物医用多糖

天然生物医用多糖是从天然来源中提取或合成的一类高分子材料,具有和天然蛋白相似的诸多优点,在生物医学领域得到广泛应用。除了天然高分子所具有的生物相容性、生物活性、可降解性外,生物医用天然多糖一般还具备水溶性及一定的成胶性,这使得它们易于制备成水溶液或凝胶形式,便于在生物体内应用。此外,天然多糖种类繁多、储量丰富,有植物、动物、微生物等不同来源。相较于天然医用蛋白质材料和合成高分子材料,天然多糖通常具有较低的成本,这使得它们在生物医学领域中有着广泛的应用前景。

1）天然多糖类生物医用材料的制备

生物医用天然多糖的应用流程通常包括以下步骤：① 天然多糖的提取与纯化：从天然来源中提取多糖，然后通过多级纯化步骤，去除其他杂质，以获得高纯度的天然多糖；② 多糖结构和性质分析：对提取得到的天然多糖进行结构和性质的分析，以了解其分子结构、分子量、糖组分等信息；③ 多糖的改性：根据特定应用的需求，通过物理化学方法或生物技术手段对天然多糖进行改性，以调整其溶解性、凝胶形成能力、生物活性等特性，使其适应不同的应用需求。

2）天然生物医用多糖的临床应用

改性后的天然多糖在生物医学领域具有广泛的应用，包括但不限于以下几个方面：① 药物递送：通过将药物与改性后的多糖结合，形成药物载体，实现靶向递送药物至特定组织或细胞，从而提高药物疗效，降低副作用；② 组织工程：利用改性后的多糖构建三维支架或凝胶，为细胞提供生长和分化的支持，可应用于组织修复和再生；③ 伤口愈合：将改性后的多糖作为伤口敷料或用于药物递送及释放系统，促进伤口愈合，降低感染风险；④ 免疫调节：天然多糖可以调节免疫系统，增强机体免疫对肿瘤的识别和攻击能力。

（1）壳聚糖：壳聚糖作为一种碱性多糖，具有良好的生物相容性、生物可降解性、抗菌性和无毒性等特点，在生物医学领域得到了广泛的研究和应用。相比其他多糖聚合物，壳聚糖的结构易于进行化学修饰，特别是在 C2 位，通过接枝不同基团，赋予了壳聚糖不同的特性和生物活性。

针对壳聚糖水溶性差的特点，一般通过烷基化、酰胺化、醚化、接枝、季铵化等手段进行改进。同时，化学修饰还能改善其表面活性、抗菌能力和可降解性等性能。季铵化壳聚糖能作为免疫增强剂，通过激活 Toll 样受体激活机体免疫，从而诱导炎性细胞因子的产生。此外，季铵化壳聚糖还可以作为二联疫苗的制备辅料，具有生物相容性好、毒性低、效果好的特点。具有 pH 敏感性和生物相容性的壳聚糖可用于制备壳聚糖纳米颗粒稳定的酸洗乳。纳米颗粒稳定皮克林乳剂（CSPE）的灵活性使其在与细胞膜接触时产生应力变形，模仿天然病原体的可变形性，并促使其被细胞有效吸收。在溶酶体的酸性环境中，壳聚糖分子的氨基被质子化，水溶性增加。CSPE 从颗粒稳定转变为聚合物链稳定，其随后的膨胀和质子积聚导致溶酶体破裂。评价 CSPE 作为佐剂的实验结果表明，CSPE 可以有效装载抗原，促进内吞作用和抗原交叉呈递，在注射部位招募抗原呈递细胞，促进 T 细胞活化，增强体液和细胞免疫反应。在 E. G7 - OVA 淋巴瘤和 B16 - MUC1 黑色素瘤的预防和治疗模型中，CSPE 显著抑制肿瘤生长，延长了小鼠生存期。

此外，通过将壳聚糖溶解于离子液体中，在 −20℃下冷冻过夜，然后在室温下与清水交换溶剂，可改善其水溶性。采用溶液浇铸和风干法可制备载药壳聚糖膜。将抗青光眼药物酒石酸溴莫尼定（BT）溶解于白水基溶液中，制备负载 BT 的壳聚糖膜，即壳聚糖-BT 膜。所得薄膜透明、结构稳定、粘接性好。微尺寸的抗青光眼 BT 药物晶体在壳聚糖膜中形成并分散良好。壳聚糖-BT 膜使 BT 具有较高的角膜渗透性和快速的药物释放动力学，可用于潜在的眼部药物递送。

壳聚糖还可以用于解决 siRNA 细胞内摄取和酶降解不良的问题。Wei Wei 等设计了一种针对端粒酶逆转录酶 siRNA 的口服递送系统，该系统使用 N-[(2-羟基-3-三甲基铵)丙基]壳聚糖氯化物（HTCC）纳米颗粒（HNP）。HNP 的多孔结构和正电荷增加了 siRNA 的包封效率。HTCC 外壳不仅可以保护 siRNA 免受酶降解，还能提高 siRNA 在肠道中的通透性。体内和体外实验证明，HNP 可以有效地将 siRNA 递送到病变部位，并进一步进入肿瘤细胞。作者在确认 HNP：siRNA 具有抗肿瘤活性的基础上，将疏水化疗药物紫杉醇（Paclitaxel，PTX）包封到 HNP 中，形成"二合一"纳米复合物（HNP：siRNA/PTX），并证明了 HNP：siRNA/PTX 可以同时将 siRNA 和 PTX 运送到肿瘤细胞中，增加药物浓度，特别是在肿瘤抑制方面比传统的鸡尾酒疗法更有效。这些结果表明，HNP 作为 siRNA 和化疗药物的强大递送系统，在人类癌症治疗中具有广阔的应用前景。

（2）海藻酸和明胶：海藻酸是另一种被广泛研究的天然多糖，具有多种应用。天然多糖可以用于构建三维支架，为细胞提供生长和分化的支持。其中，海藻酸钙是一种来源于海藻的多糖，它可以被制备成三维多孔支架，特别适用于骨组织工程。这种海藻酸钙支架具有类似骨骼结构的孔隙和结构，有利于骨细胞的附着和增殖，进而促进骨组织的再生。此外，生物医用海藻糖还可用于血管工程，即构建新的血管组织。例如，海藻酸钙与内皮细胞和平滑肌细胞相结合，能形成仿生的血管支架，有望应用于心血管疾病的治疗。

生物医用多糖在组织工程中能模拟组织的生理结构和功能。以明胶为例，这是一种来源于动物结缔组织的多糖，在软骨和皮肤组织工程中应用广泛。明胶可以形成生物相容性和生物活性的凝胶，为细胞提供支持，并在组织再生过程中发挥重要作用。同时，明胶还可被用于皮肤组织工程，促进皮肤伤口的修复和再生。此外，壳聚糖、海藻酸钠和明胶等多糖凝胶可用于制备生物医用敷料，以促进创面愈合、预防感染，并加速皮肤的修复过程。天然多糖还可以用于辅助肿瘤治疗。例如，一些多糖被用于制备辅助性的敷料，用于创面修复和预防感染，从而提高肿瘤手术的成功率和患者康复率。

尽管生物医用天然多糖已经取得了显著进展，但在肿瘤治疗、组织工程等方面仍然面临一些挑战，如材料稳定性、药物负荷量、肿瘤渗透、机械性能的调控和组织成熟度等问题。这些问题需要进一步的研究和改进。

3. 核酸

1）生物医用核酸的特性

生物医用核酸是一类应用于生物医学领域的核酸分子，包括脱氧核糖核酸（Deoxyribo Nucleic Acid，DNA）和核糖核酸（Ribo Nucleic Acid，RNA）。它们首先是遗传信息携带者且具有多样性，包括不同类型的 DNA 和 RNA 分子，如单链 DNA、双链 DNA、mRNA、tRNA、rRNA 等，它们在细胞生物学和分子生物学中具有不同的功能。同时，核酸具有碱基互补配对的特性，并能作为药物靶点用于多种疾病的治疗。此外，在一些疾病类型中，核酸本身也可作为抗原被免疫识别，可作为疫苗使用。

2）生物医用核酸的应用

生物医用核酸在临床应用中发挥着重要作用，涵盖了诊断、治疗和预防等多个方面。

核酸技术在分子诊断、基因治疗、基因编辑、疫苗制备、分子靶向治疗、新药研发等方面应用广泛。核酸作为生物高分子,其本身就具有一定的功能,在各种疾病如遗传性疾病、癌症、病毒感染、神经退行性疾病、感染性疾病等的治疗中应用广泛。随着技术的发展,核酸作为生物医用材料在众多领域取得了新的进展,如水凝胶、DNA 折纸、DNA 纳米颗粒等,这些新的核酸聚集态形式进一步拓展了其应用。

(1) DNA 折纸:生物医用核酸在 DNA 折纸方面的应用是一项新颖且具有潜力的研究领域。DNA 折纸技术是一种利用 DNA 分子作为"模板"来组装和折叠纳米结构的技术,通过合理设计 DNA 序列,可以精确控制 DNA 纳米结构的形状和尺寸。这项技术为生物医学和纳米医学领域带来了新的技术手段。

① 药物递送系统:DNA 折纸技术可以用于构建药物递送系统,将药物载体精确地装载到 DNA 纳米结构中,并利用 DNA 分子的自组装能力,实现药物的精确释放。这种药物靶向递送系统可以提高药物递送效率,减少对正常组织的损伤。

② 分子诊断和生物传感器:通过合理设计 DNA 折纸结构,可以构建高度特异性的生物传感器。这些传感器可以通过识别目标分子的特定序列或结构,实现高灵敏度和高选择性的分子诊断,例如检测病原体、疾病标志物等。

③ 组织工程和再生医学:DNA 折纸技术可以用于构建三维生物组织结构。通过将细胞和生物医用核酸材料结合,进行 DNA 折纸,可以制备出具有特定结构和功能的生物材料,用于组织工程和再生医学研究,如修复受损组织和器官。

④ 生物传感和控制:DNA 折纸结构本身可以作为生物传感器或生物计算器,用于感知生物体内环境的变化并做出相应的反应。这些结构可以响应生物体内的特定信号,如pH 值、温度、离子浓度等,从而实现智能化的生物医学应用。

⑤ 癌症治疗:DNA 折纸技术也被应用于癌症治疗研究。通过合理设计 DNA 折纸结构,可以实现对癌细胞的高度特异性识别,并将药物或治疗基因送入癌细胞内,实现靶向治疗,降低对正常细胞的损伤。

(2) DNA 水凝胶:DNA 水凝胶是一种利用 DNA 分子的自组装性质形成的凝胶材料。它是一种三维网状结构,由 DNA 分子通过碱基互补配对相互连接而成。DNA 水凝胶具有许多优点,如高度可控性、生物相容性和生物可降解性,使其在生物医学、组织工程等领域具有广泛的应用潜力。

DNA 水凝胶的制备通常涉及以下步骤:

① DNA 设计:根据所需的凝胶结构和功能,合理设计 DNA 分子的序列。DNA 分子通常由双链 DNA 片段和单链 DNA 片段组成,其中单链 DNA 片段作为连接部分,在凝胶形成时通过碱基互补配对与其他 DNA 分子相互连接。

② DNA 合成:先合成设计好的长序列 DNA 片段。现代 DNA 合成技术使得合成长序列的 DNA 成为可能,从而为定制化设计 DNA 水凝胶提供了可能。

③ DNA 水凝胶形成:将 DNA 片段在适当的条件下混合,促使它们通过碱基互补配对进行自组装,形成 DNA 水凝胶。该水凝胶的形成取决于 DNA 分子之间的配对和相互

连接，因此可以通过调整 DNA 的序列来控制凝胶的形状、大小和稳定性。

生物医用核酸在 DNA 水凝胶方面的应用是一项具有潜力的研究领域，以下是一些生物医用核酸在 DNA 水凝胶方面的应用：

① 药物递送系统：DNA 水凝胶可以用作药物递送系统的载体。通过将药物包裹在 DNA 水凝胶中，可以实现药物的缓慢释放和靶向递送。由于 DNA 水凝胶具有良好的生物相容性和可控性，可以有效地减少药物在体内的副作用，提高药物疗效。

② 人工组织和生物打印：DNA 水凝胶可以用于生物打印和组织工程领域。通过将细胞和生物医用核酸材料相结合，制备具有特定结构和功能的生物材料，用于修复和再生组织。DNA 水凝胶作为支架可以为细胞提供良好的生长环境，促进组织的生长和再生。

③ 3D 细胞培养和组织模型：DNA 水凝胶也可用于 3D 细胞培养和组织模型的构建。3D 细胞培养可以更好地模拟生物体内的复杂环境，为药物筛选和疾病研究提供更真实的模型。

④ 组织修复和再生：DNA 水凝胶还可以在组织修复和再生中发挥重要作用。通过合理设计 DNA 水凝胶结构，可以实现对损伤组织的准确修复和再生，促进受损组织的愈合。

⑤ 生物传感和检测：DNA 水凝胶具有高度可控的结构和特异性的分子识别能力，可以用于生物传感器和生物检测器。通过在 DNA 水凝胶中引入特定的探针，可以实现对特定生物分子的敏感检测，例如检测病原体、疾病标志物等。

生物医用核酸在 DNA 水凝胶方面具有巨大的开发潜力和应用前景。虽然仍需进一步研究和开发，但 DNA 水凝胶技术为生物医学和组织工程领域带来了新的创新和可能性，为未来的医学研究和治疗提供了新的方向。

（3）DNA 纳米颗粒：DNA 纳米颗粒是利用 DNA 分子自组装形成的纳米级颗粒，其形状和结构可以根据设计的 DNA 序列进行精确控制，在生物医学领域具有很大的应用潜力。DNA 纳米颗粒无需复杂的化学合成过程，利用 DNA 分子之间的碱基互补配对和自组装能力形成纳米颗粒。通过合理设计 DNA 序列，可以精确控制 DNA 纳米颗粒的表面功能。由于 DNA 是生物体内普遍存在的分子，因此 DNA 纳米颗粒通常具有良好的生物相容性和生物可降解性。可作为载体，携带药物、蛋白质等生物活性物质，实现靶向药物递送及可控释放。

① 药物递送：DNA 纳米颗粒可以用作药物的载体，通过将药物包裹在 DNA 纳米颗粒中，实现药物的靶向递送和可控释放，提高药物的疗效，其自身也可发挥生物学功能进行基因治疗，从而发挥双重作用。

② 生物传感和检测：DNA 纳米颗粒具有特异性的分子识别能力（如适配体等），可以用于生物传感器和生物检测器，以检测病原体、疾病标志物等。

③ 基因治疗：DNA 纳米颗粒可以作为基因递送的载体，将特定的基因导入细胞中，实现基因治疗和基因编辑。

④ 纳米材料：DNA 纳米颗粒在纳米技术领域也有广泛应用，可以用作纳米传感器、

纳米反应器等。

⑤ 生物组装：DNA 纳米颗粒可以用于生物组装，通过自组装形成复杂的生物结构，如 DNA 纳米结构阵列、DNA 纳米机器人等。

DNA 纳米颗粒的研究和应用为纳米技术和生物医学领域带来了新的发展前景和应用可能性。然而，DNA 纳米颗粒尚需进一步的研究、开发和评估，解决一些挑战，如稳定性、递送效率、安全性等，以实现其广泛的应用。随着科学技术的不断进步，相信 DNA 纳米颗粒将在未来展现更多的潜力和应用场景。

4.1.2 常见的生物医用合成高分子材料

生物医用合成高分子材料指的是通过化学合成或改性的方法制备，用于疾病的诊断、治疗、组织修复或替换的高分子材料。这些材料通常具有良好的生物相容性、生物可降解性以及可调控的物理和化学特性，使其在生物医学领域具有广泛的应用。

1. 聚乳酸-羟基乙酸

聚乳酸-羟基乙酸（PLGA）是目前应用最为广泛的生物医用高分子材料之一，一般通过丙交酯（LA）和乙交酯（GA）的开环共聚合成。在应用中，可根据对材料降解速度的不同要求，调节 LA/GA 的聚合比例。PLGA 具有良好的生物相容性和生物可降解性，同时还具有优良的机械加工性能，已被 FDA 批准用于生物医学应用。PLGA 的降解产物是乳酸和羟基乙酸，在体内经细胞进一步代谢降解为无毒的二氧化碳和水，由于其术后可被身体完全吸收，最初被用作医用缝合材料，现已广泛应用于制药、生物医学等领域。

PLGA 的分子量及 LA/GA 比例会影响其物理化学特性，这对制备工艺的选择及不同应用领域的材料设计至关重要。PLGA 易溶于常见的有机溶剂，增加 GA 比例可提高材料亲水性，降低其在氯仿等溶剂中的溶解度。PLGA 的玻璃化转变温度（Tg）与 GA 的含量成反比，与聚合物分子量成正比。PLGA 的生物可降解性除了与聚合物分子量、降解环境和加工形态、结构有关外，主要受 LA/GA 比例影响。聚合物亲水性增加，降解过程中水更容易渗透到聚合物基质，加快范德华力和氢键的破坏，因此，GA 比例增加，降解速率提高。当 LA/GA 比例为 50/50 时，降解速率最快。

PLGA 作为理想载体用于制备运输生物大分子、小分子药物的纳米粒、微球，在药物控释和实现靶向给药方面具有广阔的应用前景。目前，已有 20 多种 PLGA 基生物可降解微球获准在市场上使用，其中许多正处于研发或临床试验阶段。利用 3D 打印、静电纺丝、压缩成型、乳化蒸发等技术，可将 PLGA 制成支架、微球/纳米粒、水凝胶，用于骨组织再生、皮肤移植。

1）药物缓释

PLGA 是目前开发最成功的生物可降解生物医用高分子之一。PLGA 纳米颗粒部分通过胞饮作用和网格蛋白介导的内吞作用在细胞中内化。PLGA 纳米颗粒在孵育 10 分钟内迅速逃离溶酶体并进入细胞质。这促进了纳米颗粒与囊泡膜的相互作用，在溶酶体中具有质子海绵效应，从而导致纳米颗粒逃逸到细胞质中。在用于制备纳米聚合物的不同高分子中,PLGA 因其极具吸引力的性能在生物医学领域提供了很多可能性:① 生物可降解性和生物相容性;② 用于 FDA 和欧洲药品管理局批准的肠外给药系统;③ 适用于各种类型的药物的配制和生产,例如亲水性或疏水性小分子或大分子;④ PLGA 可以保护药物不被降解;⑤ 所递送药物缓释的可能性;⑥ 改造 PLGA 表面特性,以提供体内长循环特性及与生物系统更好的相互作用;⑦ 通过改造,赋予纳米颗粒靶向特性。因此,以PLGA 为载体来设计纳米颗粒可作为如疫苗接种、癌症、炎症和其他疾病的药物递送系统(图 4.4)。

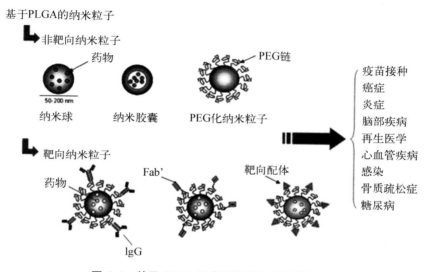

图 4.4　基于 PLGA 纳米颗粒的生物医学应用

2) 疫苗递送

PLGA 微球可以用于疫苗的递送。将疫苗包裹在 PLGA 微球中,可以提高疫苗的稳定性,并实现对抗原的持续释放。纳米递送系统可以增强抗原呈递细胞(APC)对抗原或佐剂的摄取,并且与可溶对应物相比,具有更好的免疫应答。除了 APC 的高摄取率外,基于纳米技术的疫苗和癌症免疫疗法,特别是基于 PLGA 纳米颗粒的疫苗和癌症免疫疗法,能靶向免疫系统、延长释放时间、降低耐受、重塑免疫微环境等。

3) 组织工程及骨再生

PLGA 支架被广泛应用于组织工程领域。通过将细胞和生物医用高分子材料结合,可以制造出具有特定结构和功能的生物材料,用于修复和再生组织。其中纳米纤维结构更类似于天然骨细胞外基质,并能给培养细胞带来额外的刺激,促进骨再生,同时随着组织的再生被吸收、降解。如透明质酸接枝的 PLGA(PLGA - HA)可用于制备三维多孔支架、水凝胶等,在保证了材料强度的前提下达到了促进细胞增殖、促进骨修复的目的。

除此之外,PLGA 还可用于以下场景。

缝合线:PLGA 缝合线具有良好的生物可降解性,用于手术和伤口缝合。与传统的缝合线相比,PLGA 缝合线可以减少对组织的创伤,甚至可以起到促进血管再生的作用,并避免二次手术取出线的不便。

生物成像：PLGA 纳米颗粒还可用于生物成像，如荧光成像和磁共振成像。通过在 PLGA 纳米颗粒中引入成像探针，可以实现对生物体内目标的高灵敏度和高分辨率成像。

组织黏合剂：PLGA 被用于制备生物可降解的组织黏合剂。这些黏合剂可以在手术中用于黏合组织，促进伤口愈合。

骨修复：PLGA 支架也被用于骨修复和再生医学领域。它可以作为骨支架用于支撑狭窄的血管，并逐渐被生物体吸收，避免了长期留置支架可能带来的并发症。

2. 聚己内酯

聚己内酯(PCL)是一种半晶型高分子聚合物，其分子量范围在 7 万～80 万，熔点介于 59～64℃之间，易溶于大多数有机溶剂。由于其分子主链含有连续的脂肪基团，因此 PCL 具有较好的韧性，易于加工。此外，PCL 还具有优异的生物相容性和生物可降解性。然而，由于其初始强度高(30 MPa)，在体内降解速率缓慢。在适宜的生物降解条件下，PCL 的降解时间为 12～18 个月，降解产物无生物毒性，可通过新陈代谢排出体外。PCL 已获得 FDA 批准用于临床骨修复和软骨修复，其在药物控释材料、手术缝合线以及骨骼、神经、皮肤等组织工程方面的应用已经比较成熟。

（1）组织工程：PCL 被广泛用于组织工程领域。可以用于制备支架、膜等生物医用材料，用于修复和再生组织，如骨组织、软骨组织和神经组织等。

（2）药物缓释载体：PCL 可以用作药物缓释载体。药物可以被包裹在 PCL 微球或纳米颗粒中，通过调节 PCL 的降解速率以调控药物的释放速度，实现药物的缓慢释放和持续性作用。

（3）人工血管和血管支架：得益于 PCL 的可塑性和生物可降解性，它常被用于制备人工血管和血管支架，用于血管修复和再生医学领域。

（4）纳米颗粒和纳米材料：PCL 可以用于制备纳米颗粒和纳米材料，用于生物成像、药物递送等应用。

（5）缝合线和缝合钉：PCL 的可降解性使其成为优选的缝合线和缝合钉材料。它可以用于手术和伤口缝合，可通过调节降解时间来选择。

（6）美容医学：PCL 在美容医学中也有应用，例如可用于软组织填充和整容手术。

3. 聚乙二醇

聚乙二醇(PEG)又称聚乙二醇醚，合成简单，溶解范围较广。随着分子量的逐渐增大，PEG 表现出从黏稠液体到蜡状固体的物理性质的转变。PEG 无色无味且无毒无刺激，能在体内被外排而不产生任何毒副作用，生物相容性优异。PEG 可修饰其他小分子或聚合物，赋予合成物新的优良性质，比如靶向性、抗凝血性、抗巨噬细胞吞噬等特性。PEG 修饰能够提升纳米颗粒在体内的稳定性并发挥缓释效应，在生物医药领域的应用广泛。

（1）药物递送：PEG 是一种常用的药物递送增效剂和药物缓释载体。通过与药物结合或包裹药物，PEG 可以增加药物在体内的循环时间，延长药物的半衰期，提高药物的稳定性,并提升药物的生物利用度。此外,PEG还可以提高药物的水溶性,从而增加药物的溶解度和生物可用性。

（2）抗体药物连接：PEG可以用作抗体药物连接的连接剂。通过将PEG与抗体或其他生物活性分子连接,可以实现药物的靶向递送,提高药物在肿瘤细胞或其他靶位点的富集程度,从而提高药物的疗效并减少对健康组织的损伤。

（3）生物成像：PEG修饰的纳米颗粒或磁性纳米颗粒可用于生物成像,如磁共振成像、荧光成像等。PEG的存在可以增加纳米颗粒的稳定性,延长其在体内的循环时间,并提高对目标组织的富集程度,从而提高成像的分辨率和敏感性。

（4）生物相容性改进：PEG可以用于改善生物医用材料的生物相容性。例如,在人工心脏瓣膜和人工关节等医用材料表面修饰PEG,可以降低材料表面的蛋白质吸附和细胞黏附,减少慢性炎症反应和组织排斥反应。

（5）抗凝血剂：PEG修饰的抗凝血剂可以用于改善血管内植入物的生物相容性,减少血栓形成和血管狭窄等并发症。

4. 树枝状聚酰胺–胺

树枝状聚酰胺–胺(PAMAM)是首个被报道具有三维立体球形结构的超支化大分子聚合物,分子量和表面官能团均可控,易溶于水、甲醇、丙酮等溶剂。PAMAM以乙二胺或氨为核,采用经典的Micheal加成反应和酯氨解反应,经逐步发散法可得到高代数PAMAM。PAMAM具有良好的生物相容性、低毒性,并且无免疫原性,最广泛的应用领域是生物医药。PAMAM内部具有巨大疏水空腔,使得通过范德华力、氢键及静电作用,方便携带药物/基因用于药物递送。PAMAM表面带有氨基基团,在一定条件下会发生质子化,使其表面带有正电荷,可以与细胞膜等带有负电荷的物质产生作用,因而其本身可作为抗微生物的固有活性药物。PAMAM具有天然非胶原蛋白相似的形态及功能性,也被称为"人工蛋白",可作为仿生大分子,模拟天然有机基质在牙体组织表面进行仿生矿化,被视为理想的牙体修复材料。

（1）药物递送：PAMAM可以用作药物递送的载体,通过将药物包裹在其分子结构内部,实现药物的稳定负载和控制释放。PAMAM的多重分支和表面官能团使其具有较大的药物载荷能力,同时可以通过调节分支密度和官能团来控制药物的释放速率。这种药物递送系统可以提高药物的生物利用度,延长药物在体内的半衰期,减少药物的毒副作用,并实现药物的靶向递送,提高疗效。

（2）基因递送：PAMAM可以用作基因递送的载体,其阳离子表面官能团有利于与DNA或RNA负电荷相互吸引,形成稳定的复合物,促进基因的内吞和释放。将DNA或RNA包裹在其树枝状结构内,实现基因的高效递送。这种基因递送系统在基因治疗和基因编辑方面具有重要的应用潜力。

（3）生物成像：PAMAM可以用于生物成像,如荧光成像和磁共振成像。通过在PAMAM结构上引入成像探针,可以实现对生物体内目标的高灵敏度和高分辨率成像。这使得PAMAM在生物医学研究和临床诊断中具有重要意义。

（4）组织工程：PAMAM可以用于组织工程领域，用于构建三维生物组织结构。通过将细胞和PAMAM结合，进行支架等的制备，可以制造出具有特定结构和功能的生物材料，用于修复和再生组织。

5. 聚氨基酸

聚氨基酸是由氨基酸单元通过酰胺键连接而成的高分子化合物。它们由多个氨基酸残基组成，形成线性或分支链状的高分子，类似于蛋白质的结构，但相对分子量较小，通常不具备蛋白质的功能性。聚氨基酸可由天然氨基酸或合成氨基酸组成，具体取决于制备方法和应用需求。在生物医学和生物技术领域，常见的聚氨基酸包括聚谷氨酸、聚赖氨酸、聚精氨酸、聚丙氨酸等。

1）聚氨基酸的特性

（1）生物相容性：由于其结构类似于蛋白质，聚氨基酸通常具有较好的生物相容性，不易引起明显的免疫反应和细胞毒性。

（2）生物可降解性：聚氨基酸具有良好的生物可降解性，可以在生物体内逐渐分解为氨基酸单元，从而降低对生物体的影响。

（3）化学修饰性：聚氨基酸具有多个氨基酸残基，可以通过化学修饰，引入不同官能团，改变其性质和功能。

（4）多样性：通过选择不同氨基酸组成、不同链长和侧链结构，可以获得各种性质不同的聚氨基酸。

2）聚氨基酸在生物医学方面的应用

（1）药物递送：聚氨基酸可以用作药物递送的载体。药物可以通过共价键或非共价键的方式与聚氨基酸结合，形成药物-聚氨基酸复合物。这些复合物可以增加药物的稳定性，延长药物在体内的循环时间，并实现药物的靶向递送，从而提高药物的疗效并减少副作用。

（2）组织工程：聚氨基酸在组织工程中有重要应用。聚氨基酸可以用来制备支架、膜、凝胶等材料，用于修复和再生组织，如骨组织、软骨组织和神经组织等。它们可以提供支撑和导向细胞的生长，促进组织的再生和修复。

（3）缝合线和缝合钉：聚氨基酸的生物可降解性使其成为优选的缝合线和缝合钉材料。它们可以用于手术和伤口的可吸收缝合线，避免了二次手术取出线的麻烦。

（4）美容医学：聚氨基酸也可用于美容医学中，例如软组织填充和整容手术。

（5）抗菌剂：聚氨基酸可以用于抗菌剂，以预防和治疗感染。

（6）生物传感器：聚氨基酸经设计后，可以用于制备生物传感器，用于检测环境中的特定分子或离子。

（7）生物成像：聚氨基酸修饰的纳米颗粒或磁性纳米颗粒可用于生物成像，如磁共振成像、荧光成像、光热成像等。

尽管聚氨基酸在生物医学中具有广泛的应用，但其应用仍面临一些挑战，如控制药物释放速率、调控细胞相容性等。因此，需要进一步地研究和改进，以确保其在生物医学中的安全性和有效性。

（段友荣　武志华　孙　颖）

4.2　生物医用金属材料

生物医用金属材料是人类最早利用的医用材料之一,远在公元前 400~300 年,腓尼基人就使用金丝将两颗去除牙根的自然中切牙结扎固定于两侧的两颗邻牙上。金属材料在生物材料领域有重要的经济与临床应用意义。

4.2.1　性能要求

（1）机械性能：生物医用金属材料一般应具有足够的强度和韧性,适当的弹性和硬度,良好的抗疲劳、抗蠕变性能以及必需的耐磨性和自润滑性。

（2）抗腐蚀性能：一般性均匀腐蚀（由于植入材料表面暴露于人体生理环境下而发生电解作用所引起）、点腐蚀（由植入材料混入杂质引发）、晶间腐蚀（由成分和理化性质差异引发）、电偶腐蚀（由不同电离能的材料混合使用引发）、磨损腐蚀（在植入体和人体组织的间隙间发生的磨损）、应力腐蚀（植入材料在某个部位发生应力集中而引起）以及疲劳腐蚀（由长时间的反复加载导致植入材料损伤断裂）等。

（3）生物相容性：生物相容性是指人体组织与植入材料之间相互兼容和相互适应的程度,即植入材料是否会对人体组织造成破坏、毒害或其他有害影响。生物医用材料必须具备优异的生物相容性,具体体现在：对人体无毒、无刺激、无致癌、无致突变等作用；不引起人体的排斥反应；能够与周围的骨骼及其他组织牢固结合,最好能形成化学键合并具备生物活性；无溶血、凝血反应,即具有良好的抗血栓性。生物相容性是衡量生物材料性能优劣的重要指标。

4.2.2　从金属冶炼到产品原材料

传统的钛冶炼工艺是“克劳尔法”,它利用金属钠或金属镁来还原四氯化钛,从而得到金属钛。由于钛是在钛的熔点以下产生的,所以生成的钛金属是海绵状的,因此被称为“海绵钛”。克劳尔法工艺有三个主要过程：富钛材料的制备,四氯化钛的制备,以及还原蒸馏以生产海绵钛。

海绵钛是一种银白色的高活性金属,具有密度小、强度高、抗腐蚀、无毒等优良性质。从海绵钛到成品钛及钛合金的加工方式主要包括熔炼、铸造、塑性加工和焊接等。

（1）熔炼：其主要目的是将原料熔化并除去其中的杂质和气体。熔炼的方法有多种,如真空电弧炉熔炼、电子束炉熔炼、等离子束炉熔炼等。其中,真空电弧炉熔炼是应用最广泛的一种方法,具有熔化速度快、熔池均匀、成本低等优点。但是,这种方法需要在高温、高真空条件下进行,因此对设备的要求较高。

（2）铸造：其优点是制造成本低、适合制造大尺寸零件等。但是，铸造过程中容易出现气孔、缩松等缺陷，影响材料的质量和性能。常用的铸造方法有精密铸造、熔模铸造、压铸等。其中，精密铸造适用于制造高精度、复杂形状的零件，而熔模铸造和压铸则适用于制造较大尺寸的零件。

（3）塑性加工：通过这种方法可以获得不同形状和尺寸的零件。塑性加工的方法包括轧制、挤压、拉拔等。其中，轧制是最常用的方法之一，可以获得高精度、高强度、薄板材等。但是，在轧制过程中需要控制轧制力、轧制速度、轧制道次等参数，否则容易出现裂纹、起皮等缺陷。

（4）焊接：焊接可以将不同部位连接，形成完整的结构。焊接的方法包括电子束焊接、激光焊接、TIG 焊接（非熔化极气体保护焊）等。其中，电子束焊接具有焊接速度快、热影响区小、焊缝质量高等优点，但是设备成本较高。激光焊接适用于薄板、薄壁管道等的焊接，但是对焊缝周围的环境要求较高。TIG 焊接则适用于厚板焊接，但是焊接速度较慢。

成品钛材在交付前会进行气体分析、室温拉伸、维氏硬度、低倍组织、表面污染、晶粒度等项目的检测。

4.2.3　临床应用

1. 生物医用金属的应用

生物医用金属很早就被应用在牙科及牙科手术中，比如用于牙种植体、牙齿修复以及牙齿正畸。钴合金及 Ti-6Al-4V（钛 6 铝 4 钒）是常用的种植体材料，不锈钢和镍钛合金经常被用作正畸矫治弓丝，银汞合金则用于口腔修复。Ti-Nb（钛铌合金）、Ti-Zr（钛锆合金）以及 Ti-Ta（钛钽合金）合金具有较高的抗疲劳性。近年来，更多的研究关注于生物相容性好的金属，如 Ta、Nb 和 Ti，目前广泛研究并应用的合金有 Ti-(10—80)％Ta、Ti-(40—50)％Nb、Ti-(10—50)％Zr 等。这些合金在 0.9％生理盐水中的腐蚀性无明显差别，但是 Ti-Ta 合金在机械性能上优于 Ti-Nb 合金，而 Ti-Zr 合金的生物相容性相比其他钛合金更好。

2. 钛金属原料用于牙科种植体的性能要求

（1）外形尺寸要求应符合表 4.2 规定。

表 4.2　牙科种植体钛金属材料外形尺寸

直径/mm	直径允许偏差/mm
＞3.0～6.0	0，−0.018
＞6.0～7.0	0，−0.022
＞7.0～10.0	0，−0.022
＞10.0～18.0	0，−0.027

（2）室温拉伸性能应符合表 4.3 规定。

表 4.3　牙科种植体钛金属材料室温拉伸性能

牌　号	直径/mm	R_m/MPa	$R_{p0.2}$/MPa	A/%	Z/%
TA1GELI	>7.0~90.0	≥200	≥140	≥30	≥30
TA1G	>7.0~90.0	≥240	≥170	≥24	≥30
TA2G	>7.0~90.0	≥400	≥275	≥20	≥30
TA3G	>7.0~90.0	≥500	≥380	≥18	≥30
TA4G	>7.0~90.0	≥580	≥485	≥15	≥25
TC4	>7.0~50.0	≥930	≥860	≥10	≥25
	>50.0~90.0	≥895	≥830	≥10	≥25
TC4ELI	>7.0~45.0	≥860	≥795	≥10	≥25
	>45.0~65.0	≥825	≥760	≥8	≥20
	>65.0~90.0	≥825	≥760	≥8	≥15
TC20	>7.0~90.0	≥900	≥800	≥10	≥25

（3）棒材的低倍组织上不得有分层、裂纹、气孔、缩尾、金属或非金属夹杂及其他目视可见的冶金缺陷。

（4）TC4、TC4ELI 和 TC20 的显微组织应为在 α＋β 两相区充分变形并经退火得到的组织。

（5）TA1GELI、TA1G、TA2G、TA3G 和 TA4G 棒材的平均晶粒度应不粗于 GB/T 6394-2002 中规定的 5.0 级。

（6）棒材应无任何富氧层。

（7）棒材应进行超声检测，直径不大于 50.0 mm 的应符合 GB/T 5193-2007 中 A1 级的规定；直径大于 50.0 mm 的棒材应符合 GB/T 5193-2007 中 A 级的规定。

（8）表面质量：棒材应以酸洗或车（磨）光表面供货；棒材表面不得有裂纹、起皮、氧化皮、斑疤、金属及非金属杂质；棒材表面允许有轻微的不超过直径允许偏差的局部划伤、擦伤、斑点和凹坑等；棒材允许清除局部缺陷，但清除后应保证棒材允许的最小直径，清理深度与宽度之比应不大于 1：6。

3. 牙科种植体表面处理

钛金属因其卓越的生物相容性，在牙科种植领域中扮演了重要的角色。这种材料被誉为"生物金属"，因为它能与人体骨骼牢固结合，这一特性被称为"骨结合"，最初由瑞典科学家布罗内马克教授在 20 世纪 50 年代发现。除了在牙科种植体中的应用,钛金属也被广泛用于骨科等其他医疗领域。

为了提高钛种植体与人骨结合的速度,科学家们进行了超过六十年的研究和实践。早期的牙科种植体仅具有机械加工的表面,但为了加速骨结合过程,后来开始采用表面涂层技术,通过创建粗糙表面以增加表面积,从而显著提高骨与种植体之间的结合面积。其中,大颗粒喷砂酸蚀(SLA)表面粗化工艺被证明是最有效的,它通过机械喷砂和化学酸蚀的双重处理来实现粗糙表面。

以下为泰思肯二代扫描电镜下经过 SLA 表面粗化的种植体不同表面形态的电镜照片(图 4.5)。

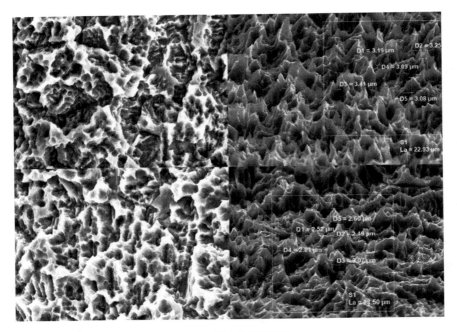

图 4.5　种植体表面形态

生物医用金属材料在医学领域中有着举足轻重的地位,尤其在骨科、齿科及心血管疾病治疗等方面应用广泛,历史悠久。随着人们对健康关注度的不断提高,对新型生物医用金属材料的性能要求也越来越高。而表面改性技术作为多学科交叉的科学领域,是提升生物医用金属材料性能的重要手段。

通过表面改性技术,生物医用金属材料的耐摩擦性、耐腐蚀性和生物相容性等性能可以得到有效提高,从而为医用金属材料在生物医药领域的应用提供更多可能性。然而,当前仅仅通过表面改性技术往往难以在生物体环境下同时满足耐磨性、抗腐蚀性和生物相容性的要求。因此,如何将表面改性工艺与其他技术相结合,开发出兼具多种优异性能并能在生物体环境下长期稳定服役的新型多层金属复合薄膜,成为当前生物医用金属材料表面改性技术研究的重点方向。

为了实现这一目标,我们需要进一步探索和研究各种表面改性技术和其他相关技术的结合方式,寻找最优化的技术组合和工艺参数。同时,也需要对新型多层金属复合薄膜的性能进行系统和深入的研究,为其在生物医药领域的应用提供更为可靠的科学依据和技术支持。相信随着科学技术的不断进步和创新,生物医用金属材料表面改性技术将会取得更加卓越的成就,为人类的健康事业作出更大的贡献。

（经　纬　曹世玉）

4.3　生物医用再生及组织工程材料

"组织工程"这一术语于 1985 年首次提出。它是指利用多学科方法的结合来改善或替代生物组织。近年来,随着组织工程技术的快速发展,骨组织工程已成为修复骨缺损的具有潜力的方法。在 50 岁以上的人群中,有一半的慢性病与骨骼及其相关疾病有关,骨骼引发的疾病仍然是一个重要的临床挑战。尽管骨具有一定的愈合和再生能力,但大段骨缺损无法自行痊愈。高龄、交通事故、骨折不愈合、骨肿瘤切除等引起的大面积骨缺损或损伤,是骨科的严重问题,给患者的健康和生活质量带来极大危害。自体骨移植仍然被认为是修复骨缺损的"金标准"。然而,自体骨移植的缺点包括继发性损伤、供骨部位发病率高、特殊形状的限制等,这些缺点限制了其在临床上的广泛应用。支架材料在骨组织工程中起着至关重要的作用,其目的是模拟天然骨细胞外基质(ECM)的结构和功能,提供一个三维(3D)环境,促进其黏附、增殖和分化,并具有足够的物理性能用于骨修复。理想的支架应具有生物可降解、生物相容性、生物活性、骨传导和骨诱导等特性。人工骨支架含有生物材料和添加剂,如药物、生长因子和干细胞等,这些已被用于骨修复。

生物医用材料是支架的基本组成部分,在骨组织工程中起着重要作用。考古发现表明,人类或动物的骨骼和牙齿、珊瑚、贝壳、木材和几种金属(金、银和汞合金)等材料曾被用来替换缺失的人类骨骼和牙齿。例如,在古代意大利西北部,伊特鲁里亚人学会了用从牛骨中获得的人工移植物来代替受损的牙齿。20 世纪 60 年代初,生物骨替代材料的局限性引出了一个称为"生物材料"的多学科领域。生物材料被用于评估、治疗、增强、修复或替代身体的组织或器官。在古代,替代材料多为生物惰性材料,这些材料与周围组织的相互作用较少,甚至对人体有毒。理想的生物材料应具有无细胞毒性、可打印性、生物可降解性、生物活性和体内骨传导性。由于支架的各种需求,由两种或多种性能优异的材料组成的复合材料被广泛应用于骨组织工程中。许多天然和人工合成的聚合物,如磷酸钙、碳酸钙和生物活性玻璃,已被用于制造支架。最近突出的方法包括在骨组织工程支架中添加导电聚合物(Conductive Polymer,CP)、诱导剂(不同于骨形态发生蛋白 2 的信号分子)和机械信号(如水凝胶等弹性聚合物网络)。随着医学、生物学、材料学等学科领域的融合、交叉和发展,生物材料已广泛应用于骨组织工程支架的制备。

093

4.3.1 骨骼的层次结构

骨骼作为人体骨骼系统的主要组成部分,在提供结构、支持机械运动、保护器官以及产生和承载血细胞等方面发挥着至关重要的作用。它具有基于长、宽尺度的复杂层次结构,由宏观(如小梁骨等)、微观(骨单位)和亚微观(哈弗氏管、骨块和板层)、纳米(纤维胶原)和亚纳米(如矿物质、胶原等)结构组成。致密骨几乎是实心的,除了有 $3\%\sim5\%$ 的空间容纳骨小管和骨细胞等。然而,骨小梁是一个相互连接的多孔网络,其骨表面积与骨体积比(BS/BV)高于致密骨。

4.3.2 骨骼的力学性能

天然骨的力学性能因年龄和身体部位的不同而有很大差异。天然骨的杨氏模量和屈服应力均呈现各向异性。全面了解活体骨骼的力学特性仍然是一个重要的科学挑战。致密骨的纵向结构比横向结构更坚固。骨小梁具有多孔结构,单个骨小梁的孔隙率和排列方式决定了其力学性能。

4.3.3 骨骼的天然成分

了解天然骨的材料成分对支架材料的选择至关重要。天然骨由细胞、胶原纤维和羟基磷灰石(HAP)组装而成的细胞外基质(ECM)以及结合的矿物质组成。在干燥条件下,胶原蛋白和透明质酸占天然骨的约 95%。生物磷灰石偏离了 HAP 的化学计量组成,含有一定量的离子替代杂质,如 Na^+、Mg^{2+}、Cl^-、K^+、F^- 和 Zn^{2+}。HAP 是人体骨骼的主要无机成分。

4.3.4 骨组织工程

人类骨骼虽然具有一定的自愈能力,但对于大段骨缺损则无能为力。为了克服这些问题,在组织工程的基础上提出了骨组织工程。骨组织工程的目的是通过细胞、信号和支架的协同作用来诱导新组织的修复和再生。由生物材料组成的支架是细胞和信号的载体,在骨组织工程中起着关键作用。

对于大组织和不同形状的修复,需要设计一个临时的支撑,为细胞的增殖、分化和生长提供空间。这种支撑被称为支架、移植体、模板或人工 ECM。如前所述,理想的支架应具有生物相容性、合适的力学性能、高孔隙率和梯度孔结构。随着新组织的生长,植入的支架逐渐降解,直到新组织完全取代它。通过计算机辅助设计与辅助制造(Computer Aided Design/Computer Aided Manufacturing,CAD/CAM)技术,可以实现个性化的支架设计与制作。生物材料是支架的重要组成部分,理想的生物材料应具备以下特点:① 生物相容性;② 生物可降解性;③ 易于加工制造。在过去的几十年里,研究者们对生物材料在骨组织工程支架中的应用表现出了越来越大的兴趣。通常应对获得的支架进行生物学研究。在临床前进行预测试验的体外生物学研究主要分为两大类:① 体外培养试验,如支架毒性试验、动物或人细胞试验;② 体内动物试验(如大鼠股骨缺损的修复)。无毒、生物相容性良好的支架是骨修复与再生的基础,其中生物材料在支架性能中发挥着重要作用。

4.3.5 简易生物材料支架

几十年来,金属、天然聚合物、合成聚合物、陶瓷及其复合材料等生物材料已广泛应用于生物医学领域。天然材料除了蚕丝表现出优异的韧性外,其强度和韧性都远低于工程材料。然而,许多天然材料的韧性值远远超过其组成及其均质混合物。基质材料的选择对骨支架的性能起着至关重要的作用。

4.3.6 复合生物材料支架

复合生物材料旨在结合两种或多种材料,以提高支架的加工性能、印刷性能、机械性能和生物活性。由于支架和活组织之间的特定生物反应,Ti-6Al-4V、HAP、β-TCP 和生物活性玻璃(BG)被广泛用作生物活性生物材料。应用于骨组织工程的生物可吸收生物材料通常是天然聚合物(如胶原蛋白、明胶、丝素蛋白和壳聚糖)、合成聚合物[如聚乳酸(Polylactic Acid,PLA)、聚乙醇酸(Polygdycolic Acid,PGA)和 PCL]和陶瓷(如 HAP、β-TCP 和 BG)。含有添加剂(如生长因子)的支架因其出色的骨再生能力而用于临床应用。

生物活性金属基复合材料因其优异的力学性能、优良的生物相容性、热稳定性和耐腐蚀性而被广泛应用于临床医疗场所。钛、钽及其各自的合金被认为是支架的首选生物材料。然而,制造支架的高成本限制了其广泛发展。Ti-6Al-4V 是金属基复合材料的杰出代表。合适的多孔 Ti-6Al-4V 支架的杨氏模量可以接近天然骨,并改善对活体组织的机械遮挡作用。通过覆盖钽涂层、添加辛伐他汀/水凝胶或聚多巴胺辅助羟基磷灰石涂层(HAP/pDA),Ti-6Al-4V 支架可以显著增加骨植入、骨整合和骨生成。虽然 Ti-6Al-4V 等金属基复合材料具有许多突出的优点,但其不可生物降解性从根本上限制了其成为理想材料的潜力。

近年来,高分子基复合材料和陶瓷基复合材料在骨组织工程支架上的应用取得了长足的进步。聚合物复合材料具有各种优异的性能,例如生物可降解性和机械性能。陶瓷材料,尤其是羟基磷灰石(HAP),是天然骨骼的主要无机成分。所以由陶瓷材料和高分子材料组成的复合材料为制造骨组织工程支架提供了理想的材料基础。与仅使用复合支架相比,添加了添加剂(如信号分子、干细胞和功能材料)的复合支架具有更好的性能,可以进一步提高支架的生物活性和机械性能。

随着新型生物材料的开发和新战略的开发,特别是纳米技术、干细胞科学等领域的深度融合,骨再生方法将取得更大的进步。

(常美琪)

4.4 仿生材料

受自然界的启发,近年来的研究表明,生物医用材料与仿生策略的合理结合可以将不同的纳米材料从"可区分状态"转变为"伪装状态",从而逃避宿主的免疫反应。"仿生学"一词起源于希腊语,由学者奥托·施密特于 1957 年创造。研究证明,将靶向识别分子(如适体、肽和抗体)移植到纳米颗粒表面,可以实现"伪装状态"。但生物分子的复杂性对纳米药物的功能模拟提出了严峻的挑战,这也促进了膜仿生技术的发展。生物膜作为纳米药物载体,不仅保留了纳米材料固有的理化性质,还赋予了纳米材料独特的生物学性质。这种技术的起源可以追溯 2011 年,Zhang 等成功构建了半衰期延长的红细胞膜伪装的纳米颗粒。之后,越来越多的膜衍生研究表明,通过膜涂层可以简化烦琐的表面修饰和工程。此外,作为一种优良的生物界面,表面膜的调整赋予了纳米药物多样化的特性。例如,红细胞膜包被的纳米颗粒具有较长的体内循环持续时间、血小板膜赋予纳米颗粒靶向性能、白细胞膜掩蔽的纳米颗粒具有内皮传输特性、癌细胞膜包被的纳米药物具有同源肿瘤靶向性,这些都具有关键意义。除了膜仿生技术之外,还有几种替代策略,包括细胞外囊泡仿生方法、生物大分子介导的仿生策略、病毒仿生载体、基于真菌的系统和细菌载体等,也已被广泛用来实现生物医用材料的准确和有效利用。

4.4.1 仿生材料的设计与制备

作为纳米仿生医学的重要特征之一,纳米粒子的大小对纳米材料的循环、分布和渗透性能有着重要的影响,并在药物传递、生物成像和疾病治疗等领域展现出重要的应用价值。例如,$1 \sim 3$ μm 的颗粒适合于肺沉积,肾滤过阈值为 5.5 nm。由于内化速率的不同,不同大小的纳米颗粒也会影响肿瘤的细胞摄取过程。直径在 $20 \sim 100$ nm 之间的纳米颗粒通常通过小泡介导的内吞作用被内化,而网格蛋白介导的内吞作用则主要发生在直径在 $120 \sim 150$ nm 的纳米颗粒的内化过程中。大于 1 μm 的纳米颗粒通常被微胞吞作用内化。此外,直径小于 100 nm 的纳米颗粒可以有效地穿过血脑屏障(Blood brain barrier)。目前,具有适当粒径的仿生纳米材料已广泛应用于生物医学领域。

形状作为纳米仿生药物的另一个关键理化参数,在药物释放和稳定溶瘤效力方面发挥着关键作用。例如,在卵巢肿瘤移植瘤中,丝状病毒仿生纳米颗粒的肿瘤归巢能力和组织穿透深度均优于球形病毒仿生纳米颗粒。细长的棒状烟草花叶病毒状纳米颗粒对血栓的附着力明显比球状豇豆花叶病毒状颗粒强。Geng 等报道,与球形细胞相比,病毒样丝胶束可以有效地递送紫杉醇并抑制小鼠的人源性肿瘤大小。此外,形状依赖性的应用也体现在细胞外基质(ECM)微环境的模拟工程中。由于 ECM 在不同组织中的形态结构不同,因此需要对相关支架材料进行个体化设计。这进一步证实了形状依赖性生物材料在仿生工程领域的重要性。

　　在哺乳动物细胞中,细胞质细胞器被高度复杂的细胞膜包围,这些细胞膜由磷脂双层和高度组织的膜跨越蛋白组成,在细胞信号转导中起着关键调控作用。作为生物学中最基本的单位,细胞特别擅长在周围环境中执行一系列功能和特定的任务,它们与其他细胞、细胞外基质(Extracellular Matrix,ECM)和各种蛋白质相互接触。从细菌到哺乳动物细胞的天然膜都值得研究,因为它们在进化过程中具有高度优化的特性。因此,为了复制哺乳动物的生理机能,人们付出了巨大的努力来构建表面仿生系统。近年来的研究结果表明,聚乙二醇的包覆有利于纳米材料逃避免疫系统的识别,延长血液循环时间,一度被视为纳米颗粒表面包覆的“金标准”。然而,最近的研究表明,聚乙二醇包被的纳米材料容易被肝脏迅速清除,这限制了它们在体内的长期应用。因此,仿生纳米技术应运而生。仿生材料通过与免疫系统直接相互作用,使身体相信它们属于自身,而不是试图隐形自己。纳米颗粒表面功能化的最突出的方法之一依赖于细胞表面仿生技术的使用。因此,根据仿生学和材料科学的基本原理,开发具有适用实施策略的仿生材料是十分必要的。目前,已经建立了多种潜在的构建仿生纳米制剂的方法,特别是纳米制剂的靶向策略,主要分为自上而下和自下而上两种方法。

　　在一系列仿生方法中,膜包覆法作为一种典型的自上而下的仿生策略,引起了越来越多的关注。该方法省去了烦琐的合成过程,绕开了费力的基团修饰工程,利用天然来源的膜作为纳米粒子的生物界面,具有简单和多功能性的优点,极大增强了纳米材料的有效性和生物安全性。膜包覆纳米颗粒不仅具有膜源性的特性,还具备长循环、靶向等多种功能。目前,用于修饰纳米材料的细胞膜的相关研究主要集中在红细胞膜、血小板膜、白细胞[如细胞毒性 T 细胞、树突状细胞(Dendritic Cells,DC)、自然杀伤细胞(Natural Killer Cell,NK)、巨噬细胞等]、癌细胞膜、干细胞膜、β 细胞膜和细菌膜。膜包覆纳米颗粒的制备通常涉及两个关键过程:膜提取和膜包覆。以红细胞膜和血小板膜为例的无核细胞膜提取过程相对简单。从全血中分离出的细胞将通过低渗溶解或反复冻融循环破坏,并通过差速离心法和挤压法提取膜。然而,真核细胞膜的提取过程则更为复杂,因为它涉及通过低渗裂解、机械破膜和不连续蔗糖梯度离心相结合的方法去除细胞核和细胞质。通过一系列工艺获得膜,包括用等离子缓冲液洗涤、超声处理和通过多孔聚碳酸酯膜挤出。

　　总的来说,大量的靶向配体由于来源于生命系统的特定特性而赋予材料仿生优势。靶向配体作为一类典型的属于自下而上制备工艺的仿生原材料,普遍用于修饰纳米材料的表面,以达到提高材料性能的目的。根据表征特性,配体可分为几个类别,包括小分子(例如叶酸和核黄素)、肽(精氨酸-甘氨酸-天冬氨酸、转录肽反式激活剂)、蛋白质(如转铁蛋白家族蛋白、黏附蛋白和脂蛋白)、碳水化合物、脂质双层、核酸等。例如,通过将乙二胺修饰的叶酸与肝素偶联,利用酰胺键合反应这一典型的自下而上的方法,成功合成了载有阿霉素(Doxorubicin,Dox)的肝素-叶酸-紫杉醇纳米颗粒,实现了持续药物释放和肿瘤定位的目的。

4.4.2　仿生材料的成像功能

　　对疾病,特别是癌症的早期发现、筛查和诊断的迫切需要,不断推动着生物医学成像方式的发展。生物医用材料作为造影剂应用于非侵入性解剖学和病变成像,是生物医学中一个很有前途的方法。在这一范围内,由于生物医用结构造影剂的奇妙性质,可提供患者体内器官和结构的详细可视化,并协助医生识别病理组织和做出适当的治疗决策。最常见的生物医学成像模式包括磁共振成像(MRI)、光声成像(Photoacoustic Imaging,PAI)、荧光成像、计算机断层成像(CT)和正电子发射计算机断层成像(PET)。在所有这些生物成像方法中,造影剂的开发对于准确和个性化诊断至关重要。与传统造影剂相比,基于仿生策略开发的造影剂具有靶向性强、血液循环时间长、生物相容性高等优点,在生物成像领域发挥着越来越重要的作用。本节将重点介绍一系列典型的生物成像方式,以揭示仿生设计在不同生物成像模式中的功能和应用。

磁共振成像(MRI):在一系列临床可用的生物成像方法中,磁共振成像因其具有较高的空间分辨率和良好的软组织对比度而成为最重要的生物成像技术之一,可用于组织可视化和疾病诊断。MRI 通过测量水分子中质子在纵向 T1 或横向 T2 模式下的磁弛豫时间来实现。然而,MRI 灵敏度低限制了它的检测准确程度。为了解决这一问题,通过开发造影剂可以有效地提高水质子的弛豫速率,从而增加组织对比度,提高诊断的灵敏度和准确性。一个典型的例子是顺磁性 Gd^{3+} 离子,因其较长的电子弛豫时间和理想的顺磁性,已经在临床环境中被广泛用作造影剂。

尽管造影剂的数量不断增加,但靶向效率低和血液循环持续时间短仍然是 MRI 面临的两大挑战。为了解决这些问题,一系列仿生纳米系统应运而生。受到牛血清白蛋白的高生物稳定性的启发,一种 Gd 集成的聚吡咯纳米诊断剂(PPy@BSA-Gd)被设计出来,用于 T1 加权 MRI 引导的光热疗法(Photothermal Therapy,PTT)。肿瘤切片的时间依赖性 MRI 信号显示 PPy@BSA-Gd 在肿瘤组织有效聚集。结果证实,引入牛血清白蛋白不仅可降低游离 Gd^{3+} 离子的毒性,而且使这些纳米系统具有优良的生理稳定性和理想的生物相容性。与此同时,为了延长循环时间和提高靶向性,研究人员还开发了将生物膜(如红细胞膜、血小板膜、NK 细胞膜和病毒衣壳)包裹在造影剂上的策略。例如,Aryal 等已经构建了基于 NK 细胞膜的仿生系统,用于有效的磁共振成像。值得注意的是,在 NK 细胞膜内包封 Gd^- 脂质确保了有利的 MRI 性能,而不影响 Gd^- 脂质的分布。

光声成像技术(PAI):基于光声效应将吸收的光子转化为声波,PAI 因其在厘米范围内的高对比度和空间分辨率,已经成为一种新的生物成像方式。此外,为了实现生理和病理目标的可视化,一些内源性物质(如血红蛋白、黑色素和脂质)和外源性物质已被用作 PAI 的造影剂。同时,对靶向性和特异性的高要求促进了仿生 PAI 技术的发展。天然红细胞膜涂层法以其优异的生物相容性、靶向性和长循环能力,在 PAI 领域得到了广泛应用。例如,作为过氧化氢敏感 PAI 造影剂的石墨烯量子点纳米酶/2,2′-氮杂双(3-乙基苯并噻唑啉-6-磺酸)纳米颗粒,经叶酸修饰后具备了红细胞膜功能化。体内实验表明,这种仿生 PAI 造影剂可以有效地在鼻咽癌中积累并选择性地触发催化 PAI,突显了膜的靶向作用。除肿瘤疾病外,基于细胞膜的 PAI 仿生探针还用于血管疾病的监测,同时也被应用于评估肿瘤氧合效应、材料分布和光热治疗效果。

荧光成像：不同于 X 射线、MRI、计算机断层成像和 PET 等需要电离辐射和较长采集时间的常规成像方式，荧光成像在生物医学成像领域具有特异性、敏感性和时空分辨率高的特点。最近，基于共轭共聚物的肿瘤细胞膜-仿生荧光纳米探针作为一种典型的方式，已被开发用于实现活体肿瘤组织的高分辨率可视化。癌细胞膜赋予了纳米探针理想的生物相容性和高度的靶向特异性，在体内成像实验中，证实了纳米探针具有高灵敏度和独特的对比度。更有趣的是，受细胞膜结构的启发，以一种脂肪酸为原料制备了基于亲水性荧光碳纳米颗粒的囊泡，由于仿生纳米结构与细胞膜构型的相似性，其可以进入细胞的细胞质和细胞核进行荧光成像。此外，生物质前体作为原材料在仿生成像领域得到了创新性的发掘。通过使用硅藻作为无毒的硅生物质前体，制备了作为生物成像造影剂的荧光硅纳米颗粒。在紫外光照射下，由于叶绿素发光的存在，硅藻释放出微弱的暗红色光。随后的微波处理可以将硅藻转化为具有强烈粉红色发光性质的超小硅纳米颗粒。

计算机断层成像（CT）：作为最受青睐的无创诊断模式之一，CT 的应用研究始于 20 世纪 70 年代，因其扫描时间短、空间分辨率高而受到广泛关注。迄今为止，除了临床使用的传统碘化试剂，一系列金属基 CT 造影剂，包括金、铋、镱、钽纳米颗粒已被开发，为 CT 成像提供了新的可能性。然而，这些造影剂在生物相容性、循环时间、稳定性和靶向性等方面仍存在限制。大量证据表明，仿生合成策略的应用可以克服上述限制。作为典型的范例，Au 纳米颗粒@GSTGd 通过封装内源性蛋白质，即谷胱甘肽 S⁻转移酶（GST），构建了具有长循环时间和增加靶向特性的仿生造影剂。体内生物医学成像结果也进一步证实了通过仿生方法给予的 AuNP 的靶向能力、低毒性和免疫原性。此外，Jia 等进一步设计了具有仿生特性的金纳米粒子作为 CT 造影剂。他们利用牛血清白蛋白生物模板，使金-三苯甲酸杂化材料具有良好的生物相容性和优越的成像性能。这些材料还被用于 Gd 纳米粒子封装、Gd/Dy 复合造影剂和 Bi_2S_3/FeS_2 纳米杂化的包封，以实现高性能 CT 仿生成像的目的。

4.4.3　仿生材料的治疗功能

尽管基础科学和临床研究取得了稳步进展，但癌症仍是全球第二大死因，每年占死亡人数的约六分之一。传统的治疗方式包括手术和化疗，由于其毒副作用和耐药性，导致治疗效率较低，甚至增加了肿瘤再生的发生率。为了克服这些障碍，实现有效的治疗效果，仿生策略应运而生，分为内部触发模式和外部刺激手段。内部触发模式主要与生物微环境有关，包括 pH 值、氧化还原梯度、缺氧、H_2O_2 和酶，涉及仿生药物递送、仿生酶动力学疗法、仿生化学动力学疗法和仿生免疫疗法。而人工诱导的温度、光、超声、电、辐射、磁场、微波等外界因素可以实现能量输入的目的，与仿生策略相结合，获得良好的治疗效果。外源性触发的仿生治疗主要分为四种不同的方法：仿生光动力疗法（Photodynamic Therapy，PDT）、仿生光热疗法、仿生声动力疗法和仿生放射疗法。

纳米药物递送系统包括纳米粒子、脂质体和胶束，能够通过可控释放及利用增强渗透和滞留（EPR）效应的被动靶向过程，实现精确的药物递送。然而，一些意想不到的障碍，如免疫清除、生物相容性、毒性和生物分布,阻碍了其临床应用,间接促进了仿生药物递送系统的加速发展。迄今为止,仿生膜包封方法因其不同的特性而被不同程度化利用,包括基于红细胞膜、血小板膜、癌细胞膜、巨噬细胞膜和干细胞膜的仿生药物递送系统。此外,膜包封作为一种典型的仿生策略,代替了传统的化学修饰方法,避免了纳米药物烦琐的修饰过程,赋予其良好的生物学功能,提高了抗肿瘤效果。

红细胞膜上表达的跨膜蛋白 CD47 有助于纳米颗粒避免被巨噬细胞吞噬,从而实现纳米颗粒在体内的长期循环。2011 年,Zhang 等首次构建了用于癌症治疗的红细胞膜包被纳米颗粒。与传统的聚乙二醇(Polyethylene glycol, PEG)修饰的纳米颗粒相比,仿生纳米颗粒的半衰期延长,验证了其优异的循环能力。受这种仿生策略的启发,类似的红细胞膜仿生系统得到了广泛应用。例如,Shi 等开发了 Angiopep - 2 功能化红细胞膜修饰的纳米材料,用于靶向治疗多形性胶质母细胞瘤。功能化红细胞膜的引入不仅延长了循环时间,而且有助于纳米颗粒通过血脑屏障(BBB)到达肿瘤部位。透射电镜图像证实了厚度为 9 nm 的红细胞膜成功伪装。U87MG 人胶质母细胞瘤细胞的细胞活力结果提供了良好的证据,表明 Angiopep - 2 功能化的红细胞膜仿生系统改善了由有利的靶向特性实现的化疗药物的杀伤效果。生物发光图像和相应的量化发光水平表明,仿生系统延缓了胶质瘤的生长。此外,Lin 等最近设计了基于 pH 响应性红细胞的仿生杂交膜用于特异性靶向药物递送。他们将美登素与 DNA 适配体修饰的 DNA 四面体结合用于 HER2 阳性乳腺癌治疗。为了实现肿瘤刺激的药物释放和延长循环时间的特性,构建了由红细胞膜和功能性脂质体组成的 pH 敏感的仿生伪装。不同 pH 环境下的药物释放曲线暗示了肿瘤微环境触发的解离过程。用红细胞膜相关组治疗的肿瘤的离体荧光成像表现出更大的荧光强度,表明了血液循环过程中清除较慢的特性。

第一个以血小板膜包被纳米颗粒的例子可以追溯到 2015 年。Hu 等研制了血小板膜包覆聚合物 PLGA 仿生系统。与裸 PLGA 颗粒不同的是,由于 CD47 在血小板膜中的表达,血小板膜封闭过程降低了巨噬细胞样细胞的摄取概率。除了与巨噬细胞逃避有关的 CD47 表达外,血小板膜上还出现了一些免疫调节蛋白,如 CD55 和 CD59,可抑制免疫补体系统,改善血液循环能力。迄今为止,血小板膜因其与肿瘤发生的相关性而被广泛应用于肿瘤药物递送。在第一个例子中,血小板膜包裹的二氧化硅颗粒被用于循环肿瘤细胞(Circulating Tumor Cell, CTC)靶向给药递送。与具有特定微环境的实体肿瘤不同,CTC 因其血液循环行为不适合用于微环境特异性治疗。受此启发,研究人员应用血小板功能化仿生系统富集 CTC,结果显示可显著抑制肺转移。在另一个药物递送的例子中,Nie 等已经巧妙地制备了具有刺激反应性的基于血小板膜的仿生纳米载体。他们的小组通过血小板膜、脂质体和 pH 敏感脂质 DSPE - PEOz 的组合,开发了血小板膜纳米囊泡,用于在酸性环境中肿瘤靶向递送 DOX 和 pH 响应性释放。在小鼠癌症模型中,这种巧妙的药物负载的工程化血小板纳米系统表现出血浆半衰期延长和肿瘤积累,增强了治疗效果。体内血浆药代动力学试验证实,与裸露脂质体纳米制剂相比,血小板膜伪装纳米颗粒的循环显著延长,说明膜涂层能显著提高其体内循环时间。

　　肿瘤细胞膜包被具有同源靶向性和良好的免疫相容性，是目前研究最多的肿瘤靶向给药策略之一。肿瘤细胞膜仿生传递系统的第一个成功范例与黑色素瘤细胞膜和 PLGA 核的结合有关。癌细胞膜包裹纳米粒能够将肿瘤相关抗原递送到抗原呈递细胞或靶向同源癌细胞，这些抗原反映在流式细胞术（Flow Cytometry，FCM）和荧光成像结果中。除了红细胞膜靶向治疗胶质母细胞瘤外，癌细胞膜包被法也被应用于脑肿瘤的穿越血脑屏障治疗。Liu 等构建了基于脑转移瘤细胞膜的仿生核壳纳米结构，用于成像和光热疗法，包括以负载吲哚菁绿（Indocyanine Green，ICG）的聚合物纳米颗粒作为核心、以 B16F10 或 4T1 细胞膜作为壳。生物发光图像表明癌细胞膜赋予 BBB 穿越能力和优越的肿瘤抑制能力。另一项研究将这种同型靶向特性扩展到 4T1 乳腺癌转移的治疗中。Sun 等提取的 4T1 细胞膜用于紫杉醇（PTX）聚合物纳米粒的表面包覆。蛋白质免疫印迹实验检测到 5 种膜蛋白：TF‑抗原、E‑cadherin、CD44、CD326 和 CD47，证实膜包封成功。体内外组织分布实验表明，由于细胞膜的同型靶向性，膜包被组可实现更多的 PTX 在肺转移灶和肿瘤中的蓄积。

　　肿瘤细胞的生长伴随着免疫细胞的进入。巨噬细胞作为一种免疫细胞，在先天性和适应性免疫反应中起着重要作用。据报道，用巨噬细胞膜伪装的纳米材料可以通过细胞间的黏附作用靶向肿瘤部位。膜的固有特性包括薄层、带负电荷的 zeta 电位和膜蛋白可以作为成功包覆的标准。在基于巨噬细胞膜的平台的例子中，Jiang 等设计了具有刺激反应特征的仿生巨噬细胞膜纳米颗粒（cskc‑PPiP/PTX@Ma）以提高药物递送效率。pH 敏感和 pH 不敏感的聚合物分别用阳离子 2‑氨基乙基二异丙基（PPiP）和中性辛基侧链（PPC8）功能化。当培养液的 pH 值从 7.4 变为 6.5 时，cskc‑PPiP/PTX@Ma 的球形结构发生塌陷，形成镰刀形颗粒。相比之下，PPC8/PTX@Ma 组中出现了可忽略的形貌变化，强调了 pH 响应性仿生系统的作用。PTX 浓度分布和肿瘤体积的定量表明，由于巨噬细胞膜衍生的肿瘤归巢效应，cskc‑PPiP/PTX@Ma 的肿瘤积累增加，治疗效果优异。类似地，上转换纳米颗粒和脂质体通过包裹巨噬细胞膜完成了肿瘤靶向任务。除肿瘤靶向外，受其识别细菌能力的启发，巨噬细胞膜也被用于细菌靶向。Zhang 等通过构建巨噬细胞膜包裹的金纳米笼仿生系统证实了这一点，该仿生系统能够有效地传递并保留在细菌感染部位。

　　作为一种有吸引力的肿瘤靶向给药载体，细菌因其自身的厌氧特性，往往倾向于迁移到缺氧的肿瘤部位，而不是正常组织。细菌的运动性使它们能够主动进入肿瘤组织。例如，Zhang 等引入可编程细菌大肠杆菌 MG1655 作为药物载体，通过口服给药进行治疗肿瘤。转化质粒 pBV220 的可编程细菌可通过光热金纳米颗粒修饰诱导细胞凋亡。值得一提的是，细菌载体赋予了金纳米颗粒肿瘤聚集行为，并因其肿瘤归巢能力而具有优越的抗肿瘤疗效。

　　细胞外囊泡（Extracellular Vesicles，EVs）包括外泌体和微囊泡，作为药物载体已被广泛应用于有效的癌症治疗。为了实现高效的肿瘤靶向和抑制肿瘤生长，Guo 等通过 RNA 纳米技术和 siRNA 的细胞内释放对 EV 进行了重新编程。此外，为了实现纳米材料的精准递送，一定数量的新型仿生递送思路和系统也被巧妙地开发，如仿生微马达、仿生酵母微胶囊、基于植物细胞的递送系统和仿细胞器的超分子纳米医学。

纳米酶作为一种新兴的模拟天然酶催化位点的仿生系统，通过选择性地触发特定的催化反应，实现癌症治疗的理想目标。近年来，根据天然酶的类型和功能，已经成功开发了过氧化物酶（Peroxidase，POD）模拟物、过氧化氢酶（CAT）模拟物、氧化物酶模拟物和超氧化物歧化酶模拟物纳米酶在生物医学领域的应用。

自从 2007 年首次提出 Fe_3O_4 纳米颗粒作为过氧化物酶（POD）模拟物以来，人们已经开发了各种 POD 模拟纳米酶来分解 H_2O_2，从而产生自由基。十年后，人们致力于构建纳米催化平台以精确杀伤肿瘤，这主要体现在将天然葡萄糖氧化酶（Glucose Oxidase，GOD）和四氧化三铁（Fe_3O_4）负载到多孔二氧化硅纳米颗粒中，设计和构建序贯催化纳米药物。作为典型的类过氧化物纳米酶，Fe_3O_4 能催化高浓度 H_2O_2 释放羟基自由基用于肿瘤治疗。GOD 可编程肿瘤微环境并将肿瘤内葡萄糖转化为葡萄糖酸，实现 H_2O_2 的持续供应并提高治疗效率。一系列研究结果证实了铁-金属-有机骨架（Fe-MOF）作为一种有效的过氧化物酶模拟纳米酶在准确治疗肿瘤方面的非凡作用。作为一个典型的案例，Chen 等开发了基于 Fe 的 MOF（MIL-100）纳米反应器，作为过氧化物酶样纳米酶用于体内增强的化学动力学和光热组合治疗。通过 3,3′,5,5′-四甲基联苯胺（TMB）和邻苯二胺（O-phenylenediamine，OPD）比色测定来确认 MIL-100 的过氧化物酶模拟催化特性。除了基于铁的纳米酶之外，由于铜的价态转变，具有过氧化物酶活性的六氰铁酸铜位点纳米酶被设计用于肿瘤特异性和扩增级联酶疗法。类似地，锰基和钛基纳米系统也证实了 POD 酶在肿瘤治疗中的关键作用。

过氧化氢酶模拟纳米酶作为产氧剂已被广泛应用于肿瘤缺氧微环境刺激的光动力疗法（PDT）。最新的研究结果揭示了单原子钌（Ru）的积极作用。Zhao 等构建了由 $Mn_3[Co(CN)_6]_2$ 作为载体材料的自组装 PDT 纳米剂，其中 Ru 部分取代 Co 作为产生 O_2 的催化位点，不饱和配位赋予纳米酶高催化活性。细胞活力测定和肿瘤体积变化证实了正常氧环境在肿瘤中的重要性，突出了过氧化氢酶模拟纳米酶的必要性。

氧化酶（Oxidase，OXD）模拟纳米酶可以通过电子转移过程诱导细胞死亡，随后形成细胞毒性超氧自由基（$\cdot O_2^-$）。受到 $\cdot O_2^-$ 生成特性的鼓舞，Ling 等已经制备了具有 OXD 样活性的氧化钼纳米粒子（MoO_{3-x} NU）以实现肿瘤特异性催化治疗。首先，1,3-二苯基异苯并呋喃（DPBF）褪色试验证实了 $\cdot O_2^-$ 的产生。MoO_{3-x} NU 在酸性介质中而不是在中性条件下表现出显著的细胞毒性，证实了 OXD 诱导的细胞凋亡的强大作用。

考虑到单一酶的低效率，一系列具有多酶活性的智能纳米酶因其级联反应特性而被发掘用于精确的癌症治疗。例如，Gao 等开发了具有四种酶样活性的纳米酶，通过引入 N 掺杂的多孔碳纳米球作为模型纳米酶，其具有类氧化酶、类过氧化物酶、类过氧化氢酶和类超氧化物歧化酶活性，为肿瘤催化治疗提供了成功的范例。

作为一种典型的内源性治疗，化学动力学疗法（Chemodynamic Therapy，CDT）通过传统的芬顿/类芬顿反应产生活性氧（ROS）来实现特异性抗肿瘤治疗。为了提高 CDT 药物的生物相容性和循环时间,仿生策略作为一种优越的解决方案已经引起越来越多的关注。最近,Li 等报道了用于乳腺癌治疗的肿瘤细胞膜包被的 $Cu_2 - xSe - GOD$ 纳米催化剂,光声信号的强度差异表明,肿瘤细胞膜由于其同源黏附作用而赋予了纳米颗粒更高的蓄积率。同样,红细胞膜作为一种典型的仿生膜也被用于伪装血红蛋白,以实现具有长期循环特性的高效 CDT。除了常用的细胞膜仿生方法外,癌细胞膜蛋白在仿生 CDT 中的应用已被发掘用于跨越血脑屏障和靶向多形性原位胶质母细胞瘤。典型的例子是,Chen 等设计了仿生 $CuFeSe_2 - LOD@Lipo - CM$ 纳米催化剂,用于引发由 $CuFeSe_2$ 纳米晶体、乳酸氧化酶(Lactate Oxidase,LOD)和膜蛋白修饰的脂质体(Lipo - CM)组成的化学动力学治疗。通过引入 LOD,肿瘤内 H_2O_2 含量增加,提高了基于铜的 CDT 效率。最重要的是,Lipo - CM 赋予纳米催化剂精确的靶向性,提高了其在多形性胶质母细胞瘤中的积累量。此外,仿生 CDT 诱导肿瘤细胞凋亡已被认为是一种有效的抗肿瘤技术。Xu 等开发了一种新型仿生纳米催化剂,该催化剂基于用铁原卟啉和金纳米颗粒($g - C_3N_4/$hemin/Au)修饰的 $g - C_3N_4$ 纳米片,用于增强 CDT,其破坏细胞内 DNA 的双螺旋结构,随后诱导细胞凋亡。

化疗仍然是癌症治疗最常用的方法之一。然而,抗癌药物引起的严重全身毒性限制了其进一步的临床应用。基于低效率的治疗效果和低效靶向性所导致的毒性,仿生治疗方法应运而生。细胞膜包被技术作为一种有前途的技术,在实现免疫规避和肿瘤靶向方面显示出巨大的潜力。癌细胞膜作为最典型的包封膜之一,由于具有同源靶向作用而引起了人们的广泛关注。典型地,Wu 等设计了由 GOD、缺氧激活的前体药物 Banoxantrone(AQ4N)和金属-有机框架材料 ZIF - 8(表示为 AQ4N/GOD@ZIF - 8@CM)组成的 HepG2 细胞膜覆盖的纳米反应器,用于级联放大化疗。AQ4N 作为缺氧激活的前药,由于 GOD 的耗氧,在 HepG2 荷瘤小鼠的治疗过程中起着关键作用。此外,仿生膜法赋予纳米反应器体内循环时间长、同型靶向和免疫逃逸的特性。

仿生化疗除了抑制原发肿瘤外,还可用于干预乳腺癌的肺转移和肝转移。Xu 等构建了融合树突状介孔二氧化硅纳米颗粒和 4T1 癌细胞膜涂层的基于氧化铈的同源靶向系统(CeNP - DMSN@CM)。CeNP 逆转了癌症相关成纤维细胞向成纤维细胞的分化转移,并抑制了肿瘤的侵袭。癌细胞膜的伪装涂层突出了其同源靶向的优点。CeNP - DMSN@CM 与 DOX - DMSN@CM 联合治疗对术后肺转移和肝转移的抑制率分别为 76.8% 和 82.3%。与广泛研究的动物源性和微生物源性胞外囊泡不同,植物源性胞外囊泡的应用相对较少。最近,Wang 等用阿霉素(Dox)修饰的基于肝素的纳米颗粒(简称 EV - DN)设计了天然葡萄柚细胞外囊泡(EV)包装用于胶质瘤化疗。葡萄柚 EV 的应用使仿生 EV - DN 复合材料具有穿透血液屏障的能力,并通过 αvβ3 受体介导的内吞途径和膜融合程序延长循环时间,大大提高了抗增殖能力。

仿生光热疗法(PTT)具有副作用小、复发率低的特点,被认为是一种精确的局部肿瘤治疗方法。光热剂和近红外光照射作为 PTT 的两个主要成分,通过诱导局部热疗对肿瘤细胞的抗增殖作用起着不可替代的作用。但是,光热剂的系统分布不利于提高治疗效率。

对 PTT 热烧蚀效应的精确要求促进了仿生过程的发展。迄今为止,细胞膜包被方法作为仿生策略的主要类别之一已经受到了广泛的关注。例如,Zhao 等设计了一种由多巴胺核心和巨噬细胞膜组成的仿生多功能 PTT 纳米系统。结果表明,细胞膜包被方案可以提高多巴胺的光热速率和最终温度,这是由于光热剂靶向积累。CAR - T 细胞膜为肝细胞癌PTT 治疗提供了高度的靶向特异性。同时,具有同源靶向性的 4T1 细胞膜也被应用于光热剂的包封。除了单膜,杂交膜,如红细胞-癌和癌症-血小板杂交,甚至真核-原核囊泡也被广泛研究。胶质瘤细胞膜蛋白的免疫逃逸特性使得仿生蛋白脂质纳米颗粒更容易跨越血脑屏障,成为一种有前途的光电治疗纳米平台。除了细胞膜结构外,外泌体作为新的仿生载体也被用于 PTT。Zhang 等将碳化钒光热剂与精氨酸-甘氨酸-天冬氨酸(RGD)修饰的工程外泌体载体联合用于乳腺癌的治疗。由此产生的仿生系统具有内体逃逸能力和优异的生物相容性,实现了低温 PTT,几乎没有不良作用。此外,受自然元素和系统的启发,行为或形状模拟方法近年来得到了报道。例如,通过模拟天然细菌叶绿素 c、d 和 e 的自组装行为,已经获得了具有优异的近红外光收集能力的光热剂。粒子形状工程被认为是细胞内化的最重要参数。研究人员通过构建 $Au@SiO_2$ 病毒样纳米棒作为 PTT 平台证实了这一点。

仿生光动力疗法涉及利用特定波长的光源激活光敏剂和随后产生的活性氧。与PTT 相似,光敏剂的系统分布限制了其进一步的生物医学应用。基于此,仿生膜伪装纳米材料的构建对于提高光动力治疗效果具有重要意义。鉴于癌细胞膜的同型靶向特性,Nie 等已经制备了基于卟啉 Zr - MOF 的仿生纳米平台,用于抗血管生成辅助的抗癌PDT。在这项工作中,将阿帕替尼作为抗血管生成药物载入 Zr - MOF 中,然后包被二氧化锰(MnO_2)和 4T1 癌细胞膜。二氧化锰的引入通过消耗肿瘤内的谷胱甘肽提高了光动力疗法的效率。该纳米系统具有较高的肿瘤靶向性和治疗效果。除了癌细胞膜,红细胞膜和干细胞膜也被用于增强 PDT 设计中。Wang 等已经报道了用于有效 PDT 消融肿瘤的仿生超薄氧化石墨炔纳米片,其通过红细胞膜的伪装显示延长的血液循环及增强的缺氧区域和血管外渗透。考虑到间充质干细胞显著的长循环和肿瘤特异性特征,提取了间充质干细胞膜来掩盖介孔二氧化硅包裹的 $NaYF_4$:Yb^{3+},Er^{3+} 上转换纳米颗粒,并进行后续的 PDT。这种仿生抗肿瘤平台具有较长的循环周期、良好的肿瘤靶向性和非凡的抗肿瘤功效。值得注意的是,外泌体工程方法作为另一种增强 PDT 的特殊涂层方法也得到了发展。Li 等制备了多功能嵌合肽工程外泌体,用于双阶段质膜和核靶向 PDT,其具有良性的生物相容性和强大的 ROS 产生能力,最终破坏血浆膜结构并导致细胞死亡。

除上述靶向特性外,利用仿生手段缓解肿瘤乏氧也被广泛报道以达到提高 PDT 效果的目的。Wang 等设计了一种新型双金属双相核壳仿生纳米系统(Au@Rh - ICG - CM),包括多孔 Au@Rh 核壳纳米结构、光敏剂吲哚菁绿和肿瘤细胞膜,以完成缓解缺氧和增强光动力治疗效果的任务。具有过氧化氢酶样活性的 Au@Rh 可以将内源性 H_2O_2 分解为O_2,并且由癌细胞膜产生的同源结合能力将促进 Au@Rh - ICG - CM 的肿瘤积累以增强PDT 特异性。

声动力学疗法(Sonodynamic Therapy，SDT)作为一种新型的无创性治疗方法，可以通过超声辐射引发声敏剂产生活性氧来达到治疗癌症的目的。与传统治疗方法不同，SDT 具有时空选择性高、侵袭性小、穿透组织深度大等显著优点。特别是，高超声能量使得 SDT 适合于治疗深部肿瘤，这优于缺乏穿透深度特征的 PDT。然而，超声增敏剂肿瘤靶向性的丧失和缺氧肿瘤微环境限制了 SDT 的效率。考虑到上述局限性，仿生 SDT 策略是肿瘤抑制乃至消除的必然选择。例如，Ning 等开发了用于增强 SDT 抗口腔鳞状细胞癌的仿生膜系统。纳米工程系统由间充质干细胞膜、全氟碳制氧机和超声波敏化剂维替泊芬组成。膜的包覆使纳米颗粒的尺寸从 150.34 ± 1.27 nm 增加到 153.50 ± 1.35 nm。共聚焦荧光成像结果显示，在 8 小时，Cal-27 细胞内积聚的膜包裹物质多于未包裹物质，表明间充质干细胞膜改善了细胞摄取。体内肿瘤抑制试验进一步肯定了膜包被增强 SDT 效力。其他类型的膜还包括巨噬细胞膜、红细胞膜、4T1 癌细胞-巨噬细胞杂交膜。

肿瘤缺氧的改善对 SDT 效应的增强起着决定性的作用。在此背景下，一系列仿生氧气供应纳米平台正在逐步探索中。作为一个典型的例子，Yang 等通过整合基于 Mn 卟啉的 MOF(Mn-MOF)、免疫佐剂和黑色素瘤 B16 细胞膜来设计 SDT 纳米疫苗整合平台。锰-多金属氧化物不仅可以作为声音增敏剂，还可以完成过氧化氢转化为氧气的过程。细胞膜具有延长血液循环、延长肿瘤靶向性、改善肿瘤缺氧、增强 SDT 作用的特点。Zhao 等已经构建了类似的基于肿瘤细胞膜的仿生 SDT 纳米平台，用于 SDT 和减轻缺氧。他们提出超声的应用可以促进肿瘤的血流，从而缓解肿瘤的乏氧状态。此外，由于衍生的同源靶向能力，可以检测到膜包覆的纳米材料在肿瘤组织中积累的增强。

作为 2013 年最大的治疗突破，旨在诱导抗癌免疫反应的免疫治疗被普遍认为是最有希望的治疗方式之一。其中一些策略，包括癌症疫苗、嵌合抗原受体 T 细胞疗法(CAR-T)、检查点阻断免疫疗法和过继细胞免疫疗法(Adoptive Cell Transfer Therapy，ACT)，最近被开发用于癌症治疗。以 ACT 为例，足够数量的抗原呈递细胞(Antigen-Presenting Cells，APC)是提高治疗效率的前提。基于这一点，人工抗原呈递细胞(aAPC)已被开发来取代内源性 APC，从而增强抗肿瘤 T 细胞的扩增效率。然而，aAPC 天然膜功能的缺乏对 T 细胞活化是有害的。为了实现 T 细胞扩增，已经成功构建了叠氮化物工程白细胞膜包被的仿生 aAPC 和细胞大小/配体密度模拟 aAPC。

最近，Zhang 等报道了融合细胞来源的细胞膜的新颖设计，用于构建免疫治疗的纳米平台。第一项工作与肿瘤疫苗(缩写为 NP@FM)有关，通过 DC-癌细胞杂交细胞膜和纳米颗粒的组合，由于缺乏遗传物质，与细胞疫苗相比表现出显著的生物安全性。NP@FM纳米疫苗通过两种途径激活 T 细胞：一种是细胞融合过程中 pMHC 和共刺激分子的出现；另一种是由于存在癌细胞膜片段，NP@FM 能诱导 DC 的成熟。此外，他们将 NP 锁定为基于卟啉的 Zr-MOF 光敏剂，旨在研究融合细胞的细胞膜对 PDT 免疫联合治疗的影响。结果表明，PCN@FM 具有特异性靶向性和增强的免疫诱导能力，对远端肿瘤有较强的抑制作用。类似地，在自然杀伤细胞膜修饰的纳米系统中也可以监测 PDT 增强的抑制原发性和远处肿瘤生长的免疫疗法。

对于 CAR－T 治疗,其中一个障碍是细胞程序性死亡蛋白 1(PD－1)在 CAR－T 细胞中的表达,PD－1 将与 PD－L1 结合并削弱抗肿瘤作用。为了克服这种限制,Hu 等开发了 CAR 外泌体仿生纳米囊泡。与 CAR－T 细胞不同,CAR 外泌体缺乏 PD－1 的表达,并表现出相对安全的治疗效果,从而实现了细胞毒性分子的高水平表达和抑制肿瘤生长的最终目标。此外,以细胞膜类型作为分类标准,红细胞膜、工程化癌细胞膜、T 细胞膜和巨噬细胞膜涂层也被设计为有效的癌症免疫治疗,以执行其各自的仿生功能。

4.4.4　纳米仿生医学的挑战

纳米仿生医学是一个快速发展的领域,已成为纳米医学的一个新兴分支学科。虽然取得了一定的进展,但仍存在许多挑战和关键问题,需要进一步明确和解决,以便进一步进行临床转化。

(1)深入研究膜仿生策略的结构-功能关系和不良反应对于大规模生产至关重要。鉴于膜蛋白的多样性和功能性,膜工程是仿生纳米医学的一个重要方面。然而,过度设计的膜表面会引起免疫系统的紊乱并诱发炎症,从而导致严重的副作用。另外,膜蛋白类型和数量的差异使得难以保证每批膜的重复性。因此,精确控制膜表面配体的种类和数量,对于提高纳米药物的生物相容性和长期生物安全性,建立连续性治疗机制,满足临床转化的需要具有重要意义。

(2)纳米酶的研究有助于仿生医学的发展。自 2007 年发现过氧化物酶模拟物 Fe_3O_4 纳米酶以来,人们对纳米酶进行了大量研究,用于由催化性质确定的疾病治疗。目前纳米酶在疾病诊断和治疗方面的研究主要集中在葡萄糖氧化酶、过氧化氢酶、过氧化物酶和超氧化物歧化酶。对其他类型的纳米酶,如转移酶、裂合酶、异构酶和连接酶的研究尚缺乏。此外,底物选择性和特异性低是纳米酶在生物医学领域应用的重要限制因素。目前,一些识别机制,包括蛋白/适配子样结合和分子印迹策略已被证明是有效的解决方案。然而,对底物特异性高的纳米酶的开发还需要更多的努力。另外,深入了解纳米酶的催化机制和生物效应对于提高其催化效率和拓宽其生物应用是必不可少的。

(3)长期的生物安全性和生物相容性作为临床应用仿生材料的先决条件,需要仔细、系统地进行评估。考虑到人体吞噬系统的异物去除特性,具有逃避吞噬细胞系统的仿生传统纳米给药系统的靶向工程是至关重要的。现有的证据表明,仿生膜包裹方法赋予纳米颗粒优异的生物相容性和延长的循环半衰期,以及疾病特异性靶向。与具有强烈免疫反应的 PEG 涂层方法不同,仿生系统更容易提高疾病治疗效果,副作用几乎可以忽略不计。然而,仿生纳米系统的毒性和不良的生物持久性,特别是无机成分,是疾病治疗不可避免的关注方面。一般而言,有机/无机纳米颗粒的组成、粒径、形状、溶解度、表面结构和电荷、变形性、降解性、靶向性和胶体稳定性等理化性质对其药代动力学行为具有重要意义。近年来,通过表面功能化优化纳米颗粒的分布、生物降解、血液半衰期、靶向性和清除途径,开发了一系列突出的仿生方法,包括膜包覆和生物分子修饰。尽管越来越多的证据证实仿生策略对生物安全的积极作用,但要实现相应纳米药物的临床转化,必然需要进一步了解和揭示仿生-生物效应,并对生物安全和代谢过程作系统的综述。

(4)应致力于发展精准化、个性化的纳米仿生医学。精准医学的核心特征之一是靶向能力的提高。一些涉及同源细胞膜包被和生物配体修饰(如小分子、肽、蛋白质、碳水化合物和适配体)的仿生靶向策略,使纳米颗粒逃避网状内皮系统的捕获,并将递送状态从被动靶向转化为主动靶向,被认为是独特的精准癌症治疗方法。然而,相对较低的靶向效率提醒我们需要更多的努力来研究细胞膜上功能蛋白的靶向比例,以实现生物配体的最大功能修饰。

(5)发展仿生学产品的规模化生产应该提上日程。与精确合成方法不同,通过生物膜衍生方法制备的仿生纳米药物由于生物的复杂性以及膜蛋白数量和类别的差异,其可重复性仍是一个值得关注的问题。此外,长期储存行为及其产生的不良影响也是制约其工业应用的重要因素。因此,精确的仿生表面工程技术和大规模的仿生合成策略对于仿生纳米平台的可持续发展和产业化转化至关重要。

(6)需要建立仿生数据库,为纳米医学的发展提供重要的指导。鉴于仿生材料的多样性和复杂性,应该建立包括改性方法、设计策略、疾病类型和仿生特性在内的仿生库,为研究人员和学者提供专业指导和帮助,这将极大地促进仿生纳米医学的发展。

(常美琪)

主要参考文献:

贺超良,汤朝晖,田华雨,等.3D打印技术制备生物医用高分子材料的研究进展[J].高分子学报,2013(6):722-732.

An J, Hu Y G, Li C, et al. A pH/Ultrasound dual-response biomimetic nanoplatform for nitric oxide gas-sonodynamic combined therapy and repeated ultrasound for relieving hypoxia[J]. Biomaterials, 2020, 230: 119636.

Bhushan B. Biomimetics: lessons from nature-an overview[J]. Philosophical Transactions of the Royal Society A: Mathematical, Physical and Engineering Sciences, 2009, 367(1893): 1445-1486.

Cao Y, Wu T, Zhang K, et al. Engineered exosome-mediated near-infrared-II region V_2C quantum dot delivery for nucleus-target low-temperature photothermal therapy[J]. ACS Nano, 2019, 13(2): 1499-1510.

Cheng H, Fan J H, Zhao L P, et al. Chimeric peptide engineered exosomes for dual-stage light guided plasma membrane and nucleus targeted photodynamic therapy[J]. Biomaterials, 2019, 211: 14-24.

Deng G, Sun Z, Li S, et al. Cell-membrane immunotherapy based on natural killer cell membrane coated nanoparticles for the effective inhibition of primary and abscopal tumor growth[J]. ACS nano, 2018, 12(12): 12096-12108.

Ding H, Cai Y, Gao L, et al. Exosome-like nanozyme vesicles for H_2O_2-responsive catalytic photoacoustic imaging of xenograft nasopharyngeal carcinoma[J]. Nano letters, 2018, 19(1): 203-209.

Duan Z, Luo Q, Dai X, et al. Synergistic therapy of a naturally inspired glycopolymer-based biomimetic nanomedicine harnessing tumor genomic instability[J]. Advanced Materials, 2021, 33(45): 2104594.

Fang R H, Hu C M J, Luk B T, et al. Cancer cell membrane-coated nanoparticles for anticancer vaccination and drug delivery[J]. Nano letters, 2014, 14(4): 2181-2188.

Fu W, Lei C, Liu S, et al. CAR exosomes derived from effector CAR-T cells have potent antitumour effects and low toxicity[J]. Nature communications, 2019, 10(1): 4355.

Gao S, Zheng P, Li Z, et al. Biomimetic O_2-Evolving metal-organic framework nanoplatform for highly efficient photodynamic therapy against hypoxic tumor[J]. Biomaterials, 2018, 178: 83-94.

Geng Y A N, Dalhaimer P, Cai S, et al. Shape effects of filaments versus spherical particles in flow and drug delivery[J]. Nature nanotechnology, 2007, 2(4): 249-255.

Ge T, Chen C Y, Ni Y, et al. Polygenic prediction via Bayesian regression and continuous shrinkage priors[J]. Nature communications, 2019, 10(1): 1776.

Hu C M J, Zhang L, Aryal S, et al. Erythrocyte membrane-camouflaged polymeric nanoparticles as a biomimetic delivery platform[J]. Proceedings of the National Academy of Sciences, 2011, 108(27): 10980-10985.

Huo M, Wang L, Chen Y, et al. Tumor-selective catalytic nanomedicine by nanocatalyst delivery[J]. Nature communications, 2017, 8(1): 357.

Hu X, Li F, Xia F, et al. Biodegradation-mediated enzymatic activity-tunable molybdenum oxide nanourchins for tumor-specific cascade catalytic therapy[J]. Journal of the American Chemical Society, 2019, 142(3): 1636-1644.

Jia Y, Wang X, Hu D, et al. Phototheranostics: active targeting of orthotopic glioma using biomimetic proteolipid nanoparticles[J]. ACS nano, 2018, 13(1): 386-398.

Ju K Y, Lee J W, Im G H, et al. Bio-inspired, melanin-like nanoparticles as a highly efficient contrast agent for T1-weighted magnetic resonance imaging[J]. Biomacromolecules, 2013, 14(10): 3491-3497.

Lee C, Hwang H S, Lee S, et al. Rabies Virus-Inspired Silica-Coated Gold Nanorods as a Photothermal Therapeutic Platform for Treating Brain Tumors[J]. Advanced Materials, 2017, 29, 1605563.

Li J, Ai Y, Wang L, et al. Targeted drug delivery to circulating tumor cells via platelet membrane-functionalized particles[J]. Biomaterials, 2016, 76: 52-65.

Liu G, Zhao X, Zhang Y, et al. Engineering biomimetic platesomes for pH-responsive drug delivery and enhanced antitumor activity[J]. Advanced Materials, 2019, 31(32): 1900795.

Liu H, Wang J, Wang M, et al. Biomimetic nanomedicine coupled with neoadjuvant chemotherapy to suppress breast cancer metastasis via tumor microenvironment remodeling[J]. Advanced Functional Materials, 2021, 31(25): 2100262.

Ma W, Yang Y, Zhu J, et al. Biomimetic nanoerythrosome-coated aptamer-DNA tetrahedron/maytansine conjugates: pH-responsive and targeted cytotoxicity for HER2-positive breast cancer [J]. Advanced materials, 2022, 34(46): 2109609.

Ma X, Ren X, Guo X, et al. Multifunctional iron-based Metal-Organic framework as biodegradable nanozyme for microwave enhancing dynamic therapy[J]. Biomaterials, 2019, 214: 119223.

Min H, Wang J, Qi Y, et al. Biomimetic metal-organic framework nanoparticles for cooperative combination of antiangiogenesis and photodynamic therapy for enhanced efficacy[J]. Advanced Materials, 2019, 31(15): 1808200.

Niu W, Xiao Q, Wang X, et al. A biomimetic drug delivery system by integrating grapefruit extracellular vesicles and doxorubicin-loaded heparin-based nanoparticles for glioma therapy[J]. Nano letters, 2021, 21(3): 1484-1492.

Pan Y, Xu C, Deng H, et al. Localized NIR – II laser mediated chemodynamic therapy of glioblastoma [J]. Nano Today, 2022, 43: 101435.

Pi F, Binzel D W, Lee T J, et al. Nanoparticle orientation to control RNA loading and ligand display on extracellular vesicles for cancer regression[J]. Nature nanotechnology, 2018, 13(1): 82 – 89.

Pitchaimani A, Nguyen T D T, Marasini R, et al. Biomimetic natural killer membrane camouflaged polymeric nanoparticle for targeted bioimaging [J]. Advanced Functional Materials, 2019, 29 (4): 1806817.

Shao F, Wu Y, Tian Z, et al. Biomimetic nanoreactor for targeted cancer starvation therapy and cascade amplificated chemotherapy[J]. Biomaterials, 2021, 274: 120869.

Sun H, Su J, Meng Q, et al. Cancer-Cell-Biomimetic Nanoparticles for Targeted Therapy of Homotypic Tumors[J]. Advanced Materials, 2016, 28(43): 9581 – 9588.

Sun L, Xu Y, Zhang X, et al. Mesenchymal stem cells functionalized sonodynamic treatment for improving therapeutic efficacy and compliance of orthotopic oral cancer[J]. Advanced Materials, 2020, 32(48): 2005295.

Wang C, Wang Y, Zhang L, et al. Pretreated macrophage-membrane-coated gold nanocages for precise drug delivery for treatment of bacterial infections[J]. Advanced Materials, 2018, 30(46): 1804023.

Wang C, Wu B, Wu Y, et al. Camouflaging nanoparticles with brain metastatic tumor cell membranes: a new strategy to traverse blood-brain barrier for imaging and therapy of brain tumors[J]. Advanced Functional Materials, 2020, 30(14): 1909369.

Wang D, Wu H, Yang G, et al. Metal-organic framework derived multicomponent nanoagent as a reactive oxygen species amplifier for enhanced photodynamic therapy[J]. ACS nano, 2020, 14(10): 13500 – 13511.

Wang J, Sun J, Hu W, et al. A porous Au@ Rh bimetallic core-shell nanostructure as an H_2O_2 – driven oxygenerator to alleviate tumor hypoxia for simultaneous bimodal imaging and enhanced photodynamic therapy[J]. Advanced Materials, 2020, 32(22): 2001862.

Wang T, Zhang H, Liu H, et al. Boosting H_2O_2 – guided chemodynamic therapy of cancer by enhancing reaction kinetics through versatile biomimetic fentonnanocatalysts and the second near-infrared light irradiation[J]. Advanced Functional Materials, 2020, 30(3): 1906128.

Wang X, Li J, Wang Y, et al. A folate receptor-targeting nanoparticle minimizes drug resistance in a human cancer model[J]. ACS nano, 2011, 5(8): 6184 – 6194.

Wang Y N, Song D, Zhang W S, et al. Enhanced chemodynamic therapy at weak acidic pH based on g – C_3N_4 – supported hemin/Au nanoplatform and cell apoptosis monitoring during treatment[J]. Colloids and Surfaces B: Biointerfaces, 2021, 197: 111437.

Wu S, Zhong Y, Zhou Y, et al. Biomimetic preparation and dual-color bioimaging of fluorescent silicon nanoparticles[J]. Journal of the American Chemical Society, 2015, 137(46): 14726 – 14732.

Yang W, Wu X, Dou Y, et al. A human endogenous protein exerts multi-role biomimetic chemistry in synthesis of paramagnetic gold nanostructures for tumor bimodal imaging[J]. Biomaterials, 2018, 161: 256 – 269.

Yang Z, He W, Zheng H, et al. One-pot synthesis of albumin-gadolinium stabilized polypyrrolenanotheranostic agent for magnetic resonance imaging guided photothermal therapy[J]. Biomaterials, 2018, 161: 1 – 10.

Yue Y, Li F, Li Y, et al. Biomimetic nanoparticles carrying a repolarization agent of tumor-associated macrophages for remodeling of the inflammatory microenvironment following photothermal therapy

［J］. ACS nano，2021，15(9)：15166－15179.

Zhan G，Xu Q，Zhang Z，et al. Biomimetic sonodynamic therapy-nanovaccine integration platform potentiates Anti－PD－1 therapy in hypoxic tumors［J］. Nano Today，2021，38：101195.

Zhang Y，Cai K，Li C，et al. Macrophage-membrane-coated nanoparticles for tumor-targeted chemotherapy［J］. Nano letters，2018，18(3)：1908－1915.

Zhao W，Wang Z，Chen L，et al. A biomimetic Au@ BSA－DTA nanocomposites-based contrast agent for computed tomography imaging［J］. Materials Science and Engineering：C，2017，78：565－570.

Zhu Z，Zheng Z，Zhang F，et al. Causal associations between risk factors and common diseases inferred from GWAS summary data［J］. Nature communications，2018，9(1)：1－12.

Zou Y，Liu Y，Yang Z，et al. Effective and targeted human orthotopic glioblastoma xenograft therapy via a multifunctional biomimetic nanomedicine［J］. Advanced Materials，2018，30(51)：1803717.

第 5 章

生物医用材料的研发与设计

随着现代医学的不断发展,生物医用材料也逐渐得到了广泛的应用。生物医用材料是指用于医学领域的材料,它需要满足特定的生物学和医学要求。设计和制备生物医用材料是一个非常重要的过程,其中涉及众多因素的考量,以确保材料的安全性和有效性。

首先,医用材料需要具备良好的生物相容性。这意味着材料与人体组织的相互作用能够被接受,并且不会引起过敏反应或排斥反应。其次,医用材料还需具备良好的力学性能。这意味着材料能够承受一定的载荷而不易断裂或破坏。此外,医用材料还需具备良好的耐久性和生物可降解性。这意味着材料能够在人体内稳定存在,同时不会对人体造成任何负面影响。为了实现这些目标,生物医用材料的制备需要采用一系列的技术。例如,通过选择合适的材料和生产工艺,可以增强材料的生物相容性和力学性能。通常情况下,这种方法需要在材料表面引入一些具有生物反应性的化学物质,以使材料更容易与人体组织交互。此外,生物医用材料的制备还需要考虑一些具体的应用需求。例如,如果材料需要用于一些高敏感性的手术,那么它就需要经过严格的无菌处理。在制备生物医用材料时,还需要注意一些特殊的问题。例如,制备医用材料时,必须使用高纯度材料,以确保它们符合预定的规格和性能要求。此外,由于医用材料需要经常与人体组织接触,因此需要通过严格的生物安全测试来确保其安全性和有效性。这些测试通常需要借助一些特殊的设备和操作技能,以评估医用材料对人体的生物相容性和耐久性等方面的性能。

总之,生物医用材料的设计和制备是一项非常复杂的任务。它需要考虑众多的方面,以确保医用材料具有优异的生物学性能、机械性能和生物可降解性。要实现这些目标,需要采用一系列特殊的技术和装备,以制备安全、有效的生物医用材料。只有通过高质量的制备工艺和质量控制体系,才能确保这些材料在医学应用中发挥最大的作用。

生物医用材料指的是经过认证的材料,在生物医学领域中,用于植入患者体内,以替代或修复组织或器官。目前,生物医用材料的研究和应用已成为医学领域的热门话题。生物医用材料可以作为辅助手段,有效地延长生命,提高患者的生活质量。随着科技的发展,生物医用材料已经涉及多个领域,例如生物医学工程、生物化学、生理学、表面化学以及材料科学等。这些领域的研究为生物医用材料的发展提供了无限的可能性。目前主要的生物医用材料有金属材料、塑料材料、生物陶瓷和软组织替代材料等。

在医疗领域,生物医用材料可以用于多种用途。一些有机材料可以被用来替代受损或者缺失的人体组织。例如,医生常使用聚合物材料来替代受损或者生长缓慢的骨组织,而生物陶瓷则可用于制作人工髋关节和人工牙齿等。另外,生物医用材料还可以修复或替代心脏瓣膜、血管和大脑组织等重要器官。生物医用材料的应用范围非常广泛,不仅限于人类医疗保健,还涵盖牙科、兽医、农业和工业等领域。钛制人工髋关节和心脏瓣膜目前应用最多,具有良好的耐用性,而聚乙烯和聚丙烯(PP)等塑料材料则可以被用来制作几乎无创伤的手术器械。

生物医用材料的研究一般包括生物材料的设计、合成、表征和性能评估等方面。当前的研究重点集中在开发新型生物医用材料上,这些材料旨在优化生物组织的再生,同时能够满足生理和物理特性的要求。生物医用材料的开发和设计离不开大量的实验室实践和动物实验,虽然这些实践过程具有一定的争议性,例如动物实验引起了一些组织学家和动物保护主义者的反对,但也有很多的人认为这些实验对于推动人类健康具有重要意义。为了克服传统实验方法的局限性,越来越多的研究开始采用先进的生命模拟软件和数字模拟技术,来实现快速的材料设计和优化生物医用材料。总之,生物医用材料是现代医疗领域中不可或缺的成分。研究和应用生物医用材料有助于改善健康状况和提高生活质量。生物医用材料研究的发展已经为医学的各个领域带来了很多机会,预计未来会有更多的新型材料被开发出来,以更好地适应不同的医疗需求。

5.1 生物医用材料的设计原则

生物医用材料的设计原则是为了确保材料在医学领域的应用具有高效性、安全性和可靠性。以下是一些常见的生物医用材料设计原则。

(1)生物相容性:生物医用材料必须具备良好的生物相容性,即能够与生物体组织安全、无害地接触和相互作用,不引起明显的免疫排斥或毒性反应。这要求材料具有适当的化学成分、结构和表面特性,以确保与生物体的相容性。

(2)生物活性:生物医用材料可以具有生物活性,即能够与生物体相互作用并调节生理过程。例如,材料表面可以引入生物活性分子,如细胞诱导因子或药物,以促进细胞黏附、增殖或分化,以及控制炎症反应等。

(3)力学性能:生物医用材料的力学性能需要与所应用的组织相匹配。例如,骨替代材料需要具有足够的强度和刚度,以支撑骨组织的负荷,而人工血管材料需要具有足够的柔韧性和弹性,以模拟天然血管。

(4)生物可降解性:对于一些临时性应用,如缝合线或植入支架等,生物医用材料需要具有生物可降解性,能够在一定时间内发生降解并最终被生物体代谢掉,减少对生物体的不良影响。

(5)耐久性:对于长期或永久性应用,如人工关节或心脏瓣膜等,生物医用材料需要具有良好的耐久性,能够承受长期的使用和生物体内环境的影响,保持其功能和性能。

(6)表面特性:材料表面的特性对于与生物体的相互作用至关重要。例如,材料表面的粗糙度、亲水性/疏水性、电荷等可以影响细胞黏附、血液相容性等。通过表面修饰、涂层或纳米结构等手段,可以调控材料表面特性,以实现更好的生物相容性和功能性。

（7）可制备性：生物医用材料的设计应考虑到其可制备性和可扩展性。合适的材料选择和制备方法可以确保材料的一致性、可控性和大规模生产的可行性。

综上所述,生物医用材料的设计原则包括生物相容性、生物活性、力学性能、生物可降解性、耐久性、表面特性和可制备性等方面。通过遵循这些原则,可以设计出具有良好性能和应用潜力的生物医用材料。

5.2　生物医用材料设计的影响因素

与传统的生物材料相比,生物医用材料通常具有明确的结构和表面特性。生物医用材料的结构和表面特性对其与生物系统的相互作用有重要影响。此外,生物医用材料上微米及纳米级精度的存在可以创造一种针对蛋白质的仿生特征,从而调节细胞行为。本节主要介绍影响生物医用材料设计的因素。

生物医用材料的生物活性受多种因素的影响,材料的物理结构、表面特性和材料形貌是影响生物医用材料与生物系统相互作用的关键因素。此外,还应考虑控制生物医用材料释放生物活性离子或分子的因素。

5.2.1　物理结构

（1）颗粒大小和结构：生物医用材料的颗粒大小和结构对其生物活性有重要影响。当颗粒尺寸减小时,生物医用材料颗粒表面的原子或分子所占比例增大。研究表明,一个30 nm 大小的粒子表面有 5% 的原子或分子,而一个 3 nm 大小的粒子表面有 50% 的原子或分子。因此,纳米颗粒比大尺寸的颗粒具有更大的比表面积。考虑到许多生物反应发生在表面和界面上,这意味着纳米颗粒形式的材料比相同质量的更大粒径的材料具有更高的活性。银纳米粒是一种众所周知的抗菌剂,广泛应用于伤口敷料、涂层以及医疗器械中。有研究发现,颗粒大小在决定这些影响方面起着至关重要的作用。有研究采用粒径为 20、80 和 113 nm 的银纳米粒,分别对其细胞毒性进行了评价。他们发现,比表面积更高的 20 nm 尺寸的银纳米粒比更大的纳米颗粒和银离子更具毒性。这些结果表明,颗粒大小对生物医用材料的生物活性有着关键影响。

除粒径外,生物医用材料的结构对其生物活性也有很大的影响。例如,分子印迹生物医用材料颗粒能够以高亲和力及选择性识别和结合目标生物分子（如肽、蛋白质）,显示出作为合成化学受体的巨大潜力。

（2）分子印迹生物医用材料颗粒的结构：分子印迹生物医用材料颗粒的生物活性高度依赖于其定制的微米及纳米结构。为了获得分子印迹生物医用材料颗粒,各种类型的单体,包括氢键、带正电和带负电的单体及疏水单体,在目标分子的存在下聚合。聚合过程中单体和目标分子之间的集体相互作用导致在获得的分子印迹生物医用材料颗粒中形成互补结合位点，从而实现定制结构。因此，所获得的分子印迹生物医用材料颗粒可以在互补的三维界面上通过多种氢键、静电和疏水相互作用的组合来识别目标分子。

如今，分子印迹生物医用材料颗粒已被开发用于靶向和可视化某些疾病（如肿瘤）中过度表达的基于蛋白质/糖蛋白的细胞受体。有研究证明，一种能够识别并结合睾酮的分子印迹生物医用材料颗粒，可以通过阻断睾酮-雄激素受体通路，用于前列腺癌的治疗。有报道表明，一种捕获血管内皮生长因子的分子印迹生物医用材料颗粒能够通过减少血管生成来抑制肿瘤生长。Liu 等开发了一种基于硼酸盐的分子印迹生物医用材料颗粒，它可以通过与 HER2 上的聚糖结合，靶向人表皮生长因子受体-2（HER2）阳性乳腺肿瘤细胞，从而通过阻断 HER2 依赖的信号通路抑制肿瘤生长。这些结果表明，定制结构在影响分子印迹生物医用材料颗粒的生物活性中起着关键作用。

（3）形态结构的影响：生物医用材料的形态结构也与其生物活性密切相关，显示出对细胞行为干扰的巨大潜力。例如，Lam 等开发了一种可转化肽，它可以自组装成生物医用材料颗粒。然而，当这些颗粒与肿瘤细胞表面的 HER2 结合时，这些颗粒转化为纳米纤维。因此，纳米纤维破坏了 HER2 的二聚化和随后的下游信号，从而抑制了肿瘤细胞的生长。此外，研究人员还发现，直径为 60 nm 的碳纳米纤维可以有效地增加成骨细胞的黏附，同时减少竞争性细胞的黏附（如成纤维细胞和平滑肌细胞），从而刺激足够的骨整合。从碳纳米管中也观察到类似的结果。这些结果表明，不同结构的生物医用材料能够表现出不同的生物活性。

（4）生物可降解结构的影响：具有生物可降解结构的生物医用材料还通过释放生物活性离子或分子表现出生物活性。金属-有机骨架是一类由金属离子通过有机连接剂桥接而成的无机-有机杂化生物医用材料。金属-有机骨架可以在酸性条件下快速降解并释放其金属离子或有机连接物。Zhang 等开发了一种具有生物活性的金属-有机骨架，该骨架由 Zn（Ⅱ）、二羧酸配体和哌酸组成。锌是生命必需的微量元素，被广泛用作抗菌剂。哌酸是一种旋切酶抑制剂，临床广泛应用于肠道和尿路感染。因此，金属-有机骨架在酸性条件下释出哌酸和 Zn（Ⅱ），显示出对抗多种致病菌的巨大潜力。最近，Shi 等报道了伏立康唑内嵌的 2-甲基咪唑锌框架，其中伏立康唑被用作构建生物活性金属-有机骨架的构建块。2-甲基咪唑锌框架可显著减少伏立康唑的漏出。伏立康唑的有效释放是通过在酸性条件下，如在生物膜中，将伏立康唑与金属-有机骨架分离来实现的。在白色念珠菌感染的开放性伤口中，伏立康唑内嵌的 2-甲基咪唑锌框架表现出有效的抗真菌性能，从而加速伤口愈合。

此外，含金属的生物医用材料，如金属氧化物颗粒和金属离子掺杂的无机颗粒，近年来也引起了人们的极大兴趣。它们通过释放金属离子来展示其生物活性。例如，Zheng 等展示了一种铁基生物医用材料，它可以释放生物活性的 Fe^{2+}/Fe^{3+}，并触发芬顿反应，干扰与细胞死亡相关的生物过程。Waldman 等发现银颗粒可以在细菌中持续释放 Ag^+，从而使其杀菌活性更加持久有效。

5.2.2　表面特性

生物医用材料的表面特性对其生物活性有着至关重要的影响。生物系统对生物医用材料的响应与生物医用材料的表面特性密切相关。大多数具有生物活性的生物医用材料通过配体-受体结合途径及非特异性黏附特性与生物系统相互作用。一般来说,有两种主要的设计方法来控制生物活性材料的表面特性。

1. 表面电荷和亲疏水性的调整

首先,将生物医用材料的表面特性(如表面电荷和亲疏水性)调整到特定状态,从而达到理想的表面生物活性。例如,Chen 等发现,表面带负电荷的金颗粒可以有效抑制淀粉样蛋白-β(Aβ)的纤化,并诱导 Aβ 形成毒性较小的物质。相反,带正电荷的金颗粒对干扰 Aβ 蛋白的聚集过程没有影响。Wang 等报道了一种具有生物相容性和生物可降解性的聚合物纳米颗粒,它是由聚乳酸-羟基乙酸构建的。聚乳酸-羟基乙酸颗粒可以通过非共价疏水相互作用与肿瘤抗原结合。因此,聚乳酸-羟基乙酸颗粒捕获肿瘤抗原并将其传递到辐照后的抗原呈递细胞中,从而增强了免疫检查点阻断疗法治疗 B16F10 黑色素瘤小鼠的疗效。从这个意义上说,肿瘤细胞或组织被聚乳酸-羟基乙酸颗粒转化为原位疫苗。热休克蛋白已被证明是一种有效的免疫刺激剂,可以对抗各种类型的肿瘤,包括黑色素瘤、胶质母细胞瘤和胰腺癌。热休克蛋白通过其微结构域捕获肿瘤相关抗原,并将抗原传递到抗原呈递细胞中,从而引发强大的抗肿瘤反应。

受热休克蛋白的启发,Shi 等最近展示了一种具有表面疏水微域的混合壳胶束,以模拟热休克蛋白用于癌症免疫治疗。在这个设计中,混合壳胶束通过疏水相互作用捕获肿瘤抗原,并将抗原递送到抗原呈递细胞中。更重要的是,混合壳胶束可以通过将表面疏水微域转化为带正电的微域而逃离溶酶体,从而增强肿瘤抗原在细胞质中的交叉呈现。结果,混合壳胶束在黑色素瘤小鼠中触发了强大的 T 细胞依赖性抗肿瘤反应。

2. 化学改性

另一种常用的获得理想表面性能的方法是化学改性。通过将生物活性配体(包括小分子、多肽和抗体)直接固定在材料表面,获得的生物活性生物医用材料显示出诱导特定细胞反应的潜力。活性氨基(—NH$_2$)和羧基(—COOH)基团通常被用作这些配体与材料表面共价连接的偶联位点,从而获得生物活性颗粒表面。例如,Tao 等报道了一种生物医用材料抑制剂,通过将靶向间充质-上皮转化的肽偶联在聚合物生物医用材料颗粒上而制成。与游离肽相比,纳米抑制剂与 MET 因子的结合亲和力提高了 3 个数量级。因此,该生物医用材料抑制剂通过阻断 MET 信号传导有效地减弱了胶质母细胞瘤 U87MG 细胞的增殖和侵袭。

Wang 等展示了一种抗 IgG(Fc 特异性)抗体修饰的生物医用材料颗粒,该生物医用材料颗粒通过将多个抗 IgG 抗体偶联到生物医用材料颗粒表面而制备。生物医用材料颗粒作为多功能抗体固定化平台,可通过 Fc 特异性非共价结合,有效固定化两类单克隆抗体,用于肿瘤免疫治疗。与共价耦联相比,非共价固定对单克隆抗体的抗原结合活性没有被削弱。他们选择抗 PD-1 抗体和抗 PD-L1 抗体两种免疫检查点抑制剂作为模型单克隆抗体,发现该配方可以有效促进 T 细胞-肿瘤细胞相互作用,并触发强大的 T 细胞依赖性抗肿瘤反应。此外,他们还验证了这种方法在巨噬细胞和自然杀伤细胞介导的体内抗肿瘤免疫反应中的潜力。

5.2.3　材料形貌

许多实验表明,细胞在不同生物医用材料形貌的衬底上表现出不同的行为,这表明细胞可以区分衬底的几何形状。例如,Li 等通过将细胞外基质蛋白和生长因子固定在纳米纤维表面,制备了一种排列的纳米纤维支架。有研究构建了生物医用纤维支架,并利用它来模拟天然细胞外基质的物理生化特性。结果表明,与随机取向的生物医用纤维支架相比,排列的生物医用纤维支架可以有效地促进皮肤细胞迁移,并在伤口愈合过程中诱导神经突生长。Fu 等证明了表面粗糙度对胚胎干细胞(Embryonic stem cell, ESC)黏附的影响。他们发现,未分化的细胞更倾向于附着在光滑的表面,而不是粗糙的表面。

此外,光滑的表面可以维持 ESC 的自我更新能力,而粗糙的表面则会诱导 ESC 的分化。这些研究揭示了材料拓扑在指导细胞行为中的重要性。底物的高孔隙率和孔间连通性对细胞的增殖和黏附有重要影响。例如,多孔结构可以促进营养物质和细胞废物的充分运输,从而为细胞生长提供更好的环境。

5.2.4　其他因素

生物医用材料的化学组成和固有结构也影响其生物活性,尤其是催化活性。天然酶的催化位点通常涉及多价金属离子,如 Fe^{2+}/Fe^{3+} 和 Cu^+/Cu^{2+}。通过模拟天然酶的催化位点,各种金属或金属氧化物基生物医用材料已被用作传统酶的有前途的替代品。例如,铁磁性生物医用材料颗粒和一些贵金属基生物医用材料颗粒(如金、银、钯、铂及其合金)被发现可以模拟过氧化物酶和过氧化氢酶的酶行为。氧化亚铜生物医用颗粒具有葡萄糖氧化酶、乳糖酶和细胞色素 C 氧化酶模拟特性。锰氧化物生物医用颗粒可以模拟三种细胞抗氧化酶,包括谷胱甘肽过氧化物酶、超氧化物歧化酶和过氧化氢酶。

此外,金属-有机框架作为一种模拟过氧化物酶的生物医用材料也引起了人们的极大关注,因为它们具有框架灵活性和较大的比表面积。例如,通过与有机连接剂螯合 Fe 或 Cu 离子,可以创建催化位点,以实现过氧化物酶反应的最佳协同性。更重要的是,具有精确纳米结构的金属-有机框架可以作为探索和验证生物医用材料催化活性的良好模型。

5.3　生物医用材料的合成方法

生物医用材料的合成方法多种多样,下面介绍几种常见的方法。

1. 聚合法

聚合法是一种常见的生物医用材料合成方法。在特定条件下,将单体分子通过化学反应串联成高分子链，形成聚合物类生物医用材料。这种方法可以通过调整反应条件和单体的选择来控制材料的性能和结构，以满足不同的医疗需求。如聚乳酸（PLA）是一种常用的生物降解聚合物，可以通过将乳酸单体进行环状开合聚合合成。它被广泛应用于生物可降解植入材料、缝合线和组织工程支架等。

2. 热熔法

热熔法是一种适用于金属类和生物陶瓷类材料的合成方法。该方法将材料在高温下熔融，并通过压制成型的方式制备生物医用材料。这种方法可以获得具有一定力学性能和形状的材料，适用于骨科植入材料等领域。

3. 溶胶-凝胶法

溶胶-凝胶法是一种常用的制备生物陶瓷类材料的方法。该方法通过将溶胶中的前驱体进行水解和缩合反应，形成凝胶，随后通过热处理或烧结等方法制备出生物陶瓷类材料。这种方法具有较好的可控性，可以制备出具有不同微观结构和化学组成的生物医用材料。如二氧化硅凝胶是一种常见的生物医用材料，可以通过将硅前驱体溶胶进行水解和缩合反应制备而成。该材料具有高孔隙度和大比表面积，适用于药物缓释、组织工程和生物传感器等应用。

4. 电化学沉积法

电化学沉积法是通过将金属离子还原成金属，沉积在导体表面上形成薄膜的方法。该方法可用于制备金属和合金类生物医用材料，具有较好的化学稳定性和生物相容性。如钛金属薄膜是一种常用的生物医用材料，可以通过在导体表面上进行电化学沉积而得到。这种材料具有优异的生物相容性和机械性能，广泛应用于骨科植入材料和牙科修复材料等领域。

5. 生物仿生法

生物仿生法是一种基于仿生学原理设计材料形态和结构的合成方法。利用自组装、溶胶凝胶、沉淀法等手段，合成具有复杂结构和功能的生物医用材料。这种方法可以模拟生物体的结构和功能，提高材料的生物相容性和生物活性，以实现更好的医疗效果。如骨组织工程支架是一种仿生的生物医用材料，可以通过将羟基磷灰石（HA）等无机颗粒与聚合物进行复合制备而成。这种支架具有类似骨组织的微观结构和化学组成，能够促进骨再生并最终被生物体完全吸收。

6. 纳米技术

纳米技术是一种新兴的生物医用材料合成方法。通过利用纳米级别材料的特殊性质和表现，可以制备具有优异性能和特性的生物医用材料。纳米技术应用于生物医用材料的合成，可以提高材料的生物相容性、生物活性、药物传输等方面的性能。如纳米金是一种常用的生物医用材料，可以通过调控金纳米颗粒的形状、大小及表面修饰来合成。纳米金具有优异的光学性质和生物相容性，被广泛应用于肿瘤治疗、生物成像和生物传感等领域。

7. 生物活性剂法

生物活性剂法是利用生物活性剂对材料进行修饰的合成方法。通过与生物活性剂的相互作用，可以使材料呈现出良好的生物相容性、生物活性等特性。这种方法可以改善材料的表面性能,增强其与生物组织的相互作用,促进材料的组织修复和再生。如羟基磷灰石(HAP)是一种常见的生物医用材料,具有仿生结构和优异的生物相容性。生物活性剂法可以制备出具有不同形貌和晶体结构的 HAP 材料,在骨组织工程和牙科修复等领域得到广泛应用。例如,可以通过将 HAP 前驱体与无机盐或有机分子进行共沉淀反应,以得到具有不同形态和尺寸的 HAP 颗粒。

综上所述,生物医用材料的合成方法多样化,每种方法都有其特点和适用范围。在未来的研究中,可以进一步探索新的合成方法,以满足不断发展的医疗需求,并提高生物医用材料的性能和效果。

5.4 生物医用材料的应用领域

生物医用材料在医学领域中应用非常广泛,主要应用于以下领域。

1. 骨组织工程

生物医用材料在骨组织工程中起到关键作用。它们可以用作骨替代物、骨修复材料和骨支架等,促进骨再生和修复。常见的骨组织工程材料包括羟基磷灰石(HAP)、骨水泥、生物降解聚合物和金属植入材料等。

2. 心血管领域

生物医用材料在心血管领域广泛应用于血管支架、心脏瓣膜和心脏修复等方面。例如,金属支架和生物降解聚合物支架可用于治疗狭窄的冠状动脉;生物活性材料如生物降解聚合物和组织工程血管可用于心脏瓣膜修复和替代。

3. 神经修复和再生

生物医用材料在神经修复和再生方面具有重要意义。它们可以提供支持和引导受损神经组织的再生,促进神经再生和功能恢复。常见的应用包括神经导管、生物活性支架和生物降解聚合物等。

4. 组织工程

生物医用材料在组织工程领域扮演着关键角色。通过结合细胞和支架材料,可以构建人工组织和器官。常见的应用包括人工皮肤、肌肉组织工程和肝脏组织工程等。

5. 肿瘤治疗

生物医用材料在肿瘤治疗中发挥着重要作用。纳米材料、药物载体和靶向输送系统等可以实现肿瘤靶向治疗和药物缓释。此外,生物医用材料还可以用于肿瘤诊断和成像。

6. 牙科修复

生物医用材料在牙科修复中被广泛应用。例如,复合树脂材料、陶瓷材料和金属材料可用于牙科修复,如牙齿充填、牙冠和义齿等。

7. 药物载体

生物医用材料可以作为药物载体,实现药物的控制释放。这种方式可以提高药物疗效,减少给药频率,增加患者便利性。常见的应用包括植入式药物输送系统、纳米颗粒和生物降解聚合物等。

除了以上应用领域,生物医用材料还在生物传感、人工器官、体内成像、医疗器械和药物筛选等方面发挥重要作用。随着科学技术的不断进步,生物医用材料将继续在医学领域发展、应用,为人类健康服务。

5.5　生物医用材料设计与合成的演进

随着科学技术的进步和医疗需求的增加,生物医用材料的设计与合成正朝着以下几个未来发展趋势不断演进。

1. 多功能材料

未来的生物医用材料将具备多种功能,可以同时实现不同的医疗需求。例如,一种材料既可以具有支撑组织的力学性能,又可以促进血管生成以加速组织修复,甚至能够释放药物来实现靶向治疗。这种多功能材料的设计和合成将成为一个重要的研究方向。

2. 智能材料

智能材料是指具有响应性和适应性的材料,能够根据环境变化或外界刺激改变其性能或释放功能。未来的生物医用材料将利用纳米技术、生物传感技术等手段,实现对生物体内环境的监测和调控,并能够根据需要在特定条件下释放药物或启动治疗过程。

3. 生物可降解材料

生物可降解材料是指能够在生物体内发生降解并最终被代谢掉的材料。未来的生物医用材料将更加注重生物可降解性,以减少长期植入材料可能带来的副作用和排斥反应。这些材料可能通过调控分子结构、材料组成和制备工艺等方式实现可控的降解速度和产物的安全代谢。

4. 仿生材料

仿生材料是受生物体结构和功能启发而设计的材料。未来的生物医用材料将借鉴生物体的结构,例如模仿骨骼、软组织或细胞外基质的微观和宏观结构,以及模拟生物体的特定功能。这样的仿生材料可以更好地与生物体相互作用,并提供更有好的治疗和修复效果。

5. 定制化材料

随着个性化医疗的发展,未来的生物医用材料将趋向于定制化设计和合成。根据患者的个体特征、病情和需求,可以定制化制备材料,以实现更精准的治疗和修复效果。例如,基于个体患者的影像数据,使用 3D 打印技术制备出定制化的人工骨骼或器官。

6. 纳米技术与生物医用材料的结合

纳米技术在生物医学领域有着广阔的应用前景。未来的生物医用材料将通过纳米技术实现更精确的控制和调控,例如纳米颗粒的靶向输送、纳米纤维的组织工程和纳米表面改性等。纳米尺度的特殊性质使得生物医用材料具备更高的比表面积、更好的生物相容性和更强的功能。

总之，未来生物医用材料的设计与合成将趋向于多功能性、智能性、生物可降解性、仿生性、定制化以及与纳米技术的结合。这些发展趋势将推动生物医学领域的创新，并为临床医疗提供更加精准和高效的解决方案。

5.6　生物医用材料的设计与应用因素

生物医用材料的设计与应用需要考虑多方面的因素，例如生物相容性、生物活性、外形尺寸、结构形态、生物可降解性和机械强度等。下面将分别对这些因素进行探讨。

（1）材料选择：根据应用需求和使用环境选择合适的材料，如聚合物、金属、陶瓷等。

（2）材料改性：通过化学改性、物理改性等手段改善材料的生物相容性、力学性能、表面特性等。例如，引入生物活性分子、表面修饰等手段可以增强材料的生物相容性和生物活性。

（3）结构设计：根据应用需求设计材料的结构，例如微孔结构、纳米结构、层次结构等。这些结构可以影响材料的力学性能、生物活性、表面特性等。例如，微孔结构可以促进细胞生长和组织修复。

（4）组装制备：通过材料的组装和制备技术，制备出具有特定形态和结构的材料。例如，利用3D打印技术、纳米技术等手段可以制备出复杂的生物医用材料。

（5）生物相容性：生物医用材料设计的关键因素之一。在设计材料时，必须考虑其对组织的影响。例如，某些金属离子、有机化合物和染料等会对组织产生毒性和过敏反应，因此在材料设计时应该尽量避免使用这些物质。

（6）生物活性：生物医用材料设计的另一个重要因素。生物活性材料可以促进细胞增殖、分化和修复受损组织，同时还可以参与体内生物反应。如生物活性陶瓷、生物活性降解性聚合物等都是常用的生物医用材料。

（7）外形尺寸：生物医学材料设计的一个非常关键的因素。材料的尺寸必须能够适应多种形态的组织器官，且易于在植入过程中操作和控制。例如，血管支架、假体关节等医疗器械都需要考虑材料的尺寸与形态。

（8）结构形态：生物医用材料设计的一个创新点。设计者通过控制材料的微观结构和组成，可以实现更好的临床效果。例如，生物医用材料、生物高分子等都是目前的研究热点，它们可以与生物体更好地相容并发挥更好的生物活性。

（9）生物可降解性：生物医用材料设计的重要因素之一。生物可降解性是指材料在体内能够被生物体所分解，而且其分解产物不会对组织产生损伤和毒性等不良反应。例如，生物降解骨替代材料、生物降解聚合物等材料都具有良好的生物相容性和生物柔韧性。

（10）机械强度：生物医用材料设计的一个基本考虑因素。由于材料在体内不仅要承受自身的负荷，还要承受体内的生物负荷，如血流、骨骼动力等，因此在设计时必须考虑材料的机械强度和可靠性。

（11）应用场景：根据不同的应用需求选择合适的生物医用材料，并将其应用于人工器官、组织工程、药物输送等领域。

未来，随着科技的不断进步，生物医用材料的设计和应用将更加精准和高效。例如，利用人工智能、纳米技术等手段可以实现对材料的智能设计和精确控制，从而提高材料的生物活性、生物相容性和力学性能。同时，通过器官芯片、组织芯片等技术，可以更好地模拟人体内部环境，以实现更精准的材料筛选和应用。总的来说，生物医用材料的设计与应用更多的是面向临床需求，旨在解决人们的健康问题和改善生活质量。科学家们将不断探索更加复杂的材料体系，以期能够开发出更加匹配的材料体系来服务人类的健康。

（丁　利）

主要参考文献：

张海频，宋慧佳，王凤，等. 睾酮分子印迹磁性纳米材料作为去雄药物对雄性激素依赖型前列腺癌的治疗作用[J]. 世界临床药物，2019，40(10)：687-692.

Chang TC，Wu CC，Wang SC，et al. Using a fiber optic particle plasmon resonance biosensor to determine kinetic constants of antigen-antibody binding reaction[J] [published correction appears in Anal Chem. 2013 Nov 5；85(21)：10625]. Anal Chem，2013，85(1)：245-250.

DAN YU，JIN WANG，KE-JIA QIAN，et al. Effects of nanofibers on mesenchymal stem cells：environmental factors affecting cell adhesion and osteogenic differentiation and their mechanisms[J]. Journal of Zhejiang University-Science B (Biomedicine & Biotechnology)，21(11)：871-884.

Dong Y，Li W，Gu Z，et al. Inhibition of HER2-Positive Breast Cancer Growth by Blocking the HER2 Signaling Pathway with HER2-Glycan-Imprinted Nanoparticles[J]. Angew Chem Int Ed Engl，2019，58(31)：10621-10625.

Gao G，Zhang M，Gong D，et al. The size-effect of gold nanoparticles and nanoclusters in the inhibition of amyloid-β fibrillation[J]. Nanoscale，2017，9(12)：4107-4113.

Guan X，Ge X，Dong H，et al. Ultrathin 2D Pd/Cu Single-Atom MOF Nanozyme to Synergistically Overcome Chemoresistance for Multienzyme Catalytic Cancer Therapy[J]. Adv Healthc Mater，2023，12(30)：e2301853.

Huang JJ，Wu J，Wang JH，et al. Rock Climbing-Inspired Electrohydrodynamic Cryoprinting of Micropatterned Porous Fiber Scaffolds with Improved MSC Therapy for Wound Healing[J]. Adv Fiber Mater，2023，5(1)：312-326.

Huo M，Wang L，Chen Y，et al. Tumor-selective catalytic nanomedicine by nanocatalyst delivery[J]. Nat Commun，2017，8(1)：357. Published 2017 Aug 25.

Justin M. Zook，Melissa D. Halter，Danielle Cleveland，et al. Disentangling the effects of polymer coatings on silver nanoparticle agglomeration，dissolution，and toxicity to determine mechanisms of nanotoxicity[J]. Journal of Nanoparticle Research，2012，14(10)：1165.

Kawai S，Sadeghi A，Xu F，et al. Obtaining detailed structural information about supramolecular systems on surfaces by combining high-resolution force microscopy with ab initio calculations[J]. ACS

Nano，2013，7(10)：9098 – 9105.

Li Y，Yang L，Xu J，et al. Pt nanoparticle-coupled WO2. 72 nanoplates as multi-enzyme mimetics for colorimetric detection and radical elimination[J]. Anal Bioanal Chem，2020，412(2)：521 – 530.

Li Z，Wang C，Dai C，et al. Engineering dual catalytic nanomedicine for autophagy-augmented and ferroptosis-involved cancer nanotherapy[J]. Biomaterials，2022，287：121668.

Matos AI，Peres C，Carreira B，et al. Polyoxazoline-Based Nanovaccine Synergizes with Tumor-Associated Macrophage Targeting and Anti – PD – 1 Immunotherapy against Solid Tumors[J]. Adv Sci (Weinh)，2023，10(25)：e2300299.

Meng X，Zhang F，Guo H，et al. One-Pot Approach to Fe^{2+}/Fe^{3+}-Based MOFs with Enhanced Catalytic Activity for Fenton Reaction[J]. Adv Healthc Mater，2021，10(19)：e2100780.

Nagy A，Harrison A，Sabbani S，et al. Silver nanoparticles embedded in zeolite membranes：release of silver ions and mechanism of antibacterial action[J]. Int J Nanomedicine，2011，6：1833 – 1852.

Shakya S，He Y，Ren X，et al. Ultrafine Silver Nanoparticles Embedded in Cyclodextrin Metal-Organic Frameworks with GRGDS Functionalization to Promote Antibacterial and Wound Healing Application [J]. Small，2019，15(27)：e1901065.

Su，LZ，Li，YF，Liu，Y，et al. Antifungal-Inbuilt Metal-Organic-Frameworks Eradicate Candida albicans Biofilms[J]. Adv Funct Mater，2020，30(28)：2000537.

Wu Y，Fan Q，Zeng F，et al. Peptide-Functionalized Nanoinhibitor Restrains Brain Tumor Growth by Abrogating Mesenchymal-Epithelial Transition Factor (MET) Signaling[J]. Nano Lett，2018，18(9)：5488 – 5498.

Xia J，Yuan Y，Wu H，et al. Decoupling the effects of nanopore size and surface roughness on the attachment，spreading and differentiation of bone marrow-derived stem cells[J]. Biomaterials，2020，248：120014.

Zeng J，Ding C，Chen L，et al. Multienzyme-Mimicking $Au@Cu_2O$ with Complete Antioxidant Capacity for Reactive Oxygen Species Scavenging[J]. ACS Appl Mater Interfaces，2023，15(1)：378 – 390.

Zhang L，Jing D，Jiang N，et al. Transformable peptide nanoparticles arrest HER2 signalling and cause cancer cell death in vivo[J]. Nat Nanotechnol，2020，15(2)：145 – 153.

Zhan MS，Qiu JR，Fan Y，et al. Phosphorous Dendron Micelles as a Nanomedicine Platform for Cooperative Tumor Chemoimmunotherapy via Synergistic Modulation of Immune Cells [J]. Adv Mater，2023，35(3)：2208277.

Zhao M，Guan P，Xu S，et al. Molecularly Imprinted Nanomedicine for Anti-angiogenic Cancer Therapy via Blocking Vascular Endothelial Growth Factor Signaling [J]. Nano Lett，2023，23 (18)：8674 – 8682.

Zhao Z，Dong S，Liu Y，et al. Tumor Microenvironment-Activable Manganese-Boosted Catalytic Immunotherapy Combined with PD – 1 Checkpoint Blockade [J]. ACS Nano，2022，16 (12)：20400 – 20418.

第 6 章

生物医用材料的修饰与改性

利用物理、化学或生物学手段，通过表面修饰、改善优化材料组分，或改变材料的组织结构，从而改善或提高生物医用材料的生物相容性、可吸收降解性、无毒性和无蓄积性等材料物质形态或性质的方法，称为生物医用材料的修饰与改性。

6.1　材料改性

黏土经过高温烧制制作成陶瓷，植物纤维经过加工制备成纸张，都是我国古代劳动人民利用了材料修饰与改性的特点进行的科技发明。其中，中华文明从一开始就与陶瓷结伴，以至于在英语中，中国(China)与陶瓷(china)为同一单词。造纸术被誉为我国的四大发明之一，也是通过植物纤维的修饰与改性制作而成。

1. 黏土改性成为陶瓷

传统陶瓷产品多数由黏土或是黏土和其他材料的混合经热处理制成餐具和装饰性陶瓷，这种制作方法沿用至今。对史前文化的考古而言，陶器非常重要，它常被用于很多文化的命名，如史前中国的仰韶文化和龙山文化，史前欧洲的线纹陶文化、漏斗颈陶文化等。

陶瓷是中国劳动人民智慧的结晶，是中华文明几千年的文化积淀。陶瓷反映了中国各个历史时期的经济发展、社会进步、风俗习惯、文化变迁和思想意识。陶瓷故事也映射出中国历史上各个阶段人们对陶瓷审美趣味的变化，其中蕴含着丰富的中华文化。

2. 植物纤维与造纸术

纸是主要以不同长度、直径的植物纤维为原料，通过物理和化学的作用使纤维相互作用，形成具有多孔性、网状结构和三维结构的薄张材料。造纸术与火药、指南针和印刷术并称为中国古代四大发明，推动了我国经济、政治、文化的快速发展，在我国历史发展中占有重要的地位。造纸术发明于公元 105 年，它使文字有了新的载体，结束了古人在石壁、甲骨、木简和丝帛上书写的历史，促进了文化的传播与发展。公元 4 世纪初，中国造纸术开始向外传播发展，东经朝鲜传至日本，西经阿拉伯传至欧洲和非洲，快速传播至全世界。社会的快速发展使造纸术也得到改进，与古代的造纸术相比，现代造纸的工艺和装备都发生了巨大的变化。造纸术有"软钢铁"之称，其发展可带动一个国家的 GDP，同时可体现一个国家的整体实力。

6.2 生物医用材料改性概述

6.2.1 研究方向

1. 化学改性

化学改性是指在医用材料表面引入新的化学基团或调整表面化学性质的方法。化学改性可以通过各种方法实现,如溶液法、气相法、电解法、等离子体法等。

2. 物理改性

物理改性是指通过改变医用材料的表面形态或结构来调整其性质的方法。这种改性方法不会改变材料的化学成分,也不会产生新的物质。

3. 生物改性

生物改性是在物理化学改性的基础上,形成一定的膜结构或生物活性结构,加载特定的生物活性物质,如生物活性因子、活性蛋白质或药物等,从而提高生物医用材料的表面生物活性。

6.2.2 生物医用材料改性的目的

生物医用材料可以定义为与生物系统兼容、对生物系统没有危害、不会造成环境污染的材料。此外,绝大多数生物材料对人体无害,可用于评估、治疗、增强或替换组织、器官等,如骨替代材料、骨固定材料、牙科材料和可吸收不可移除缝合线。

生物医用高分子材料主要用于模拟人体内脏和外部器官,生产药物配方和医疗器械等。这是一种高科技高分子材料,成分来源于天然材料和合成生物高分子材料。尽管它在医学领域具有一定的应用效果,但由于与人体之间的生物相容性不足,其适用性受到限制。因此,有必要对其进行改性,以更好地发挥其医疗救助作用。

为了提高其性能并满足日益增长的需求,有必要对生物医学聚合物材料进行改性。对生物材料的生物相容性、生物可降解性、温度响应性、pH 响应性、磁响应性、亲水性、疏水性和结晶性进行广泛的改性研究。最重要的改性方法包括共聚、共混、小分子改性和支链结构改性。具体的研究方法必须根据实际应用不断完善。

(1)生物相容性:生物医用高分子材料应具有良好的生物相容性。生物相容性主要是指材料在人体内使用所引起的生化和物理反应的范围,即人体承受这种材料的能力,主要与血液和组织相容性问题有关。

(2)血液相容性:生物医用高分子材料容易改变人体的溶血功能,影响人体的抗凝血物质。经过修饰与改性,可以更有效地提高血液相容性。

(3)组织相容性:如果生物医用高分子材料植入人体组织或器官后,其功能正常且没有排斥现象,则认为在组织或器官移植过程中聚合物材料与人体之间的相互作用是相容的。然而,大多数聚合物材料会将某些异物引入人体,导致不相容的反应。因此,对无毒、对人体无害、无抗原、无致癌性的医用高分子材料提出了很高的要求。然而,这种材料很少,因此只能对其进行修改和优化。

6.2.3　生物医用材料的改性方法

1. 物理方法

研究表明,植入物的性能不仅取决于所用材料,还取决于材料的不同力学性能。植入物的形状、原材料的硬度和弹性以及表面处理技术均影响植入物或介入器械的处理结果。降低植入物或介入器械的表面粗糙度是物理方法之一,通过机械抛光和电化学抛光可以达到减少血栓形成和子宫内膜增生的效果。

苯乙烯及其衍生物、环氧树脂、丙烯酸酯衍生物等可以作为抗凝剂。这些物质具有很强的黏性,可通过物理方法用于医疗器械表面,以防止脱落。另一种方法是将抗凝剂与基础材料混合,使其具有抗凝血特性。通常,共聚物混合在基础材料表面形成聚集体,使基础材料具有一定的抗凝血性能,可以有效地发挥医疗作用。

1) 表面涂层

异物和血液之间的接触会导致凝血,使用生物医学聚合物材料可以在表面添加抗凝血涂层,从而钝化生物材料的表面,使血液不与材料表面接触,可以改善聚合物表面的抗凝血性能。有研究表明,将一种 2-甲基丙烯酰氧乙基磷酰胆碱聚合物涂覆在基体表面,可以抑制材料的混凝性能。新型生物医用材料交联的 2-甲基丙烯酰氧乙基磷酰胆碱聚合物、甲基丙烯酸甲酯十二烷基酯、甲基丙烯酸三甲氧基甲硅烷基酯等涂料可以改善植入物的表面物理特性,使涂层具有非常强的附着力,可以应用于容易脱落的医疗器械部件。

2) 物理共混

将一小部分抗凝血添加剂与基质混合可以产生良好的抗凝血材料。材料中存在许多两亲性共聚物和抗凝血添加剂,它们在融合后积聚在基底表面。甲基丙烯酸丁酯和 2-甲氧基磷酰胆碱聚合物与聚砜混合可以提高聚砜的稳定性,同时增强其血液相容性。聚氧乙烯内部有长链的共聚物,也可以作为抗凝血添加剂,与材料混合以后使材料的抗凝血性增强,并能防止出现渗透基础材料的情况。

2. 化学方法

1) 表面接枝改性

表面接枝改性可以通过移植亲水基团,使基质与表面完全聚合,防止表面脱离,从而提高血液相容性,提高材料的抗凝血性能。接枝改性有等离子体法、高能辐射法、臭氧活化法、化学试剂法等。近年来,化学固定法的出现引起了人们的关注。通过移植侧链来改善血细胞的排斥反应并减少吸附,侧链良好的水溶性和柔韧性将非常有利于维持血细胞的正常形态,从而利用生物膜来达到抗凝效果。

表面接枝聚氧乙烯(PEO)因其良好的血液耐受性而成为生物医学聚合物材料的一个重要特征,而实现相容性的条件是表面必须具有长链结构。PEO 精制抗凝剂在链表面的应用得到了广泛认可。由于 PEO 具有较强的血液相容性、良好的亲水性和柔韧性,它可以与水形成 PEO 链,氢化的悬浮链可以减少蛋白质与材料的相互作用,从而防止蛋白质吸附。

等离子体表面处理是将材料置于非聚合性气体中的过程,利用等离子体的能量颗粒和活性剂与材料表面反应,在材料表面产生官能团,从而改变材料的表面结构并实现改性。这可使能量颗粒和活性物质在等离子体中有机融合,改善聚合物材料的表面结构,达到改性的目的;此外,可以将聚合物材料放置在诸如甲烷的聚合性气体中,以在其表面上形成聚合物层,从而提高基础材料的附着力;最后,等离子体表面精整聚合可以用于改善在聚合物材料表面产生活性成分的能源。采用 CH_4、NH_3、N_2、O_2、Ar 等气体对聚丙烯中空纤维膜表面进行 O_2 等离子体处理。处理后,烷氧基和其他官能团显著增加,表面清洁度提升。材料的溶血性和血小板黏附密度大大降低。

2)光化学固定法表面改性

这种方法主要使用有效的光源照射生物医学聚合物材料,使其表面的热活性和光活性基团和试剂能够黏附在表面。这种方法相对简单,易于使用,而且成本不高。

3. 生物方法

1)表面肝素化

肝素是天然的抗凝血剂。通过抑制凝血酶原的激活,肝素可以延迟和阻止纤维蛋白网络形成凝血,抗凝效果非常好,减少了导管引入细菌从而引发感染的情况。在生物医用聚合物材料中使用肝素可以改善抗凝性能,物理吸附和化学偶联方法也可以用于改善抗凝血性。然而,肝素的基本形式保持不变时,化学偶联方法可能导致结构不稳定,阻碍肝素构象的形成,并大大降低抗凝性能。

2)表面磷脂化

通常,磷脂是细胞膜外表面的主要成分。卵磷脂中的两性离子磷脂酰胆碱(Phosphatidyl cholines,PC)基团具有非常强的抗凝血作用,PC基团的表面表现出不吸附血小板的惰性状态。此外,PC端基具有优异的亲水性,可以减少蛋白质的吸附,以保持蛋白质的基本形态。

3)表面内皮化(内皮细胞固定化)

这种方法主要涉及在人体内皮细胞中培养材料的表面物质。由于内皮细胞具有更快的代谢率,它们可以通过调节凝血和抗凝因子,达到平衡,确保血液流动顺畅,有效防止凝血的发生。通常,将内皮细胞固定在聚合物材料表面,然后进行内皮细胞培养,以提高内皮细胞的黏附能力。

综上所述,有效提高生物医学高分子材料在人体医学应用中的生物相容性,是提高医用高分子材料应用范围和质量的前提,也是当前生物医学高分子材料发展过程中需要解决的重要问题。

6.3 不同生物医用材料的改性

6.3.1 医用金属材料

医用金属材料具有优越的综合力学性能(强度、韧性、抗疲劳性)和优异的加工成型能力。医用金属材料作为历史上最古老的医疗材料,自中国唐代以来就开始使用银汞合金(主要由汞、银、铜、锡、锌组成)进行疾病诊断和治疗。随着时间的推移,人们对医疗预后的期望值不断上升,推动了不锈钢、钴铬合金等医用耗材和医疗技术的不断发展,钛和钛合金作为人造化合物的医用金属材料,如骨固定材料和其他人类骨植入材料已经被开发并广泛应用于临床医学。从一开始,大多数骨科医用金属材料都使用惰性金属作为基础材料。这些材料具有优异的性能,如高机械强度、抗疲劳性和易于加工,并不断发展成为骨科临床应用中最常用的承载植入材料(骨钉、骨板、髓内钉)。

然而,目前医用金属材料经过多年的临床应用,仍面临许多问题,如材料植入后的自身免疫反应、弹性与人体骨骼不匹配、骨骼与界面不融合等。金属腐蚀和磨损也会产生直接或间接的影响。过去,生物医学金属材料因其优异的力学性能而广泛应用于骨科临床,但其功能主要用于支撑或固定,尤其是在骨科植入物金属材料中。细胞和材料表面之间的相互作用在将植入物整合到临床骨科应用中起着至关重要的作用。目前,市场上有各种技术方法可以改善植入物的表面性质,并进一步促进内生金属材料与生物组织的融合。

医用骨科金属材料的化学表面性质、表面形态和表面粗糙度影响细胞材料表面的初始细胞反应,并最终影响再生的速度和质量。为了赋予生物医学金属材料新的功能,包括生物活性、骨诱导性能、抗菌、抑瘤、抗凝、载药等,表面改性技术变得尤为重要。与新合金的发展相比,表面改性技术通常在不改变主要材料性能的情况下改变金属表面,从而产生有效的医用价值。基于早期医学实用金属材料的研究基础,目前主要有三种表面改性方法,即物理、化学和生物方法。

1. 骨科金属材料的材料表面物理改性

骨科医用金属材料与周围组织的设计一直是一个难题。过去,这种稳定性主要是通过螺钉和骨水泥的结合使用来实现的。近年来,医用骨科金属材料的多孔结构被用来诱导骨组织生长。这样,金属材料就可以通过这种方式连接起来,实现早期固定,即活体组织在孔径足够大时,能够穿透结构,这意味着金属材料植入体内后可以更好地与身体融合。研究表明,骨组织所需的最小孔径为 $50\,\mu m$,且种植体孔径大于 $150\,\mu m$ 时,能够诱导骨形成,种植体界面随时间增加,而骨硬度接近正常骨骼。骨科医用金属材料特殊外观的细胞反应是复杂生物系统的结果,包括蛋白质吸附、受体结合和信号转换。骨细胞在材料表面的锚定受到金属材料表面粗糙度的影响。金属植入材料的表面粗糙度对细胞黏附的影响可归因于表面与体积比的增加,这会影响细胞吸附。

研究发现,纳米表面钛板具有良好的生物相容性和成骨性能。金属材料的飞秒激光处理会导致在其表面形成纳米斑块结构。体外实验发现,人内皮细胞与骨髓间充质干细胞之间的黏附性显著改善,细胞微血管形成率和骨形成率增加,而成纤维细胞的黏附性明显降低,避免了骨溶解和假体无菌性松动。在成骨过程中,钛的表面形态可以调节细胞中下游基因的表达,钛板表面的纳米结构能够激活 MC3T3－E1 细胞中基因的表达,通过β-连环蛋白途径促进成骨分化。在高密度细胞培养条件下,钛板纳米颗粒表面的细胞自噬得到改善,促进细胞质 YAP 的降解并调节β-连环蛋白的表达程度和核定位,进一步调节成骨诱导作用。也有研究证实,钛的表面粗糙度是调节成骨细胞在植入物分离过程中反应的关键因素。因此,骨科医用金属材料的表面结构可以显著影响细胞的增殖、迁移和分化。

骨科医用金属材料表面物理改性的常用技术包括有机加工、抛光、铣削和表面机械研磨。目前,最流行的 3D 打印生产工艺可以大规模灵活调整支撑件的抗压强度。用于金属材料生产的 3D 打印技术具有设计灵活、降低加工成本、减少浪费及更容易研究和生产新合金等优点,可以取代金属合金的加工和铸造工艺。

由于矫形金属多孔材料的广泛使用,多孔性是制造金属材料时必须考虑的一个重要特征。通过结合诸如重量轻、高接触表面和可调节密度的优点,多孔金属材料与固体金属材料相比具有较低的弹性模量。多孔金属材料制造过程中最常用的技术包括选择性激光烧结、选择性激光熔化和电子束熔化。最新技术采用 3D 打印 Ti－6Al－4V 夹具的直接墨水书写技术,基于水钛粉悬浮液,通过调节表面活性剂和溶剂的组成来控制金属基材料颜色的流变特性;打印并干燥后,将 3D 打印材料在 1 400℃的高真空下烧结 3 小时,制成多孔钛支架(孔隙率高达 65％)。可以打印各种几何形状,甚至可以根据孔隙率和弹性模量的调整,定制个性化的金属材料,使打印的植入物比固体金属更接近骨骼的弹性模量,减少应力屏蔽问题。科学家们利用盐浸技术通过各种化学反应简化了多孔材料的加工过程。由于多孔金属材料内部孔隙结构的独特交联,组织液可以在材料内流动和工作,从而触发骨生长。先前的试验表明,使用先进的 3D 打印制造技术,Ti－6Al－4V 和羟基磷灰石在支架中均匀组成。用兔骨髓基质细胞在体外评估细胞相容性和成骨特性,结果表明,3D 打印金属支架具有良好的生物相容性。因此,一些研究表明,3D 打印多孔支架 Ti－6Al－4V/羟基磷灰石复合材料不仅具有可调节的力学性能,而且通过个性化适应,具有生物性能,是骨组织工程的一种很有前途的候选材料。

2. 骨科金属材料的材料表面化学改性

骨科金属植入物植入后继发感染是常见的术后并发症,也是整形外科的一个严重问题。传统的骨科金属材料在植入后会受到磨损和腐蚀的双重影响,这会显著加速材料的降解过程。骨科金属材料的表面形态是决定宿主反应的关键因素。植入后,金属材料会溶解在内部环境系统中,甚至损害其结构完整性。即使在低腐蚀速率下,也存在释放离子和颗粒的风险。这些释放的金属离子和颗粒会在宿主体内引起炎症反应,持续的炎症反应会导致副作用,甚至可能导致植入失败。因此,金属材料植入物的表面化学、能量、形态和粗糙度会影响细胞-材料界面的初始细胞反应,并最终影响新组织形成的速度和质量。对各种金属植入物的表面进行改性,以提高其抗菌效果并降低潜在的长期细胞毒性,将是骨科医用金属材料的主要考虑因素。

金属材料的表面化学改性通常涉及化学反应,导致在基底表面形成新物质。通过使用不同的表面改性方法,生物医学金属具有了新的生物医学功能。随着新型涂层的开发和应用,生物医学金属的表面性能得到了改善。在不同处理温度下,通过等离子体氮化或物理气相沉积对金属进行表面改性,可制备类金刚石碳涂层。经过低温氮化处理后,金属材料保持其钝化性能。类金刚石碳涂层作为一种固体润滑剂,有效地减缓了金属材料在液体环境中的磨损和腐蚀。

常见的金属材料表面改性包括纳米银掺杂羟基磷灰石涂层、溶胶-凝胶法制备的二氧化钛和二氧化硅微纳米涂层、原位水热结晶法制备的含银沸石涂层、镁基涂层、矿化胶原蛋白涂层作为新型钛表面的骨传导涂层,这些金属材料在临床骨科应用中展现出了良好的抗菌活性和生物相容性。因此,改变植入材料的表面可以优化植入物和组织之间的反应。使用激光工程网络成形(透镜)和等离子体喷射沉积技术在 $Ti-6Al-4V$ 上制备的梯度羟基磷灰石涂层已被证明可以诱导骨形成并减少骨损失。

纳米羟基磷灰石涂层可以缩短骨完全整合所需的时间。在羟基磷灰石涂层中添加钽不仅可以促进细胞的初始黏附和快速增殖,还可以促进骨髓间充质干细胞的成骨分化。表面钽/羟基磷灰石涂层与基体之间的结合强度明显优于羟基磷灰石涂层,有望成为一种很有前途的金属植入物生物涂层材料。

另外,通过结合简单的单级空气喷射纺丝方法,在 AM50 膜上逐层涂覆含有纳米羟基磷灰石颗粒和聚乳酸纳米纤维的生物可降解杂化膜纤维层,提高了可降解金属材料的生物耐腐蚀性,有效降低了初始降解率,为易降解金属材料的研究和应用开辟了新的机遇。

3. 骨科金属材料的表面生物改性

骨替代植入物等骨科金属材料不仅具有良好的生物力学性能和生物相容性,还具备出色的生物活性和抗炎特性。由于多种功能的协同作用,治疗过程得以简化,从而显著减轻了患者的疼痛和痛苦。从这个角度来看,加速骨形成是利用金属植入物治疗骨损伤的一个非常理想的目标。因此,开发具有生物活性新功能的医用金属植入物具有广阔的前景。然而,生物识别植入材料引起的异物反应和慢性炎症仍然是一个悬而未决的问题。金属植入物无菌性松动伴磨损性骨丢失是植入物后期手术和翻修手术失败的最常见原因之一。

先前的研究表明,在炎症条件下(包括假体周围骨溶解),分泌白细胞介素-4 的骨髓间充质干细胞和预处理的骨髓间充质干细胞具有优化骨再生的潜力。随着钛和钛合金在骨科金属材料中的广泛应用,人们提出了一种表面技术,该技术可以使用溶胶-凝胶方法在体外和体内诱导金属植入物的骨形成。这表明溶胶-凝胶纳米改性方法为未来临床骨科植入物的改造提供了一条新的途径。

同时,研究表明,用趋化因子 P 物质修饰的钛基质通过募集内源性间充质干细胞进行聚集和成骨分化来促进骨形成。通过整合来源于骨形态发生蛋白 2/巨噬细胞的细胞外小泡,早期成骨细胞分化标志物、碱性磷酸酶和骨形态发生蛋白 2 的表达显著增加,同时激活自噬以促进成骨。总之,含有生长因子(如骨形态发生蛋白 2)的间充质干细胞杂交框架的组合可以改善间充质细胞的体外成骨分化和体内异位骨形成,这是骨科医用金属材料的发展方向。

多孔金属生物材料在改善骨组织再生和预防植入相关感染方面具有巨大潜力。采用选择性激光烧结技术通过 3D 打印生产的多孔金属生物材料具有巨大的内表面和孔隙空间,可用于药物递送。金属材料的表面可以进行生物功能化和功能调整,以提高其骨组织再生性能并将植入相关感染的风险降至最低。

越来越多的证据表明,骨髓间充质干细胞不会直接分化为实质细胞以促进组织修复,而是通过分泌的外泌体发挥作用。细胞外小泡作为细胞天然分泌的纳米载体,可以减少炎症和组织细胞凋亡,促进内源性组织器官干细胞的增殖,从而达到修复组织器官而无需母体细胞的效果。天然分泌的纳米载体外泌体可作为生物活性材料,提高生物材料的生物活性,这也是骨髓间充质干细胞与金属框架相结合应用的基础。在这种结合中,金属材料支架在生理和物理方面发挥支持作用,而间充质干细胞则在金属支架的 3D 环境中发挥治疗作用。

3D 打印的金属支架具有相互连接的多孔结构,可以交换营养物质、可溶性因子和其他分子信号。然而,将外源性因子引入支架的传统方法,如直接浸泡法,这种方法存在应激生长因子数量有限,植入后因子的爆炸性释放半衰期短等问题,从而限制了其进一步的临床应用。

水凝胶是一种具有三维网络空间结构的聚合物,具有高含水量、良好的生物相容性和一定的生物黏附性。它是一种理想的药物载体。研究表明,水凝胶不仅对干细胞移植有益,而且可以提高干细胞在体外的存活率,形成缓释系统,进而提升细胞因子的生物利用度。先前的研究亦指出,水凝胶荷电的外泌体和羟基磷灰石的复合物能够促进骨再生。

构建多功能细胞转移凝胶系统,可以实现钛合金植入物的生物改性,有效促进钛植入物与宿主组织的融合。紫外线固化水凝胶可以通过紫外线照射引发聚合和固化反应,形成三维网络结构水凝胶,为在钛合金支架结构中形成黏附效果更强的凝胶缓释体系提供了有效的解决方案。因此,紫外线固化水凝胶可持续释放系统为外泌体导入和生物材料偶联在骨组织医学技术中的应用,以及骨科医用金属材料功能转化的创新研发和临床应用开辟了一条新途径。

本节讨论了骨科金属材料的修饰改性。从前述材料来看,金属表面物理性质或材料化学性质的简单变化可以导致细胞反应的显著变化。科学家们还开始开发将生物反应更直接地与金属材料表面联系起来的方法。为此,他们用生物分子修饰金属材料的表面,以调节体内相关细胞的结合、增殖和分化。细胞通过特定的黏附蛋白与环境相互作用,促进金属材料植入体内后更好地固定和支撑,并实现成骨融合的生物学功能。本文强调了金属材料表面改性在调节细胞对植入物反应中的作用,其中表面形态的操作尤为重要。这种操作不仅可以优化骨科金属材料的性能,还可以提高其在体内外组织工程应用中的价值。

6.3.2　纳米医用材料

纳米材料在生物医学领域中展现出了广阔的应用前景。纳米材料很可能成为21世纪生物医学材料的核心材料。例如,在活体的骨骼、牙齿、肌腱和其他组织中,科学家们发现了纳米结构;而贻贝、甲虫壳和珊瑚等天然材料因其特定的机械性能而受到关注,根据分析,这些材料由有序的纳米碳酸钙颗粒与有机黏合剂结合而成。

从仿生的角度来看,纳米生物医学材料是一个重要的发展方向。颗粒在 $1\sim100$ nm 范围内的材料称为纳米材料。由于纳米颗粒的粒径比毛细管通道的粒径小一到两个数量级,因此磁性纳米材料可以作为定向载体,将药物定向输送到病变部位,通过磁导航系统释放,从而提高治疗效果,被称为"生物导弹"。

纳米粒子不仅被用作药物控制释放和基因转染的载体,可以直接将基因或药物递送到癌症细胞和器官进行治疗。一些特殊的纳米颗粒还可以进入细胞的内部结构,以达到基因治疗的目的。此外,纳米生物传感器可用于疾病的早期检测,纳米微机械可用于修复人体细胞和组织,纳米人工器官的排异率也大大降低。

纳米材料在生物医学领域显示出了巨大潜力,通过与其他材料相结合,可以形成不同的复合材料,并产生许多新的优异性能。简而言之,纳米医用材料是纳米材料与生物医用材料的交汇点。生物医用纳米材料的研究无疑将为人类社会的进步做出重大贡献。

1. 医用材料的纳米化

纳米无机生物医学材料的研究中,采用水热合成技术在特定条件下(如140℃、0.3 MPa)制备了人工合成的纳米磷灰石晶体。这种晶体在形态、大小、组成和结构上与人类骨骼中的磷灰石晶体非常相似,然后在常压下制备出纳米针状磷灰石晶体。磷灰石晶体等纳米级骨骼材料已成为生产纳米复合生物活性材料的基础。纳米多孔玻璃粉也是一种新型的无机纳米生物材料。近年来,它作为一种功能性基质材料在生物医学领域得到了广泛的应用。纳米多孔玻璃可用作微孔反应器、生物化学分离基质、酶催化剂载体和药物控释系统的载体。

生物陶瓷(如磷酸钙、生物玻璃、氧化铝等)作为一类重要的生物医学材料,广泛应用于临床。它们主要被用于制造人造骨、骨螺钉、人造牙齿、牙科植入物和骨髓内固定材料。纳米陶瓷的生产将显著提高陶瓷材料的强度、硬度、韧性和超塑性。有材料科学家指出,纳米陶瓷将比传统陶瓷有更广阔的应用和发展前景。

纳米二氧化硅颗粒可以很容易地从怀孕八周左右女性的血液样本中的极少量胎儿细胞中分离出来,并可以准确检测是否存在遗传缺陷。此外,纳米颗粒还可用于细胞分离技术,检测早期肿瘤血液中的癌症细胞,实现癌症的早期诊断和治疗。同时,纳米颗粒还有助于治疗心脏病。

在光照条件下,TiO_2 纳米颗粒具有高氧化还原能力,可以分解蛋白质和杀死微生物。

因此,一些研究已经将其用于癌症细胞治疗。实验结果表明,在紫外光照射 10 分钟后,TiO_2 粒子可以杀死所有癌症细胞。粒径为 23 nm 和 32 nm 的 Al_2O_3 和 TiO_2 对成骨细胞的黏附力显著高于粒径为 62 nm 的 Al_2O_3 和 2 μm 的 TiO_2。这使得它们对活细胞具有良好的结合性能,成为矫形外科和牙科手术的良好材料。

在葡萄糖酶电极中引入金属纳米颗粒来固定葡萄糖氧化酶,可以显著提高酶电极的灵敏度和寿命,并为安装纳米生物传感器提供了基础。碳纳米颗粒因其良好的物质分离能力而被压缩成薄片,制成过滤器,可用于制药行业的血清消毒。将载药纳米颗粒的胶体悬浮液滴入眼内后,可显著降低眼压,增加药物吸收,提高或延长药物疗效,减少副作用。

表面结合纳米颗粒的疫苗可以持久地释放被包裹的抗原。一些研究发现,当聚丙烯酸纳米颗粒在大鼠的 HIV 疫苗中发挥额外作用时,与氢氧化铝或水溶性的辅助作用相比抗体的滴定率要高 10~100 倍。与游离药物相比,纳米颗粒抗肿瘤药物延长了药物在肿瘤中的保留时间,减缓了肿瘤生长,并延长了肿瘤患者的生存时间。由于肿瘤组织的高血管通透性,通过静脉途径给药的纳米颗粒可以靶向肿瘤输送,从而提高治疗效果,减少用药量,并减少毒性反应。

2. 表面纳米化改性医用材料

表面纳米化是提高医用金属材料表面力学和生物性能的有效手段,同时也可以提高金属植入物的使用性能和使用寿命。表面纳米晶体是通过对材料表面进行机械处理而获得的。与粗晶体相比,纳米晶体具有更高的亲水性、更优异的耐腐蚀性和显著更高的蛋白质吸附比例。这些纳米晶体表面层在体外实验中展现出良好的体外生物耐腐蚀性和生物相容性,并显著促进了成骨细胞的增殖、成熟和矿化。

通过机械研磨获得的表面纳米晶体同样具备良好的耐腐蚀性和血液相容性,该处理方法是用于骨科和心血管应用的高性能钛植入物制备的关键步骤。表面纳米化后,与基质本身相比,材料的强度、耐腐蚀性和生物相容性均得到显著提高。金属植入物表面纳米化技术的研究将为临床应用提供新的思路和方法。

近年来的研究结果表明,金属材料表面纳米化技术具有广阔的应用前景。然而,还需要进一步研究制备工艺参数、材料结构和性能对纳米晶体形成的影响,以及表面纳米化的微观机制。

3. 纳米材料的改性

纳米颗粒的修饰可以显著提高其对肿瘤组织的靶向特异性。一项研究对比了抗肿瘤药物加载到聚乳酸(PLA)纳米颗粒和聚乙二醇(PEG)修饰的 PLA 纳米颗粒中的效果,发现后者在静脉注射到小鼠体内后具有较低的血液药物浓度。这是因为 PEG 修饰的纳米颗粒可以减少网状内皮系统的摄取,同时增加肿瘤组织的摄取。

纳米颗粒长期以来一直作为治疗内皮系统中细胞寄生虫的药物载体。包裹在纳米颗粒中的药物沿着网状内皮系统主要器官(如肝脏和脾脏)的静脉快速聚集,从而降低因治疗药物非特异性聚集引起的毒性。一项针对治疗细胞内感染的抗生素的研究表明,包埋在纳米颗粒中的氨苄西林比游离氨苄西林有效 20 倍。

由 DNA 结合的生物可降解聚合物组成的纳米颗粒不仅可以将药物和基因治疗结合在同一载体上,还可以提高 DNA 的组织生物学适用性。纳米颗粒作为基因载体具有许多优点。科学家们研究了影响聚氰基丙烯酸酯烷基酯纳米颗粒吸附寡核苷酸的因素,并表明与纳米颗粒结合的寡核苷酸在缓冲液和细胞培养基中都具有抗核酸酶作用,可以防止核酸降解,这有助于转染细胞中的核苷酸,并发挥定位作用,允许核苷酸的靶向释放。

胆固醇与十二聚体的寡脱氧核糖核酸结合,形成一种复合物,该复合物被胆固醇基团吸附到多聚纳米颗粒(氰基丙烯酸酯烷基酯)上,然后转染到人类膀胱癌细胞中。使用纳米控释系统作为基因载体将促进人工病毒系统载体的发展。这与非病毒载体相结合,可以避免引发免疫反应和重组病毒的潜在危险,并可以有效转染。

4. 纳米生物医用复合材料

纳米无机/有机生物医学复合材料的概念来源于天然组织。事实上,包括牙齿和骨骼在内的绝大多数人体组织都可以被视为复合材料,它们是由具有良好机械性能的纳米磷灰石晶体和聚合物组成的纳米复合材料。通过模仿天然硬组织,人类已经成功生产出多种纳米生物医学复合材料。

研究人员在高速搅拌下将纳米羟基磷灰石(HAP)与熔融的高分子聚乙烯混合,成功合成了具有高分子聚乙烯和纳米羟基磷灰石的纳米复合材料。然而,尽管 HAP 在复合材料中均匀分布,但两相之间没有化学键,导致其力学性能较差。荷兰科学家还针对纳米HAP 针状晶体和多活性聚合物化合物进行了深入研究。他们将聚乳酸溶液与纳米陶瓷粉末(羟基磷灰石、氧化铝、二氧化钛)混合,经过干燥、热压处理,评估了这种复合材料的机械和生物性能。但值得注意的是,上述研究使用了干燥的纳米级粉末。由于纳米级粉末的高表面活性,它们在干燥后容易聚集成微米颗粒,这影响了它们在复合材料中的含量和均匀分散,以及它们与聚合物的界面结合。为了克服这些问题,一项研究使用仿生方法制备了纳米羟基磷灰石/胶原复合材料,并深入研究了植入骨髓腔后它们与组织的反应。

在天然骨中,HAP 是纳米级的,并以有序的方式在胶原基质中排列。然而,目前常用的合成方法难以获得具有均匀分散和高 HAP 含量的生物活性复合物。为了改进这一点,研究人员采用共沉淀法对纳米磷灰石/聚酰胺复合材料进行了研究,其中采用原位聚合法制备了纳米磷灰石晶体/尼龙复合材料。以纳米磷灰石浆料为原料,采用常压共溶法制备了聚酰胺/纳米羟基磷灰石晶体生物活性材料,成功获得了纳米 HAP 含量高、分散均匀的复合材料。结果表明,这些复合材料中纳米 HAP 的含量可达 65% 左右,接近天然骨中磷灰石的水平,HAP 在纳米尺度上均匀分散在聚酰胺(PA)基体中,并在复合材料的两相界面之间形成化学键。这种复合材料的性能,特别是在抗压强度、弯曲强度和弹性模量方面,与人类皮质骨的性能相似。

6.3.3　组织工程

组织工程给研究人员提供了独特的机会来探讨组织-功能之间的关系,即在实验室内构建新组织并预测临床治疗结果。基于组织工程学的原理,为了实现坏死器官和组织的再生,必须考虑三个关键因素:支持细胞生长的生物材料支架、可以分化为特定细胞类型的祖细胞及调节细胞活性的生长因子。生物材料在组织工程中扮演了重要的角色,模拟细胞外基质、促进组织再生的框架,是组织工程的关键要素。例如,生物材料可以作为细胞黏附、迁移的基底成分,可以作为一个装载特殊类型细胞的载体用于移植,也可以作为药物缓释系统,激活局部细胞,发挥特定功能。

近年来,组织工程学材料着眼于发展、设计仿生材料,这类仿生材料可以通过生物分子识别与周围组织相互作用。当生物材料暴露在生物环境中时,几乎所有生物材料表面上的细胞外基质蛋白均会被非特异性地吸收。然后,细胞通过吸收的细胞外基质蛋白间接与生物材料表面相互作用。而仿生材料通过改变材料的设计参数来阻止非特异性的细胞外基质蛋白的吸收,使材料自身具有诱发特异性细胞反应的功能,并利用特殊的相互作用促进新组织的形成。

组织工程材料对细胞的生物分子识别可以通过两个主要方式完成:一种是将可溶性生物活性分子(如生长因子和质粒)与生物材料整合,利用材料释放活性分子来刺激或调节新组织的形成;二是通过化学或物理的方式对生物材料进行表面改性,将细胞结合肽与材料整合,使其具有活性,从而提高生物相容性。这种细胞结合可以是天然的长链细胞外基质蛋白,也可以是来源于完整细胞外基质蛋白的短肽链序列,它们可以诱发与细胞受体间的特异性相互作用。仿生材料模拟了组织中多种细胞外基质的角色,例如,在材料表面固定信号可以改善某些生物材料黏附性差的缺点。此外,整合了多肽序列的材料还可以通过特殊的蛋白酶或诱导细胞反应使材料具备降解性。

迄今为止,世界各地的研究人员已开发了诸多化学或物理的表面改性方法,例如表面涂饰、物理吸附、等离子体表面聚合、光化学固定等。

1. 物理涂层或吸附

表面涂层法常用于提高材料的血液相容性。这种方法主要是利用异物与血液相互接触使材料表面迅速吸附一层蛋白质,这些吸附的蛋白质通过黏附和活化血小板引发凝血现象,从而钝化敏感的材料表面,增加材料表面的抗凝性,使血液不能直接与材料相接触,达到提高生物材料表面抗凝血性的目的。有研究通过化学方法合成带有 2‐甲基丙烯酰氧乙基磷酰胆碱的共聚物,并将其涂抹于基质材料表面用来预防凝血。Lewis 等也通过化学手段合成了类似的抗凝血涂层,该涂层与基质表面黏合性强,可防止生物材料的涂层脱落或变形。

此外,物理性混合或吸附也是一种行之有效的方法。例如,简单地将两性的抗凝成分与基质混合,使抗凝成分富集于材料表面达到抗凝效果。例如,Ishihara 等将合成的一种共聚物与聚砜共混,从而提高聚砜渗析膜的血液相容性;有研究在共混时加入交联剂,待其成膜后加热交联,可使添加剂链稳定地缠结在基材中;为了提高聚乳酸表面对细胞的黏附能力,将含有 RGD 序列的多肽链 GRGD 与聚赖氨酸接枝,然后通过聚赖氨酸在聚乳酸表面的物理性吸附将 RGD 固定在其表面;Chen 等利用负压的办法将胶原溶液吸附到多孔支架内部;同样利用物理吸附的原理,有学者将 Ⅰ 型胶原吸附到聚左旋乳酸多孔支架内部,细胞试验结果显示有利于软骨细胞在支架内的爬行;朱慧光等将聚乳酸薄膜浸入海藻酸钠及其衍生物的混合溶液中,随后用氯化钙水溶液处理,形成一层不溶性凝胶层,试验结果显示该涂层可以促进细胞黏附和生长。然而,虽然物理方法操作简单、使用方便,但仅仅是通过表面涂层、物理吸附或混合的方法对材料表面进行改性,其稳定性较差,易脱落。

2. 化学接枝

化学接枝是另一种广泛应用于生物材料表面改性的技术,包括表面腐蚀和表面接枝、可控胺解等。其中,表面接枝是指通过聚合反应在生物材料表面接枝具有特殊官能团的单体,从而利于特殊官能团固定在材料表面,达到改善生物学性能的目的。Wang 等为了提高聚丙烯微滤膜的亲水性,将其用臭氧处理后,加入过氧基团,使亲水单体甲基丙烯酸甲酯在表面接枝聚合。同样,有研究利用臭氧氧化聚乙烯和聚丙烯粉末,使其引发丙烯酰胺等亲水单体的聚合,从而改善聚合物表面的亲水性。

3. 等离子体表面改性

目前,等离子体技术已被广泛应用于生物材料的表面改性。其主要原理是通过等离子体或放电处理,将含有氮、氧或硫的极性基团引入生物材料的化学惰性表面,从而提高材料表面的生物相容性。常用的反应气体包括空气、含硫化合物、含氮化合物等。影响等离子体改性效果的主要因素包括气体成分、处理时间、气体流速、等离子体功率等。

4. 自组装技术

自组装技术中,对多层膜的制备和性能的研究在 20 世纪二三十年代引起了广泛关注。这种技术通过在水面上扩散具有亲水性和疏水性端基的两性离子分子,然后逐渐压缩,减少其在水面上的占据面积,形成单层膜状结构,最后将其转移到固体基质材料的表面。然而,由于单分子层膜的稳定性差、尺寸限制和制备设备昂贵,有学者利用硅化学的基本理论,使用化学吸附方法制备多层膜以克服这些缺点。但这种方法受到特定类型聚合物的限制,例如,仅适用于含有硅烷、磷酸基团或穿梭基团的长链分子,且制备过程相对复杂,因此限制了其在材料表面改性方面的应用。

（耿文叶）

主要参考文献:

别倩雯.新型改性高分子絮凝剂的制备方法及其性能研究[D].兰州理工大学,2014.

胡小洋,陈红,张燕霞等.聚乙二醇及其衍生物改性生物医用材料表面的血液相容性[J].高分子材料科学与工程,2012,23(6):127-131.

Hassan A A.中国与伊拉克制陶黏土的特性比较研究[D].华中师范大学,2011.

李珊,刘超,晏怡果.医用金属材料在骨科应用中的生物功能化[J].中国组织工程研究,2021,25(34):5523-5529.

李玉宝,魏杰.纳米生物医用材料及其应用[J].中国医学科学院学报,2002,(02):203-206.

刘爱平.再造新世纪中华陶瓷文明的辉煌[J].陶瓷,2001,01(1):5-6.

刘敬肖,杨大智,王伟强等.表面改性在生物医用材料研究中的应用[J].材料研究学报,2000,(03):

225－233.

刘鹏，丁建东. 等离子体表面改性技术在医用高分子材料领域的应用[J]. 中国医疗器械信息，2011，11（5）：39－42.

刘仁庆. 造纸术与纸文化[J]. 湖北造纸，2009，3：44－46.

罗祥林，黄嘉，何斌等. 光化学固定法——医用高分子材料表面改性的一种新方法[J]. 生物医学工程学杂志，2010，17（3）：320－323.

梅建国，庄金秋，汤少伟等. 生物医用高分子材料的生物相容性及其表面改性技术[J]. 材料导报，2014，28（19）：139－142，146.

石强，栾世方，金晶等. 通用高分子材料的化学和生物改性及其血液相容性研究[J]. 中国材料进展，2014，33（4）：212－223.

孙静艺，王伦. 中国陶瓷故事与中国陶瓷文化传播[J]. 亚太教育，2016（29）：2.

汪亮. 浅谈医用生物高分子材料的表面改性[J]. 科技风，2018（04）：47.

王学江，汪建新，李玉宝. 常压下纳米羟基磷灰石针状晶体的合成[J]. 高技术通讯，2000，11（10）：92－94.

魏彦林. 生物医用材料的等离子体表面改性及其性能研究[D]. 陕西师范大学，2012.

文杨昊. 纳米材料在生物医学中的应用研究[J]. 信息记录材料，2021，22（03）：18－19.

杨子彬. 生物医学工程学[M]. 哈尔滨：黑龙江科学技术出版社，2000.

张立德. 纳米材料[M]. 北京：化学工业出版社，2000. 86－93.

赵长生. 生物医用高分子材料[M]. 北京：化学工业出版社，2009.

郑玉峰，吴远浩. 处在变革中的医用金属材料[J]. 金属学报，2017，53（3）：257－297.

Abdal-Hay A，Hasan A，Kim YK，et al. Biocorrosion behavior of biodegradable nanocomposite fibers coated layer-by-layer on AM50 magnesium implant[J]. Mater Sci Eng C Mater Biol Appl. 2016，58：1232－1241.

Bowers KT，Keller JC，Randolph BA，et al. Optimization of surface micromorphology for enhanced osteoblast responses in vitro[J]. Int J Oral Maxillofac Implants. 1992，7（3）：302－310.

Deligianni DD，Katsala N，Ladas S，et al. Effect of surface roughness of the titanium alloy Ti－6Al－4V on human bone marrow cell response and on protein adsorption[J]. Biomaterials. 2001，22（11）：1241－1251.

Di Napoli B，Franco S，Severin L，et al. Gellan gum microgels as effective agents for a rapid cleaning Materials，2018，1（4）：1841－1852.

Doosti-Telgerd M，Mahdavi FS，Moradikhah F，et al. Nanofibrous Scaffolds Containing Hydroxyapatite and Microfluidic-Prepared Polyamidoamin/BMP－2 Plasmid Dendriplexes for Bone Tissue Engineering Applications[J]. Int J Nanomedicine. 2020，15：2633－2646.

Elsayed H，Rebesan P，Giacomello G，et al. Direct ink writing of porous titanium（Ti－6Al－4V）lattice structures[J]. Mater Sci Eng C. 2019，103：109794.

Faia-Torres AB，Charnley M，Goren T，et al. Osteogenic differentiation of human mesenchymal stem cells in the absence of osteogenic supplements：A surface-roughness gradient study[J]. Acta Biomater. 2015，28：64－75.

Fitzpatrick N，Black C，Choucourn M，et al. Treatment of a large osseous defect in a feline tarsus using a stem cell-seeded custom implant[J]. J Tissue Eng Regen Med. 2020，14（10）：6.

Galli C，Guizzardi S，Passeri G，et al. Comparison of human mandibular osteoblasts grown on two commercially available titanium implant surfaces[J]. J Periodontol. 2005，76（3）：364－372.

Greer A，Goriainov V，Kanczler J，et al. Nanopatterned Titanium Implants Accelerate Bone Formation

In Vivo[J]. ACS Appl Mater Interfaces. 2020，12(30)：1 - 29.

Hayami JW, Waldman SD, Amsden BG. A photocurable hydrogel/elastomer composite scaffold with bi-continuous morphology for cell encapsulation[J]. Macromol Biosci. 2011，11(12)：1672 - 1683.

Huynh V, Ngo NK, Golden TD. Surface Activation and Pretreatments for Biocompatible Metals and Alloys Used in Biomedical Applications[J]. Int J Biomater. 2019，2019(2)：1 - 21.

Ke D, Vu AA, Bandyopadhyay A, et al. Compositionally graded doped hydroxyapatite coating on titanium using laser and plasma spray deposition for bone implants[J]. Acta Biomater. 2019，84：414 - 423.

Kenar H, Akman E, Kacar E, et al. Femtosecond laser treatment of 316L improves its surface nanoroughness and carbon content and promotes osseointegration：An in vitro evaluation[J]. Colloids Surf B. 2013，34(4)：1 - 6.

Kleger N, Cihova M, Masania K, et al. 3D Printing of Salt as a Template for Magnesium with Structured Porosity[J]. Adv Mater. 2019，31(37)：e1903783.

Ling T, Yu M, Weng W, et al. Improvement of drug elution in thin mineralized collagen coatings with PLGA-PEG-PLGA micelles[J]. J Biomed Mater Res A. 2013，101(11)：3256 - 3265.

Lu RJ, Wang X, He HX, et al. Tantalum-incorporated hydroxyapatite coating on titanium implants：its mechanical and in vitro osteogenic properties[J]. J Mater Sci Mater Med. 2019，30(10)：111.

Morelle XP, Illeperuma WR, Tian K, et al. Highly Stretchable and Tough Hydrogels below Water Freezing Temperature[J]. Adv Mater. 2018，30(35)：1 - 8.

Mu C, Hu Y, Hou Y, et al. Substance P-embedded multilayer on titanium substrates promotes local osseointegration via MSC recruitment[J]. J Mater Chem B. 2020，8(6)：1212 - 1222.

Phinney DG, Pittenger MF. Concise Review：MSC-Derived Exosomes for Cell-Free Therapy[J]. Tem Cells. 2017，35(4)：851 - 858.

Qing Y, Li K, Li D, et al. Antibacterial effects of silver incorporated zeolite coatings on 3D printed porous stainless steels[J]. Mater Sci Eng C Mater Biol Appl. 2020，108：110430.

Rios-Pimentel FF, Chang R, Webster TJ, et al. Greater osteoblast densities due to the addition of amphiphilic peptide nanoparticles to nano hydroxyapatite coatings[J]. Int J Nanomedicine. 2019，14：3265 - 3272.

Ryan G, Pandit A, Apatsidis DP. Fabrication methods of porous metals for use in orthopaedic applications[J]. Biomaterials. 2006，27(13)：2651 - 2670.

Sheikhi A, Van De Ven T G M. Colloidal starch and cellulose nanocrystals unite to improve the mechanical properties of paper：from enhanced coatings to reinforced nanocomposites[J]. ACS Applied Polymer Materials, 2020，2(7)：2791 - 2801.

Sidambe AT. Biocompatibility of Advanced Manufactured Titanium Implants — A Review [J]. Materials. 2014，7(12)：8168 - 8188.

Somayaji SN, Huet YM, Gruber HE, et al. UV-killed Staphylococcus aureus enhances adhesion and differentiation of osteoblasts on boneassociated biomaterials[J]. J Biomed Mater Res A. 2010，95(2)：574 - 579.

Tian B, Chen W, Yu D, et al. Fabrication of silver nanoparticle-doped hydroxyapatite coatings with oriented block arrays for enhancing bactericidal effect and osteoinductivity[J]. J Mech Behav Biomed Mater. 2016，61：345 - 359.

Urbanski W, Marycz K, Krzak J, et al. Cytokine induction of solgel-derived TiO_2 and SiO_2 coatings on metallic substrates after implantation to rat femur[J]. Int J Nanomedicine. 2017，12：1639 - 1645.

Wang JL, Liu RL, Majumdar T, et al. A closer look at the in vitro electrochemical characterisation of titanium alloys for biomedical applications using in-situ methods[J]. Acta Biomater. 2017, 54: 469 – 478.

Wei F, Li M, Crawford R, et al. Exosome-integrated titanium oxide nanotubes for targeted bone regeneration[J]. Acta Biomater. 2019, 86: 480 – 492.

Xiao M, Chen YM, Biao MN, et al. Bio-functionalization of biomedical metals[J]. Mater Sci Eng C. 2017, 70(2): 1057 – 1070.

Yang J, Zhang YS, Yue K, et al. Cell-laden hydrogels for osteochondral and cartilage tissue engineering [J]. Acta Biomater. 2017, 57: 1 – 25.

Yi T, Zhou C, Ma L, et al. Direct 3D printing of Ti – 6Al – 4V/HA composite porous scaffolds for customized mechanical properties and biological functions[J]. J Tissue Eng Regen Med. 2020, 14(3): 36.

Zaatreh S, Haffner D, Strauß M, et al. Fast corroding, thin magnesium coating displays antibacterial effects and low cytotoxicity[J]. Biofouling. 2017, 33(4): 294 – 305.

Zemtsova EG, Arbenin AY, Valiev RZ, et al. Two-Level Micro-toNanoscale Hierarchical TiO$_2$ Nanolayers on Titanium Surface[J]. Materials (Basel). 2016, 9(12): 1010.

Zhang J, Liu X, Li H, et al. Exosomes/tricalcium phosphate combination scaffolds can enhance bone regeneration by activating the PI3K/Akt signaling pathway[J]. Stem Cell Res Ther. 2016, 7(1): 136.

Zhang L, Chen Y, Rodriguez J, et al. Biomimetic helical rosette nanotubes and nanocrystalline hydroxyapatite coatings on titanium for improving orthopedic implants[J]. Int J Nanomedicine. 2008, 3(3): 323 – 333.

Zhao D, Witte F, Lu F, et al. Current status on clinical applications of magnesium-based orthopaedic implants: A review from clinical translational perspective[J]. Biomaterials. 2017, 112: 287 – 302.

第7章

生物医用材料的检测方法

材料化学分析可分为三大方面：材料主要成分和结构的测定，材料中的小分子可沥滤物的检测，以及材料在生理环境下降解性能的检测。

7.1.1　化学的成分和结构

材料的化学组成检测具有重要意义，可明确材料的组成成分，辨析材料的安全性，以证明材料可以临床应用，同时可说明基于材料所制造的医疗器械与已经上市的产品具有等同性。

材料的化学组成、所获材料的化学成分数据以及构成器械的材料应该具备并符合与生物安全相关的组成和限度要求。一些材料的组成信息通常可以从材料的规格中获得，例如聚合物材料的结构和详细组成可以从材料的供应商处获得。当作为医疗器械原材料的供应商时，材料的组成应该由医疗器械生产企业通过第三方检测获得。

1. 金属元素的成分和结构分析

对于金属材料的表征主要有 X 射线衍射分析（XRD）、电感耦合等离子体发射光谱分析（ICP）、碳硫分析和气体元素分析等。金属材料成分的检测内容包括纯度、合金组分以及碳、氧、硫、氮、氧、氢等元素含量的检测，详见表 7.1。

表 7.1　金属元素化学成分的检测所用的基本仪器

金属材料	元素类别	使　用　仪　器
不锈钢	金属元素	电感耦合等离子体发射光谱仪或原子吸收光谱仪
	碳、硫元素	高频红外碳硫分析仪
	氮元素	氧氮氢分析仪
钴基合金	金属元素	电感耦合等离子体发射光谱仪或原子吸收光谱仪
	碳、硫元素	高频红外碳硫分析仪
钛及钛合金	金属元素	电感耦合等离子体发射光谱仪或原子吸收光谱仪
	碳元素	高频红外碳硫分析仪
	氧、氮、氢元素	氧氮氢分析仪

金属材料	元素类别	使　用　仪　器
镍钛记忆合金	金属元素	电感耦合等离子体发射光谱仪或原子吸收光谱仪
	镍元素	
高纯铜	金属元素	电感耦合等离子体发射光谱仪及电感耦合等离子体发射质谱仪或原子吸收光谱仪
	氧元素	氧氮氢分析仪

2. 无机非金属材料的成分和结构分析

无机非金属材料是由某些元素的氧化物、碳化物、氮化物、卤素化合物、硼化物以及硅酸盐、铝酸盐、磷酸盐、硼酸盐等物质组成的。根据在生物体内的活性,无机非金属材料可分为三类:① 惰性生物陶瓷材料,主要是氧化铝陶瓷材料、碳质材料等,植入体内后与周围组织之间形成纤维包膜;② 表面生物活性陶瓷材料,如生物医用玻璃、羟基磷灰石等,植入体内后材料能与周围组织形成牢固的化学键结合(骨性结合);③ 可吸收和降解生物陶瓷材料,主要是磷酸三钙陶瓷材料,植入体内后会逐渐被降解、吸收,从而被新生组织替代。目前,约有 40 余种生物陶瓷材料在医学、整形外科方面制成了 50 余种复制和代用品,发挥着非常重要的作用。

医用无机非金属材料成分和检测项目包括化学成分、微量金属元素和结晶相含量的测定。对于陶瓷、玻璃、碳材料等无机非金属材料的表征方法有 X 射线衍射分析(XRD)、电感耦合等离子体发射光谱分析(ICP)、傅立叶变换红外光谱法(Fourier Transform Infrared Spectroscopy, FTIR)、原子吸收光谱(Atomic Absorption Spectroscopy, AAS)等。

3. 医用高分子材料的成分和结构分析

医用高分子材料是指用以制造人工器官、外科修复、理疗康复、诊断检查、疾病治疗、药物剂型等医疗领域的聚合物材料。由于医用高分子材料多用于人体,直接关系到人的生命和健康,因此对其性能的要求较高。这些要求包括:材料植入人体后,要求长时期对体液无影响;与血液相容性好,对血液成分无损害,不凝血,不溶血,不形成血栓;无异物反应,在人体内不损伤组织,不致癌、致畸,不会导致炎症坏死、组织增生等;材料本身及单体杂质、降解或磨损产物不对身体产生不良影响。

高分子材料的表征方法包括化学结构分析(如核磁共振波谱法、红外光谱法、质谱法)、分子量分布[如凝胶渗透色谱(Gel Permeation Chromatography, GPC)、静态激光光散射]、形貌(如扫描电子显微镜、透射电子显微镜)、结晶性(如 X 射线衍射仪)等方面。

7.1.2　小分子可沥滤物的检测

对于接触人体或在体内使用的医疗器械,其材料的化学性能将会直接影响人体使用的安全性。因此,对材料中的残留单体、有害金属元素、各种添加剂要严加控制,进而需要对产品的化学成分进行检验。例如,医用聚氯乙烯中氯乙烯的含量必须小于 1 μg/g。通常控制的指标包括 pH 值、重金属含量、氧化还原物、蒸发留量、灰分等。

可沥滤物是对医疗器械或材料在临床使用过程中释放出的物质的统称。因此,可沥滤物研究的结果最能反映在医疗器械实际应用过程中,使用者对其所释放物质的接触量。但是,由于现实条件的挑战(包括临床接触途径及使用方法的多样性和复杂性、临床样本采集中的伦理问题等),对大部分医疗器械来说,很难进行真正意义上的可沥滤物研究。因此,在某些情况下宜通过浸提试验替代可沥滤物研究。但是,务必对浸提方式进行详细论述,并证明浸提条件严于或模拟了医疗器械临床最坏使用条件(包括浸提方式、溶剂、时间、温度、流速等)。具体浸提条件可以参考 GB/T 14233.1 医用输液、输血、注射器具检验方法　第 1 部分:化学分析方法。

医疗器械小分子可沥滤物的检测中,通常分析的项目包括酸碱度、还原物质、重金属含量、微量重金属离子、(水、有机溶剂)蒸发残渣、紫外吸光度、浊度、氯化物、硫酸盐、有害物质残留(溶剂残留、环氧乙烷残留等)。

7.1.3　生物材料的降解性能检测

1. 金属材料的降解过程检测

记忆合金、纯钛、钛合金及钴、铬、钼等生物金属材料,常常作为植入物在人体内发挥功效,而此类金属材料在体内的降解过程基本上都是电化学腐蚀过程。植入性医疗器械在人体环境中发生腐蚀,会导致腐蚀产物的释放,从而带来有害的生物反应。因此,测定植入器械的腐蚀敏感性和腐蚀行为具有重要的意义。一般来说,金属材料电化学降解的检测方法有循环动电位极化测试,如 YY/T 1074 推荐的外科植入物用不锈钢点蚀电位测试方法。

2. 陶瓷材料的降解过程检测

陶瓷原子中的相互作用比较强(大多为离子键和共价键),所以其分解需要很高的能量。陶瓷在空气中非常稳定,但是一些陶瓷在水溶液的环境中还是会发生降解。陶瓷、玻璃等医疗器械在人体环境中是否会发生降解,其降解产物是否对人体无害等,均关乎其安全性。本试验方法旨在检测陶瓷的降解性能,试验内容包括两个部分:第一个试验是在低 pH 值下进行的极限溶液试验,作为对大多数陶瓷的筛选试验,用于观察可能产生的降解产物;第二个试验则模拟更常遇到的体内正常 pH 值环境。

3. 高分子材料的降解过程检测

聚合物降解首先表现为物理变化,包括外形、外观、力学性能、失重乃至最后失去功能。这些变化可以通过体外方法进行评价。一般是在 37℃中性水质中进行降解试验,以进行材料的初步筛选。主要是从分子量下降、质量和力学性能变化三个方面比较不同材料的降解速度。常用的聚合物体内降解评价方法如表 7.2 所示。

表 7.2　聚合物材料在体内降解的评价方法

降 解 进 程	评 价 技 术	降 解 进 程	评 价 技 术
表观及颜色变化	光学和电子显微镜观察	力学性能改变	强度测定
体积变化	组织学观察、X 射线透视	生物相容性	组织学观察、临床观察
质量变化	称重	体内吸收过程	细胞生物学
分子量下降	凝胶渗透色谱(GPC)、黏度	降解产物的排出	放射性标记

7.2　生物医用材料的物理检测

生物医用材料物理性能检测的内容包括尺寸、公差密度、熔点、粒径分布、表面质量、导电/热、热膨胀系数、摩擦系数、比热容、残余应力、铁损、水滴角、物相分析等。其中表面质量指的是产品的外观是否光滑,有无划痕;产品材料表面是否有缺陷,表面的粗糙度和硬度等。产品的材料力学性能包括:材料的强度、透明度、耐疲劳性等物理性能不仅是有效性的指标,而且也关系到产品的安全性。以下从力学性能检测、表面性能检测和 MRI 相容性检测三个方面进行大致的介绍。

7.2.1　力学性能检测

生物医用材料在使用过程中,受到人体周围环境温度、周围介质及人体组织的应力的作用。因此,在设计过程中需要考虑材料的综合性能,特别是对于用于支撑作用或与骨骼相接触的器械,尤其要考虑材料的力学性能。生物医用材料的力学性能指的是材料在外力作用下表现出的变形和破坏等方面的性能。为保证医疗器械在各种负荷条件下正常工作,必须通过试验测定材料在不同负荷下的力学性能,并规定具体的力学性能指标,以便为医疗器械的强度设计提供可靠的依据。力学性能测试根据力方向和大小分为静载荷和动载荷。其中静载荷指的是力的方向不发生改变,可以分为拉伸试验、压缩试验、弯曲试验、扭转试验以及硬度试验。动载荷指的是力的大小和方向都发生变化,常见的测试有冲击试验、疲劳试验等。

1. 静载荷下的生物医用材料力学试验

1) 拉伸试验

拉伸试验是应用最广泛的力学性能试验方法。拉伸性能指标是材料的研制、生产和验收最主要的测试项目之一,拉伸试验过程中的各项强度和塑性性能指标是反映金属材料力学性能的重要参数。

在拉伸力作用下的力学行为可分为弹性变形、不均匀屈服塑性变形、均匀塑性变形、不均匀集中塑性变形和断裂几个阶段。这几个阶段中的物理量分别为弹性模量、屈服极限、断后伸长率和断面收缩率。

弹性模量，又称杨氏模量，是物体弹性变形难易程度的表征，用 E 表示，定义为理想材料在比例极限内产生形变时应力与相应的应变之比。

屈服极限，又称屈服点，是发生屈服现象时的应力。材料受外力到一定限度时，在塑性变形的开始阶段，外力不增加，甚至下降的情况下，而变形继续进行的现象，这种现象叫"屈服"。屈服极限是材料开始进入塑性形变的标志。

断后伸长率 δ 是试样拉断后标距的伸长量与原始标距的百分比。断后伸长率越大，表明材料的变形适应性越好，塑性越好。工程上通常按照断面伸长率的大小把材料分为两类：断面伸长率大于等于 5% 为塑性材料；小于 5% 为脆性材料。

断面收缩率是指材料在拉伸断裂后、断面最大缩小面积与原断面积百分比，是材料的塑性指标之一。

2）压缩试验

压缩试验时，材料抵抗外力变形和破坏的情况可用压力和位移的关系曲线来描述，称为压缩曲线。压缩曲线的性能指标有压缩模量、抗压强度、相对压缩率和断面扩张率。

压缩试验主要用于测定材料的压缩屈服极限和抗压强度，并通过试验观察材料在压缩过程中的各种现象（主要是变形和破坏形式），以此来比较各种材料的压缩机械性能的特点。相比拉伸试验，压缩试验可以允许很大的变形量，弥补了材料在拉伸力学性能测试中的不足。材料试验表明，对于多数金属材料，拉伸试验在材料破坏前给出的应力应变关系与压缩试验相同，因此压缩试验在金属成形的材料试验中有着广泛的用途。但是压缩试验因为材料端面的摩擦效应，一般难以获得均匀变形，必须有良好的润滑条件来消除摩擦或将摩擦效应降到极小，才能获得较准确的材料性能。

3）弯曲试验

弯曲试验可以直接使用医疗器械产品或者材料进行测试。一般是采用圆柱形或者长条形试样，在万能材料试验机上进行。加载方式分为三点弯曲和四点弯曲。弯曲试验可以稳定地测定脆性材料和低塑性材料的抗弯强度，并能由挠度明显地显示脆性和低塑性材料的塑性，如铸铁、工具钢、陶瓷等。弯曲试验不能使塑性很好的材料破坏，不能测定其断裂弯曲强度，但可以比较一定弯曲条件下材料的塑性。同时，在进行弯曲试验时，试样断面上的应力分布是不均匀的，表面应力最大，依此可以较灵敏地反映材料的表面缺陷，以检查材料的表面质量。

4）扭转试验

扭转试验是观察试样在扭转力偶作用下试样受力和变形的行为。扭转实验一般采用长圆柱形试样，在扭转试验机上进行。试样两端分别夹持在试验机的两个夹头中，由两个夹头相对旋转（或一个夹头固定，另一个夹头旋转）对试样施加扭矩，同时测量试样标距长度和两个截面之间的相对扭转角，可绘制曲线，称为扭转图。扭转试验可以检测生物医用材料的剪切模量、扭转比例极限、扭转屈服强度、扭转强度和扭转相对残余切应变等。

5) 剪切试验

剪切试验将试样固定在底座上,然后对上压膜加压,直到试样沿剪切面剪断,这时剪切面上的最大切应力即为材料的抗剪强度。常用剪切试验方法包括单剪试验、双剪试验和冲孔试验。例如,低碳钢的抗剪能力比抗拉和抗压能力差,试样将会从最外层开始,沿横截面发生剪断破坏,而铸铁的抗拉能力比抗剪和抗压能力差,则试样将会在与杆轴成45°的螺旋面上发生拉断破坏。

6) 硬度实验

硬度是衡量金属材料软硬程度的一项重要的性能指标,它既可理解为材料抵抗弹性变形、塑性变形或破坏的能力,也可表述为材料抵抗残余变形和反破坏的能力。

硬度试验根据其测试方法的不同可分为静压法(如布氏硬度、洛氏硬度、维氏硬度等)、划痕法(如莫氏硬度)、回跳法(如肖氏硬度)及显微硬度、高温硬度等多种方法(表7.3)。静压法主要表征金属塑性变形抗力及应变硬化能力,划痕法主要表征金属切断能力,弹性回跳法主要表征金属弹性变形功的能力。因此,硬度不是一个简单的物理概念,而是材料弹性、塑性、强度和韧性等力学性能的综合指标。

表 7.3　金属硬度试验方法国家标准及使用范围

标 准 编 号	标 准 名 称	使 用 范 围
GB/T 230.1-2018	金属材料　洛氏硬度试验　第1部分:试验方法	用于热处理后金属材料的性能检测
GB/T 231.1-2018	金属材料　布氏硬度试验　第1部分:试验方法	用于黑色、有色金属的原材料检验,也可用于退火、正火钢铁试样的硬度测试
GB/T 4340.1-2009	金属材料　维氏硬度试验　第1部分:试验方法	用于薄板材或金属表层的硬度测定,以及较精确的硬度测定
GB/T 4342-1991	金属显微维氏硬度试验方法	用于测定金属的组织组成物或组成相的硬度

2. 动载荷下的生物医用材料力学性能检测

1) 冲击试验

冲击韧度是指材料在冲击载荷作用下吸收塑性变形功和断裂功的能力,反映材料内部的细微缺陷和抗冲击性能。冲击韧度指标的实际意义在于揭示材料的变脆倾向,是反映金属材料对外来冲击负荷的抵抗能力,一般由冲击韧性值(ak)和冲击功(Ak)表示,其单位分别为 J/cm^2 和 J(焦耳)。影响钢材冲击韧性的因素有材料的化学成分、热处理状态、冶炼方法、内在缺陷、加工工艺及环境温度。对塑性材料,韧度是一个强度与塑性的综合指标。单纯的高强度材料像弹簧钢,其韧度不高,而只具有很好塑性的低碳钢也没有高的韧度,只有经淬火高温回火的中碳(合金)结构钢才具有高的韧度。

冲击试验的意义在于测量材料在冲击载荷作用下的冲击吸收功及测定材料的冲击韧

度值。冲击试验根据温度不同可以分为室温冲击试验、高温冲击试验和低温冲击试验。

室温冲击试验：试验在室温 10℃～35℃下进行。如要求严格,在控制室温 20℃±2℃下进行(国际标准规定 23℃±5℃)。

高温冲击试验：试样加热至规定的试验温度,温度偏差允许±2℃。由于试样从高温炉移出,在室温环境与支座接触,温度会降低,按本方法结合打击时间,需附加过热度(也应考虑过热对材料性能的影响)。

低温冲击试验：试样冷却至规定温度,允许温度偏差±2℃。由于试样从低温环境移出至室温环境,并与支座接触,温度会升高,按本方法结合打击时间,需附加过冷度。

2) 疲劳试验

疲劳指的是材料和器件在变动应力和应变长期作用力下,由于承受变动载荷而导致裂纹萌生和扩展以致断裂失效的全过程。疲劳有以下几个特点：① 断裂时并无明显的宏观塑性变形,断裂前没有明显的预兆;② 引起疲劳断裂的应力很低,常常低于静载时的屈服强度;③ 疲劳破坏能清楚地显示出裂纹的发生、扩展和最后断裂三个组成部分。器件材料在受到随时间而交替变化的荷载作用时,所产生的应力也会随时间作用交替变化,这种交变应力超过某一极限强度而且长期反复作用即会导致材料的破坏,这个极限称为材料的疲劳极限。疲劳极限是指经过无穷多次应力循环而不发生破坏时的最大应力值。

疲劳试验的主要目的是确定材料的疲劳极限(或说持久极限),通常采用的是旋转弯曲疲劳试验。疲劳极限按其定义是材料在交变应力作用下,能经受无限次循环而不破坏的最大应力的极限值。实际上,试验不可能使试样进行无限次循环,因此规定一个循环数作为"试验基数"。对于黑色金属 $N=(5\sim10)\times10^6$,对于有色金属 $N=(50\sim100)\times10^6$,所以,实际的疲劳极限指的是能经受 N 次循环而不发生疲劳破坏的最大应力值。

疲劳失效与静载荷下的失效不同,断裂前没有明显的塑性变化,发生断裂也较突然。这种断裂具有很大的危险性,常常造成严重的事故。据统计,大部分机械零件的失效是由金属疲劳造成的。因此,工程上十分重视对疲劳规律的研究。无裂纹材料的疲劳性能的判断依据主要是疲劳极限和疲劳缺口敏感度等。

7.2.2　表面性能检测

1. 表面缺陷检测

产品表面缺陷是指产品表面的不连续性和不完整性,如裂纹、疏松、针孔、夹杂物等。这些缺陷是制品应力感生的结果,不同的表面缺陷形态有着不同的形成原因,探寻这些原因并加以避免是获得高品质产品的必经之路。对于注塑制品而言,表面缺陷是常见的质量问题。一般,可见的表面缺陷包括开裂、银纹、纹道、波纹、波痕和脆化等。这些表面缺陷通常是由制品的内外应力超过制品本身的强度而引起的,这种应力感生的缺陷与生产环境、加工工艺及聚合物材料本身有关,有时还涉及模具或制品的设计。常见的表面缺陷各有其自身的特点。例如,纹道(或者波纹、波痕)通常出现在流体的前缘,当流峰出现停顿、压力聚集,接着再向前流动一小段距离,然后再停顿时,就会形成纹道。

表面缺陷检测对于人工关节、骨植入物、心血管植入物等医疗器械的意义重大。由于磨损磨屑、假体断裂等原因引起的人工关节假体失效成为影响其使用寿命和患者医疗质量的主要原因。表面缺陷的检测方法常用无损检测方法,如射线检测、超声检测、磁粉检测、渗透检测和涡流检测。

2. 晶粒度的检测

晶粒度是表示晶粒大小的尺度。常用的表示方法有单位体积的晶粒数目(ZV)、单位面积内的晶粒数目(ZS)或晶粒的平均线长度(或直径)。工业生产上采用晶粒度等级来表示晶粒大小。标准晶粒度共分 12 级,1～4 级为粗晶粒,5～8 级为细晶粒,9～12 级为超细晶粒。晶粒度检测是借助金相显微镜来测定钢中的实际晶粒度和奥氏体晶粒度。常用的检测方法有渗碳法、氧化法、网状铁素体法、直接淬火法和网状渗碳体法。

3. 非金属夹杂物检测

金属材料的非金属夹杂物分为三类:常见的夹杂物、非传统夹杂物以及沉淀相类。根据 GB/T 10561－2023,常见的夹杂物被分成 A、B、C、D、DS 五种类型,并增加了 DS 类即单颗粒球状夹杂物的规定以及对各类夹杂物形态、分布、性质、颜色等的描述,以有助于不同类夹杂物的识别。各类夹杂物的类型与形态可参见表 7.4。

表 7.4　各类夹杂物的类型与形态

序号	类别	类　型	形　态
1	A	硫化物类	具有高的延展性,有较宽范围形态比(即:长度/宽度)的单个灰色夹杂物,一般端部呈圆角
2	B	氧化铝类	大多数没有变形,带角的,形态比小(一般<3),黑色或带蓝色的颗粒,沿轧制方向排成一行(至少有 3 个颗粒)
3	C	硅酸盐类	具有高的延展性、边界光滑,有较宽范围形态比(一般≥3)的单个呈黑色或深灰色夹杂物,一般端部呈锐角
4	D	球状氧化物类	不变形,带角或圆形的,形态比(一般<3),黑色或带蓝色的,无规则分布的颗粒
5	DS	大颗粒球状氧化物类	直径>13 μm 的单颗粒 D 类夹杂物

注:源自 GB/T 10561－2023 钢中非金属夹杂物含量的测定　标准评级图显微检验法

4. 低倍组织缺陷检测

金属的低倍组织缺陷检测也称为宏观检测。它是用肉眼或不大于 10 倍的放大镜检查金属表面、断口或宏观组织及其缺陷的方法。宏观检测在金属铸锭、铸造、锻打、焊接、轧制、热处理等工序中,是一种重要的常用检测方法。这种检测方法操作简便、迅速,能反映金属宏观区域内组织和缺陷的形态及分布特点,使人们能正确和全面地判断金属材料的质量,以便指导科学生产、合理使用材料,还能为进一步进行光学金相和电子金相分析做好基础工作。宏观检测包括低倍组织及缺陷检测(包括酸蚀、硫印、塔形车削以及无损探伤等方法)和断口分析检测等。

5. 显微组织检测

器械和材料的显微组织是金属材料微观特征中最为本质的部分。显微组织的物理参数包括组织形态、相的比例、晶粒大小和分布、晶内缺陷消除程度等。显微组织与工艺参数和材料性能之间关系的研究一直是材料科学与工程的核心内容。一般可以用金相显微对金属的显微组织进行检测。不锈钢材料的显微组织分为铁素体、马氏体、珠光体。

铁素体是碳溶解在 α - Fe 中的间隙固溶体，具有体心立方晶格，常用符号 F 表示。纯铁素体组织具有良好的塑性和韧性，但强度和硬度都很低；冷加工硬化缓慢，可以承受较大减面率拉拔，但成品钢丝的抗拉强度很难超过 1 200 MPa。

马氏体是黑色金属材料的一种组织名称，最先由德国冶金学家 Adolf Martens (1850～1914)于 19 世纪 90 年代在一种硬矿物中发现。马氏体的三维组织形态通常有片状或者板条状，但是在金相观察中(二维)通常表现为针状。马氏体的晶体结构为体心四方结构。高的强度和硬度是钢中马氏体的主要特征之一。常见马氏体组织有两种类型：板条状和针状。中低碳钢淬火获得板条状马氏体，板条状马氏体是由许多束尺寸大致相同、近似平行排列的细板条组成的组织，各束板条之间角度比较大；高碳钢淬火获得针状马氏体，针状马氏体呈竹叶或凸透镜状，针叶一般限制在原奥氏体晶粒之内，针叶之间互成 60°或 120°角。

珠光体是铁素体和渗碳体一起组成的，碳素钢中珠光体组织的平均碳含量约为0.77%。它的力学性能介于铁素体和渗碳体之间，即其强度、硬度比铁素体显著增高，塑性、韧性比铁素体要差，但比渗碳体要好得多。珠光体是由奥氏体发生共析转变同时析出的铁素体与渗碳体片层相间的组织，是铁碳合金中最基本的五种组织之一。经 2%～4%硝酸酒精溶液浸蚀后，在不同放大倍数的显微镜下可以观察到不同特征的珠光体组织。

6. 表面浸润性检测

固体表面的浸润性常常通过水接触角进行检测。水接触角是指在气、液、固三相交点处作气-液界面的切线穿过液体与固-液交界线之间的夹角，它是表面亲水和疏水程度的度量。测量方法为将水滴滴于固体样品的表面，通过显微镜头与相机获取液滴的外形图像，再运用数字图像处理技术将图像中的液滴接触角计算出来。当接触角小于 90°时，为亲水性表面，且接触角越小，样品表面的亲水性越好；当接触角大于 90°时，表面是疏水性的。

7. 表面电荷和表面电荷密度检测

材料表面的电荷的电性和数量测量方法包括粉尘图法、静电探头法和基于泡克尔斯效应的光学测量法。现有技术中对于表面电荷的测量比较有效的方法是开尔文探针力显微镜技术，该技术通过探测探针与样品表面之间的静电力信号来推算表面电荷密度。具体方法是利用开尔文探针力显微镜，测量探针与样品之间的静电力与扫描管移动距离的关系曲线(即"力-距离"曲线)，再通过公式对"力-距离"曲线进行拟合，进而推算出样品的表面电荷密度。

8. 表面电阻检测

表面电阻检测方法包括接触电阻检测法和电离电阻检测法,它们是测量一个物体表面电阻率的方法。

接触电阻检测法:将一块圆形、质量相对较大的金属用两种不同的金属接触物质连接,金属的反应电位随接触面积的增大而增大,通过比较两次测量的电位差,从而计算出物体表面电阻。

电离电阻检测法:将一块金属用绝缘棒置于测试物体表面,把金属物体接在电源上,通过比较两次测量的电位差,从而计算出物体表面电阻。

7.2.3 MRI 相容性检测

利用磁共振对人体组织进行成像时,磁共振对植入人体的器械的威胁主要来自以下三个方面:磁性物质在磁场下会发生位移,磁场的热效应,以及金属组件在磁场中会产生电流。

大部分冠心病介入治疗用的支架都是无磁性或者弱磁性的,因此对于无磁性的支架,植入以后,可以立即接受场强小于 3 T 的磁共振检查;对于弱磁性的支架,则要求适当推迟,一般在 6 周以后进行磁共振检查是安全的。

MRI 的相容性要求包括两个方面:① MRI 对植入物的影响程度,如升温、植入物移位等;② 植入物存在导致磁场扭曲而产生的伪影。如人工血管的 MRI 相容性要求:在 3 T 的静态磁共振的条件下,人工血管的偏转角度应小于 $45°$,人工血管应无扭矩产生,且全身平均特定吸收率(SAR)值不得超过 2.0 W/kg。在成像 15 min 的条件下,人工血管的局部温升应不大于 5℃。另外,在 3 T 的静态磁共振条件下,使用自旋回波序列得到的图像单侧伪影应不大于 10.0 mm,使用梯度回波序列得到的图像单侧伪影也应不大于 10.0 mm。

(经 纬 唐 枫)

主要参考文献:

曹德森.医疗器械技术评价[M].北京:人民卫生出版社,2017.

国家药品监督管理局高级研修学院.医疗器械标准知识[M].北京:中国医药科技出版社,2020.

郝凤阳,苏健,孙璐,高冠岳.人工心脏瓣膜的发展[J].医疗装备,2017,30(13):186-193.

胡盛寿.医用材料概论[M].北京:人民卫生出版社,2017.

吕杰,程静,侯晓蓓.生物医用材料导论[M].上海:同济大学出版社,2016.

王金花,张朝晖.食品安全检测培训教材理化检测[M].北京:中国标准出版社,2010.

叶成红,邓洁,肖丽,等.医疗器械可沥滤物安全性研究(Ⅱ):残留量检测[J].中国药事,2019,33(10):1116-1120.

叶成红,王永清,孟颖,等.医疗器械可沥滤物安全性研究(Ⅲ):允许限量建立[J].中国药事,2019,33(11):1259-1263.

叶成红,王永清,杨宇希,等.医疗器械可沥滤物安全性研究(Ⅰ):常见可沥滤物[J].中国药事,2019,33(8):875-879.

第 8 章

生物医用材料的消毒与灭菌

8.1　消毒与灭菌的原则与方法

生物医用材料及其制品都是直接或间接与人体接触,若附有病原体就会在人体内增殖继而引起局部性及全身性疾病,因此生物医学材料及其制品必须经过严格的消毒与灭菌处理方可应用(表 8.1)。

表 8.1　消毒与灭菌的区别

区别项	消　毒	灭　菌
定义	杀灭或去除有害微生物	杀灭或去除全部微生物(包括细菌芽孢)
效果	使物品达到无害化	使物品上无活菌生存
无菌保证值	10^{-3}	10^{-6}

注:无菌保证值又称为存活概率。

消毒是指能杀灭或清除传播媒介上的病原微生物,使其达到无害化的处理,可分为高水平消毒、中水平消毒及低水平消毒。

高水平消毒:能杀灭一切细菌繁殖体(包括结核分枝杆菌)、病毒、真菌及其孢子和绝大多数细菌芽孢,达到消毒效果。常见的高水平消毒方法有热力、电离辐射、微波、紫外线以及过氧乙酸、过氧化氢、戊二醛、甲醛、二氧化氯、含氯(溴)消毒剂等。然而,在美国,高水平消毒不要求杀灭大量细菌芽孢,如 0.5% 邻苯二甲醛,对细菌芽孢的杀灭作用很弱,但能有效杀灭结核分枝杆菌,已被美国 FDA 批准为高水平消毒剂。

中水平消毒:能杀灭和清除除细菌芽孢以外的各种病原微生物,包括分枝杆菌和亲水病毒,达到消毒效果。常见的中水平消毒方法有超声波碘类消毒剂、醇类消毒剂、酚类消毒剂等。

低水平消毒:只能杀灭细菌繁殖体(分枝杆菌除外)、亲脂病毒和大部分真菌,达到消毒效果。常见的低水平消毒方法有通风换气、冲洗等机械除菌法以及季铵盐类消毒剂、胍类消毒剂、植物类消毒剂和汞、银、铜等金属离子类消毒剂处理。

灭菌是指能杀灭或清除传播媒介上所有种类微生物的处理。常见的灭菌方法有压力蒸汽、干热、电离辐射、微波、环氧乙烷气体、过氧化氢等离子体处理以及过氧乙酸、过氧化氢、戊二醛、甲醛等液体灭菌剂处理。

8.1.1　消毒灭菌基本原则

1. Spaulding 方案

1968 年，Earle H. Spaulding 首次提出了一种针对病患护理用具及医用产品的有效灭菌策略。按照使用过程中可能引发感染的风险级别，划分为高度危险性、中度危险性和低度危险性三种类别，对应灭菌、高水平消毒、中水平消毒和低水平消毒这四个等级，被称为著名的 Spaulding 分类法。

（1）高度危险性物品：是指进入无菌组织或血液系统的器材，包括外科器材、心脏用器材、导尿管、植入物和进入人体无菌区域的超声探针等。这类物品一旦被任何微生物污染都将产生极高的感染风险，因此必须达到无菌，应在使用前进行灭菌处理。

（2）中度危险性物品：是指接触黏膜组织或不完整皮肤的器材，包括呼吸机、麻醉机及需消毒的内镜、喉头镜、食管测压仪、肛门直肠测压仪和阴道隔膜固定环等。由于人体的完整黏膜组织如肺及胃肠道等，对微生物有一定抵抗作用，因此这类物品仅可允许极少量的不致病的细菌芽孢存在，使用前应进行高水平消毒。

（3）低度危险性物品：是指仅与完整的皮肤接触而不与黏膜接触的物品。完整的皮肤对于大部分的微生物起到良好的屏障作用，这类物品一般不会成为病原体传播的媒介。但是，如果有潜在的被污染过的手与健康护理人员的手同时接触该类物品，或者被污染的地方可能与清洁的医疗材料接触，则会产生二次污染而导致微生物传播。该类物品又可分为医疗或护理用品(如血压计、听诊器、X 线机)和一般物体表面(如台面、床栏)，前者需要用中水平或低水平消毒剂消毒，而后者在一般情况下仅需清洁或低水平消毒，除非受到特殊的病原微生物污染。

2. 我国的消毒灭菌基本原则

依照 Spaulding 的理论基础，中国卫生部门发布的《消毒管理办法》明确指出："所有用于人体组织的医疗设备都应满足灭菌标准"，"与皮肤及黏膜直接接触的产品也须符合消毒的标准"。同时，该办法还进一步阐明了如下消毒灭菌准则：对于高度危险性物品，务必选择灭菌方式来处理；中度危险性物品通常可以选择使用中水平或高水平消毒。然而，并非所有的中度危险性物品都满足同样的消毒条件，部分物品的消毒需求较为严苛，如内镜、温度计等需要执行高水平消毒。至于其余低度危险性物品，常规可以应用低水平消毒法或是简单清理就足够，只有在特定情况下才会提出额外的消毒要求。比如，当存在病原体污染时，应该依据被感染的病原体的类型选择合适的消毒方式。

8.1.2　生物医用材料常用的消毒灭菌方法

1. 物理消毒灭菌方法

物理消毒灭菌法是利用物理因子清除微生物的方法。

1) 热力法

（1）干热法

① 以点燃燃料或在炉内燃烧方式进行焚烧，主要适用于携带传染源的废弃物，例如

接触传染源的敷料、服装、食物、残体、病理材料等。

② 灼烧是一种直接通过火焰进行灭菌的方法，主要用于实验室内的耐热设备，例如微生物检测室里的白金耳和接种棒等。

③ 通过干烤进行加温和灭菌的方法，通常应用于医疗设备中如金属制品、玻璃制件、油质产品及粉末状物质等的处理上。对于含有机成分的产品而言，最高温度应不超过160℃，因为超出此限度可能导致碳化的发生；而对于金属与玻璃制品来说，适宜的温度为 180℃，持续时间则需要 30 分钟；至于金属尖锐器械，建议采用 150℃的温度并保持一小时的时间；针对油纱布和粉末状产品的处理，推荐使用的温度为 160℃，维持时间一小时。

（2）湿热法

① 使用热水蒸煮的方法可以对物品施以高温消毒。这种方法简单且实用，特别适合用于餐饮场所使用的碗筷或公共区域、卫生间用品的消毒过程中。经过 20 min 的热水浸泡能够有效地消灭各种病菌（如大肠埃希菌）及其衍生物和大部分微生物（如流感病毒与冠状病毒）。然而对于一些特定的微生物而言，需要更长时间才可完全消除，如5 个小时以上的高温加热方能彻底瓦解破伤风或者肉毒梭状芽孢杆菌这样的特殊类型微生物。

② 巴氏杀菌法被用于血清、疫苗和牛奶的灭菌。血清灭菌的温度是 56℃；疫苗灭菌的温度是 60℃；牛奶灭菌的温度是 65℃。

③ 采用流动蒸汽消毒法可在常压环境下，通过利用流动蒸汽对物品进行加热以实现消毒。

④ 在压力下增加蒸汽的温度，通过替换冷空气或使用真空泵抽取冷空气，以便让蒸汽充分接触物品并释放其潜热。这种方法主要应用于医院中对耐高温物品的消毒和灭菌，是首选的医疗材料灭菌手段。大型快速压力蒸汽灭菌器温度可达 136℃，6 分钟可完成灭菌。

湿热灭菌的原理是通过高温使微生物细胞中的蛋白质凝固。由于在湿热灭菌过程中，加压蒸汽可以更好地穿透，温度较高且细胞含水量较高，因此变性凝固更容易发生。这也是湿热灭菌成为最常见、效果最佳、最可靠的一种灭菌方法的原因之一。常用的操作条件为：温度 115℃，压力 0.7 kg/cm^2，时间 30 分钟；或温度 121℃，压力 1 kg/cm^2，时间 20 分钟。然而，因许多高分子材料的热耐受温度有限，不适用湿热灭菌法。适用于湿热灭菌的高分子材料包括聚丙烯、尼龙、硅橡胶、聚四氟乙烯、聚酯、聚碳酸酯及环氧树脂等材料。

医疗机构常用的压力蒸汽消毒器包括下排式压力蒸汽灭菌器及预真空和脉动真空压力蒸汽灭菌器，在使用过程中主要需要注意以下几个方面：

● 物品包体积不得超过 30 cm×30 cm×25 cm；

● 灭菌物品装载量：下排式压力蒸汽灭菌器不超过 80%，预真空、脉动真空压力蒸汽灭菌器不超过 90%；

● 分类装载：大包、织物放在上层，小包、金属放在下层，不可贴柜壁，物品包之间应留间隙，以利冷空气排出；

● 每日 1 次 B-D 试验（预真空柜），检查物品包内冷空气排出情况。

2）电磁波法

（1）红外线消毒法：这是一种利用电磁波照射物体产生热能，从而实现消毒效果的方法。当温度升至 125℃ 时，只需保持 15 分钟就可以有效消灭细菌和病毒，特别适合用于餐厅餐具的消毒。

（2）微波消毒法：利用微波进行消毒处理是另一种有效的技术手段。这种方法依赖于电磁波来影响物质内部分子的移动和碰撞，从而引发热量累积并消灭所有的微生物。不同的材料对于微波的吸附能力各异，例如水分会强烈吸收微波能量以引发热反应；而金属则对微波表现出较强的反射特性，因而不具备热效应，所以在对金属制品进行消毒时，需要使用潮湿的布料覆盖以便操作。微波消毒具有快速加温、内外温度一致、温度适中、避免污染及没有副产物的优点。

（3）电离辐射法：这也属于电磁波法的一种，能够导致众多高分子物质产生颜色变化及化学构造转变（如交联或者分解）。以聚丙烯为例，作为一次性注射器的生产材料，其在接受辐射处理之后会出现颜色变化并变得易碎，然而，通过向其中引入特殊的抗辐射添加物，可以实现辐射消毒。因此，对于需要接受辐射处理的高分子材料，在实施辐射灭菌前必须事先考虑其种类和材料性质。紫外线是一种低能量电磁波，属于不可见光。紫外线的穿透能力较弱，灯管上的尘埃颗粒、油污、空气中的雾滴等均可影响其穿透力。另外，紫外线遇到障碍物的反射能力也极弱。然而，由于其高效的杀菌特性，只需适当的光源并达到足够的功率，就能消灭所有类型的有害细菌。其中以光谱中位于约 253.7 nm 位置的 UV-C 型紫外线最有效且最具破坏力，对各类病毒有显著作用。而对于需要大规模环境处理或物体表面消毒的工作来说，则需使用至少拥有超过 $70\ \mu W/cm^2$ 放出量的 30 W UV 灯光设备，来实现无死角消杀过程。按照标准操作规程要求，应保证每平方米空间内所使用的该种装置总输出值不少于 1.5 W，并持续曝光半小时以上。此外，通过利用高频电子流产生的离子化反应，可以使细胞内的基因序列出现变化。许多次实验结果都证明了这种方法的高效性和可靠度，同时它还具备无需加热便能在低温和恒定条件下长期稳定工作的优点。因此，当大规模生产过程中遇到大量产品要一次性彻底灭菌的情况下，选择此法无疑是最佳方案之一。另外一种常见的应用方式，就是采用钴元素同位素对其目标对象实施辐射消毒作业。

2. 化学消毒灭菌方法

化学消毒灭菌方法是利用化学因子杀灭媒介物上污染的微生物的方法。

（1）采用浸泡法：将清洗过的物品完全浸泡在消毒剂中，保持足够的时间，然后取出，用经过灭菌处理的蒸馏水冲洗去除残留的消毒剂。

（2）采用擦拭法：通过使用含有消毒剂的敷料反复擦拭、清洁受污染物品，这种方法比较适合处理光滑表面。

（3）采用喷雾法：通过机械力量将消毒剂进行雾化或喷射，这种方法适合对多孔或粗糙物体表面进行消毒。

（4）采用熏蒸法：通过将消毒剂加热气化或者产生烟雾来实现其杀菌效果，例如使用甲醛、环氧乙烷等气体消毒剂。环氧乙烷分子式为 C_2H_4O，具有芳香的醚味（可闻出的气味阈值为 $500\sim700$ ppm），是易燃和易爆的有毒气体。当温度保持恒定于 $4^\circ C$ 时，相对密度为 0.884；沸点为 $10.8^\circ C$，其密度为 1.52 g/ml。环氧乙烷具有强大的渗透能力，所以使用环氧乙烷灭菌后的物质上必定存在一定量的环氧乙烷残余。残余较多的是多孔材料和自然生成的合成橡胶及塑料制品；其次为含有多种化学成分的人造纤维如人造丝等产品；再次则是以高分子化合物的形式存在的塑材或薄膜类物品（如 PVC）；残余最少的是一些常见的低密度热熔型软质包装袋。如果残留的环氧乙烷进入体内，会引起溶血、破坏细胞、造成组织反应，引发一系列血液凝固与器官损伤等问题。例如，人工肾用的透析器中残留的环氧乙烷会引起典型的全身变态性反应。因此，世界各国对环氧乙烷残余量进行了严格的管理。例如，法国规定环氧乙烷残留量不应大于 2 ppm，丹麦规定不超过 5 ppm，日本规定不超过 10 ppm，我国标准一般规定不超过 10 ppm。表 8.2 列出了美国 FDA 规定的环氧乙烷及有关有害化合物的最大允许值。环氧乙烷灭菌时，在有氯存在的情况下（如生理盐水中的 NaCl），会反应生成有害的氯乙醇，与水反应会生成乙二醇。许多国家对这两种有害化合物也有严格控制。

表 8.2　环氧乙烷及其化合物的最大允许值（ppm）

材 料 名 称		环氧乙烷	氯乙醇	乙二醇
宫内避孕器具		5	10	10
接触镜片		25	25	500
与黏膜接触的材料		250	250	5 000
与血液接触的材料（体外使用）		25	25	250
与皮肤接触的材料		250	250	5 000
手术刷手海绵		25	250	500
体内植入物	大（100 g 以上）	250	250	5 000
	中（10～100 g）	100	100	2 000
	小（10 g 以下）	25	25	500

3. 生物杀菌法

生物灭菌技术是通过生物分解某些病原体来消除病原体的方式。

"1/10 减少时间"的 D 值通常被用于衡量微生物消亡的速度，也就是指消除 90% 的微生物所需的时间，这个数字是速度常数的倒数。湿热灭菌致死芽孢的 D 值见表 8.3；环氧乙烷灭菌致死芽孢的 D 值见表 8.4；辐射灭菌致死芽孢的 D 值见表 8.5。当由实测或由文献查出微生物致死 D 值后，根据灭菌要求（如微生物存活率为 10^{-6} 时），可计算出所需要的灭菌时间（Kill Time，KT）。

表 8.3　湿热灭菌致死芽孢的 D 值

产芽孢细菌	介　质	温度（℃）	D 值（分）
嗜热脂肪芽孢杆菌	水	100	3 000
	水	115	24
	水	121	4
枯草芽孢杆菌	水	100	11.3
	水	105	2.5
	缓冲液	121	0.57
	缓冲液	115	2.2
	缓冲液	110	6.9
巨大芽孢杆菌	水	110	1.0
	水	115	0.025
肉毒梭状芽孢杆菌	缓冲液	112.8	1.09
	缓冲液	7.7	1.95
产芽孢梭状芽孢杆菌	缓冲液	121.1	0.15
	水	121.1	0.48～1.4

表 8.4　环氧乙烷灭菌致死芽孢的 D 值

微 生 物	浓度（mg/L）	温度（℃）	相对湿度（%）	D 值（分）
凝结芽孢杆菌（ATCC 8083）	700	30	30	13.5[b]
		50	30	4.05[b]
短乳杆菌（ATCC 83057）	700	30	30	5.88[a]
				2.32[b]

微 生 物		浓度(mg/L)	温度(℃)	相对湿度(%)	D 值(分)
肠系膜明串珠菌		700	30	30	3.45[a]
					1.69[b]
嗜热脂肪芽孢杆菌		500	54.4	40	2.63[c,d]
短小芽孢杆菌		500	54.4	40	2.81[c]
产芽孢梭状芽孢杆菌	(ATCC 7055)	500	54.4	40	3.667[c]
	(ATCC 3584)	500	54.4	40	3.00[c]
草分枝杆菌		500	54.4	40	2.40
粪链球菌		500	54.4	40	3.04[c]
枯草芽孢杆菌		700	40	33	15.5[a]
枯草芽孢杆菌黑色变种		500	37.8	30~50	9.9[d]
		500	65.6	30~50	1.6[d]
		1 000	37.3	30~50	5.5[d]
		500	65.6	30~50	1.8[d]
		500	54.4	40	6.66[c]
					4.30[d]
肉毒梭状杆菌 A		700	40	47	11.5[a]
		700	40	33	11.8[a]

注：a. 滤纸上；b. 玻璃上；c. 非吸湿载体上；d. 吸湿载体上

表 8.5　辐射灭菌致死芽孢的 D 值

微 生 物		环 境	D 值(rad×10⁶)
细菌	大肠杆菌	缓冲液	0.021
	粪链球菌	注射针	0.183
	M. Radiodurans	注射针	0.268
	D. Radiodurans	缓冲液	0.15

微　生　物		环　境	D 值（rad×10⁶）
巨大芽孢杆菌 1MF1166		缓冲液	0.34
炭疽杆菌	610	缓冲液	0.45
	E610	水	0.171
细菌芽孢		各种载体	0.14～0.36
		注射针	0.158
		玻璃板	0.17
		外科手套内	0.16
		润湿状态	0.19～0.34
		干燥状态	0.12～0.20
枯草杆菌（PC1219）		水	0.20
破伤风梭状杆菌（ATCC 9441）		水	0.177
肉毒梭状杆菌 A		水	0.18
肉毒梭状杆菌 B		水	0.33
破伤风梭状杆菌		水	0.16

8.1.3　临床应用中消毒灭菌方法的选择

1. 根据杀菌因子的特性

对于微生物而言,杀菌因素的影响可以划分为杀灭作用和抑制作用。通常情况下,高水平消毒剂的最低杀灭率和最少抑菌率之间的差距相对较小,然而,在低水平消毒剂中可能会有几千倍的差异。为了达到有效的消毒目的,需要确保能够彻底消除细菌或病毒,而不仅仅是抑制其生长。只有当物理或化学因子能够渗透到生物体内部并影响其活性时,才能实现这一目标。所以,这些杀菌因子的渗透程度与其抗菌性能之间存在着紧密联系。具有强大渗透能力的物理因子包括离子辐射、钴-60 和微波;化学因子方面,环氧乙烷和戊二醛也属于此类。紫外光在物理因子中属于弱渗透;甲醛在化学因子中同样具有较弱的渗透能力。

2. 根据污染微生物的种类、数量和存在的状态

（1）各类微生物因其生物特性不同,对于物理与化学因子的抵抗力也有所差异。通常来说,细菌芽孢的抗力最强,例如黑曲霉产生的耐高温型芽孢能抵御各种类型的消毒剂及干燥的热量。然而，相较于这种极端条件下的生存能力，它对抗潮湿热量的能力相对较低。可按照微生物抗力由强至弱的顺序排列为：能够产生高度稳定的芽孢类细菌＞某些类型的肺炎链球菌＞不易被破坏的小规模无包膜或者小型 RNA 病毒＞一些常见的致病酵母/霉菌＞大型的 RNA 感染源（比如 HSVⅠ、Ⅱ和 HIV 等）。但是这并非绝对适用于所有情况。举例而言，有些革兰氏阳性杆菌尽管处于生长状态而非休眠态，但在遭受放射线照射时仍表现出了更高的存活率。另外，部分葡萄球菌属成员能在 UVC 光下保持较强的生命活力，对这类特异性的研究有助于提高产品质量并优化杀菌过程中的实际应用效果。

　　另外，近年发现了一种名为朊病毒的新型病原体，这是一种不含核酸的蛋白质，其对各类理化因子的抵抗力明显超过了细菌芽孢。它的出现改变了人们过去百余年对微生物抵抗力的传统认识。

　　（2）当微生物的数量增加时，它们对理化因子的抵抗力也会相应提高。在微生物群体中，存在个体间抗力差异，有少数个体的抗力明显高于大部分个体。欲杀灭这一部分高抗力的个体，往往需要增加高出几倍甚至几十倍的消毒剂浓度或延长作用时间。所以在微生物污染严重的情况下，应该提高消毒剂的浓度并延长其作用时间。一般说来，后者比前者更有意义。

　　（3）微生物的存在状态通常与其周围环境因素密切关联。例如血浆、尿液、痰液、废弃物或灰尘等物质，这些环境中的有机成分和无机成分既能为微生物提供庇护以避免化学刺激的影响，同时也能直接耗费掉它们所受到的化学作用所需的能量。所以，当微生物处于被有机物保护的状态时，需要增加消毒剂的强度并延长作用时间从而发挥其功效。一般说来，前者比后者更有意义。

　　3. 根据消毒灭菌对象的理化特性和使用价值

　　医院环境和各种物品都可能成为消毒的对象，它们由各种材料制成，对不同理化因子的耐受能力不同。医院里除废弃物外，大部分物品消毒后应保持原有的使用价值，因此必须严格按照其理化特性选择适宜的消毒方法。

　　（1）耐湿耐热物品：如金属、玻璃、棉织物等首选蒸汽灭菌。金属、玻璃也可选用干热灭菌或微波消毒。

　　（2）畏热畏湿物品：精密仪器应选用环氧乙烷、甲醛和等离子体灭菌技术等。

　　（3）畏热医疗材料：可用戊二醛溶液浸泡灭菌或高效消毒。

　　有些物品的材质可吸附某些化学因子，如化纤、塑料可吸附季铵化合物、酚及其衍生物，对于这些物品，在使用时必须加大消毒剂的浓度，并及时更换以确保消毒效果。

8.2　消毒与灭菌流程的验证

　　通常情况下，医疗器械消毒的标准是达到 10^{-6} 级别的无菌保障，但至今仍未找到一种直接且简单的方法来准确评估其消毒的效果。因此,必须依赖物理学、化学和生物学等多种复合性的监控方式,以间接测量消毒的结果。尽管如此,现有的测试工具仍然存在一定的局限性。既往研究中,"灭菌过程验证设备"(Process Challenge Device, PCD)的出现使得高压蒸汽灭菌的过程监测与确认得到了进一步的发展。PCD 是一种能够模拟特定灭菌程序的仿真器件,被用来评估灭菌流程的有效程度。它按照规定的标准和科学原则制作,采用类似或比实际更为严苛的条件,以便让灭菌因子可以有效地渗透进去,到达需要消毒的物体表层,并且执行预先设置好的检查任务。通过这种方式,可以精确测算灭菌物质的渗透能力,进而全面检验整个灭菌过程的效率。PCD 广泛应用于灭菌器性能检测、灭菌器效能的资质认证以及日常监测中,验证该灭菌过程的物品是否能被有效地灭菌。1973 年,英国学者发表了基于低温甲醛蒸汽渗透性能的研究成果,并据此设计了一种螺旋式的设备以评估管腔式医疗器械的消毒效能。随后,各国研究人员相继开发了小型化的 PCD 与一次性的纸制 PCD,并在欧洲地区、美国以及我国得到了实际运用。

PCD 的选择取决于消毒方式、消毒设备类型以及消毒对象的类别。目前,并没有一种通用的 PCD 可以满足各种消毒设备和消毒手段的需求。不同类型的消毒对象需要采用特定的 PCD,如中空型物品(如烧瓶、罐体、管道制品)、有孔型物品(如覆盖布料、服装、织物)、无孔型物品(如外科器械或实体产品)、管道形状的医疗用品(如内镜、导尿管)等。PCD 的适用准则有:① 当用作模拟单一包裹的抵抗能力时,所选取的 PCD 需具有与其相匹配或者更高的抵抗能力(也就是消毒因素渗透的困难程度);② 若用作模拟某一灭菌周期中的某个特定批次的抵抗能力时,所选取的 PCD 必须具备比这个批次内的任意一个包裹都强的抵抗能力;③ 如果是在高压蒸汽灭菌过程中,主要是处理物品包、固态器械,那么应该选择标准的测试包或是一次性使用的测试包;④ 如果是低温灭菌过程,主要涉及管道形状的器械,应当选择专门为管道形状设计的 PCD;⑤ 对于一些特殊的器械和特别的包装,具体的操作方案还需依据实际情况确定。

8.2.1 不同类型 PCD 的应用

不同的灭菌因子应选择相应的 PCD 类型。目前开发的标准测试套装和一次性的提示卡测试套装已经经过验证,它们对压力蒸汽灭菌过程的抗力大于或等于典型敷料包的抗力,因此这些测试套装可以用来检测纺织品包裹和实心材料的杀菌效率。而小型化的 PCD 则更适用于检查固态设备、简单容器的器械和辅助用品的灭菌效能。螺旋形的 PCD 则更多地应用于低温灭菌过程中,对于管道式产品灭菌效果的评估。

1. 干热灭菌的验证

干热灭菌是一种特殊过程,为了获知干热灭菌效果,就需依据 GMP 和 YY0033 - 2000 中的要求对干热灭菌进行验证。干热灭菌的验证包括 4 个方面:① 干热灭菌器的安装确认;② 干热灭菌器的性能验证;③ 干热灭菌工艺的验证;④ 细菌内毒素激发试验。具体的干热灭菌验证流程见图 8.1。

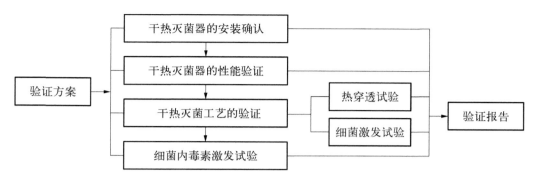

图8.1 干热灭菌验证流程图

1）干热灭菌器的安装确认

（1）文件确认：文件确认的内容包括对灭菌器说明书、灭菌器使用手册和操作说明书等文件的确认。

（2）安装确认：安装确认的内容包括对设备安装、灭菌器性能、部件、附件、控制装置和记录装置的确认。

2）干热灭菌器的性能验证

干热灭菌器的性能验证就是指对灭菌腔体进行热分布试验。这一试验是通过采用温度传感器来测定灭菌器在达到灭菌温度后整个腔体中温度的均一性和恒定性。

3）干热灭菌工艺的验证

干热灭菌工艺的验证包括各种灭菌物品在不同装载方式下的热穿透试验和细菌激发试验两个主要部分。

（1）各种灭菌物品在不同装载方式下的热穿透试验：由于干热灭菌的温度相对较高（温度为170℃以上），纺织品类、大多数塑料类和橡胶类物品在高温下会出现变形或烧焦等现象，因此并不适用于干热灭菌方法。而可适用于干热灭菌的物品有：玻璃器皿类、金属类和其他耐热物品。

由于干热灭菌的高温特性，故可以忽略不同材质对灭菌温度的影响，而主要关注不同装载方式对灭菌效果的影响。在装载待灭菌物品时，应注意的几点如下：① 待灭菌物品的包装不宜过大，待灭菌物品的外包装不宜过厚，从而利于热空气的流通；② 待灭菌物品放置时，应与烤箱的内壁和底部保持一定距离，以避免受热不均；③ 待灭菌物品不宜叠放，并且堆放的总体积不得超过灭菌腔体的2/3；④ 待灭菌物品之间应保持适当的距离，以便于热空气的对流和扩散；⑤ 待灭菌物品若为粉状物时，每一单包装中的粉状物体的高度不宜超过1.3 cm。

干热灭菌工艺验证的目的就是要测定在最坏情况下，是否可以达到对物品灭菌的要求。所以热穿透性试验应在最高密度的装载方式下进行，即满载热穿透试验。此外，还可依具体情况对干热灭菌工艺增加半载热穿透性试验。上述满载和半载热穿透性试验均应在相同的条件下（相同的灭菌温度和时间）重复进行3次。

（2）细菌激发试验：目前，用于测定干热灭菌效果的生物指示剂为枯草杆菌黑色变种芽孢（ATCC 9372），该种生物指示剂中含菌量为 $5 \times 10^5 \sim 5 \times 10^6$ CFU/片。该种生物指示剂在170℃下，杀灭90%微生物所需时间 D_{170} 值为 4.7 min。细菌激发试验应该在满载条件下进行。试验中，生物指示剂应尽可能放置在灭菌物品的中间或最难灭菌的部位，并对已确定的灭菌程序重复进行 3 次。

4）细菌内毒素激发试验

要确认干热灭菌是否能够去除热原，可以通过细菌内毒素激发试验来验证。一般来说，辐射式干热灭菌设备的设计目标是去除 3 个对数单位的细菌内毒素（10^3 EU）；层流式干热灭菌设备的设计目标是去除 $5 \sim 6$ 个对数单位的细菌内毒素（$10^5 \sim 10^6$ EU）；就是在通过干热灭菌后，细菌内毒素含量应为 $10^3 \sim 10^6$ EU。因此在设计细菌内毒素激发试验时，可以依据干热灭菌设备的去热原能力确定试验中内毒素的量。例如，辐射式干热灭菌器就应使用单位不小于 10^3（即细菌内毒素的浓度为 200 ng/ml 或以上）的内毒素接种于待灭菌物品上，将其分为两组。一组作为阳性对照组，即不进行灭菌；另一组置于干热灭菌器腔体最冷点处，然后进行灭菌。灭菌后对被接种的产品、未接种的物品（作为阴性对照）和阳性对照组用鲎试剂（鲎试剂的灵敏度应该为 0.1 EU/ml 或更低）测定其上细菌内毒素的含量。上述细菌内毒素激发试验也应重复进行 3 次或以上。

细菌激发试验和细菌内毒素激发试验中，每种灭菌程序的 3 次验证结果应该全部合格，方可认为该种灭菌物品的灭菌程序是可行的。

在完成上述干热灭菌器的安装验证、干热灭菌器的性能验证、干热灭菌工艺的验证和细菌内毒素激发试验后，还应将各阶段获得的数据记录下来，然后将其编制成干热灭菌验证报告。

2. 湿热灭菌的验证

湿热灭菌被视为一种特殊的灭菌过程，无法在过程中直接检测产品的灭菌效果，其有效性必须通过事后验证来确认。湿热灭菌的验证包括 3 个方面：① 湿热灭菌器的安装确认；② 湿热灭菌器的性能验证；③ 湿热灭菌工艺的验证。整个湿热灭菌验证流程如图 8.2 所示。

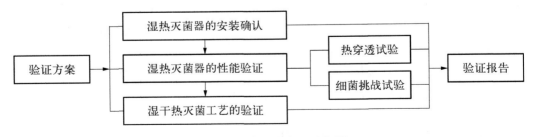

图 8.2　湿热灭菌验证流程图

1）湿热灭菌器的安装确认

（1）文件确认的主要内容包括对灭菌器的使用手册、操作指南以及压力容器质量保证书等相关资料的验证。

（2）安装确认的内容包括对设备安装、灭菌器性能、公用系统（包括蒸汽、空气、水和电源）、部件（包括所用材质的耐腐蚀性、管道各焊接处和接头的密封性）、附件、控制装置和记录装置的确认。

2）湿热灭菌器的性能验证

湿热灭菌器的性能验证就是对湿热灭菌腔体进行热分布试验。在热分布试验中，通过使用温度传感器测定灭菌器在达到灭菌温度后整个腔体中温度的均一性和恒定性。该项试验是在灭菌腔体空载的情况下进行的。该项试验结果的合格与否是进行后续热穿透试验和细菌激发试验的基础。

3）湿热灭菌工艺的验证

湿热灭菌工艺的验证包括两个方面：各种灭菌物品在不同装载方式下的热穿透试验和细菌激发试验。

（1）热穿透试验：由于热力对不同材质和装载方式的穿透能力和效果不同，因此必须针对生产工艺中不同物品确定不同的灭菌工艺。依据灭菌物品的材质可分为：纺织品类、玻璃器皿类、金属类和橡胶类等；依据灭菌物品的状态分为液体类和固体类等。此外，灭菌物品的不同装载方式将影响蒸汽穿透速度、蒸汽穿透的彻底性和灭菌后干燥的速度。因此，需从两个方面考虑装载方式：一是待灭菌物品的堆放密度；二是待灭菌物品的总体积。

① 对于待灭菌物品的摆放规定如下：物品必须有序存放，不能过于拥挤，并且其总容量不得超出灭菌器容积的 85%；各物品间需保持适当的空间距离，以确保蒸汽流畅通无阻；布料类的灭菌物品要放在金属制品上，以防蒸汽冷凝形成水滴使布料变湿，进而降低灭菌效果；此外，若灭菌物品数量不足，会导致灭菌设备中的空气排出速度比物品内部空气排出更快，造成虽已开始灭菌过程但物品内仍然残留冷空气，从而削弱灭菌作用。

② 待灭菌物品的体积要求：待灭菌物品的体积不宜过大，应确保待灭菌物品的最大尺寸不超过 50 cm×30 cm×30 cm；若必须对体积过大的物品进行灭菌，则应对该类物品分别进行灭菌效果确认；放置待灭菌物品的盛器上应有小孔，在灭菌前需将小孔打开，以利于热蒸汽的流通，并确保在干燥过程中热蒸汽能迅速排出。

（2）细菌激发试验：在确定所使用的细菌后，通过生物指示剂进行细菌激发试验。生物指示剂是指利用某种具有抗力代表性的菌株制成指示菌片或菌液，以检验灭菌过程是否符合要求。合格的生物指示剂必须具备 3 个特性：① 该种细菌应该在保持标准灭菌温度 121℃下灭菌一定时间后，才能被完全杀灭；② 该种生物指示剂中细菌的数量，虽然无法极为准确地计算细菌的数量（CFU），但应确保细菌的数量接近无菌保证值；③ 生物指示剂应该在达到灭菌效果后，能够出现颜色变化等肉眼易辨识的变化，从而便于使用者及时了解灭菌效果。目前，我国在 GB 15981－1995 消毒与灭菌效果的评价方法与标准中规定湿热灭菌生物指示剂中的细菌为嗜热脂肪杆菌芽孢（ATCC 7953 或 SSI K31），含菌量为 $5×10^5～5×10^6$ CFU/片。该生物指示剂在 121℃下，D_{121} 值为 1.3～1.9 min，杀灭菌时间(KT 值)小于 19 min,存活时间(Survival Time,ST)大于 3.9 min。

应在满载条件下进行湿热灭菌的细菌激发试验,并应分别针对各种灭菌物品的灭菌程序进行验证。在验证过程中,生物指示剂应该尽可能地置于灭菌物品的中心或者最难以达到灭菌效果的区域,并且对已经确定的灭菌步骤进行 3 次或更多的重复。

在完成安装确认、热分布试验、热穿透试验和细菌激发试验后,应该将整个湿热灭菌验证过程中获得的数据进行记录,并编制该灭菌器的验证报告。

3. 环氧乙烷灭菌的验证(图 8.3)

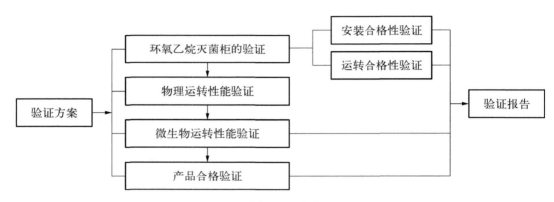

图 8.3 环氧乙烷灭菌验证流程图

1) 环氧乙烷灭菌柜的验证

(1) 环氧乙烷灭菌柜的安装合格性验证

① 灭菌设备、资质文件:灭菌器的规格、大小,因使用单位的要求而不同。设备必须由具有工商营业执照、医疗材料生产许可证、产品注册证、医疗材料卫生许可证的生产企业提供,另附技术文件和使用说明书。有关资料应符合 EN 1422‐1997 医用消毒器-环氧乙烷灭菌器要求和测试方法。

② 计量器具校验:灭菌器设备上所用的所有控制、指示和记录仪器应建立有效的校准系统,并形成文件保存,如温度计、湿度计、压力表、计时器及相应的传感器。计量器具须在规定的检定周期内使用,并具备计量器具生产许可证、产品合格证及相关合格证明材料。

③ 灭菌设备的安装:灭菌器管道和相应的控制系统、辅助系统应按安装图位置进行安装。电气控制系统的安装可通过开关、按钮检查仪表显示安装的正确性并进行验证。计算机系统的安装应由设备生产厂家按 EN 1422‐1997 标准和基本企业标准执行。

(2) 环氧乙烷灭菌柜的运转合格性验证

运转合格性验证的操作是在空载的情况下,对灭菌柜进行气密性和温度分布试验。

① 泄漏速率验证(空柜):灭菌柜在正压、负压条件下,泄漏速度应不大于 0.1 kPa/min。具体操作方法如下。

正压泄漏速率:灭菌柜在空载密封、温度恒定条件下,加压至设定的正压值(kPa),设定工作压力值大于或等于 105 kPa,保压设定值时间(min),记录并计算正压泄漏率。正压泄漏率=正压变化值/时间。

负压泄漏速率:灭菌柜在空载密封、温度恒定条件下,抽真空至真空设定值(kPa)后,保压设定值时间(min),记录并计算负压泄漏率。负压泄漏率=负压变化值/时间。

② 灭菌柜壁、空间温度均匀性验证:即验证灭菌柜壁和空间的温度均匀性(温度最大偏差值应不大于±3℃)并确定温度冷点和热点位置。具体操作方法:根据灭菌柜的容积确定需要布置的传感器数量。按照预先设计的布点图,将温度传感器固定在柜内壁的相应位置上。启动加热循环系统,当温度达到设定值 X℃时,记录所有监测点的温度值。

此外,对辅助设备,包括真空泵、气泵、循环泵、气化泵、加热系统、蒸汽发生器等,根据其工作特性分别接通电源以验证其有效性。其他还包括气控系统、报警系统和计算机系统等。

2) 物理运转性能的验证

物理运转性能参数的测定过程,应建立文件,测量各种物理参数,如温度、湿度、压力、真空速率、药量等。验证过程中应对传感器的数量、分布以及有关设备进行记录。

(1) 真空速率验证(空载)

目的:验证真空速率的符合性。

条件:温度恒定。

操作方法:空柜在温度恒定的条件下,密封抽真空,记录真空速率。

(2) 泄漏速率验证(空柜):具体操作方法同"真空速率验证"所述。

(3) 灭菌柜加湿验证

目的:验证加湿的有效性。

操作方法:空柜密封、温度恒定的条件下,抽真空值为设定真空压力值。蒸汽发生器的蒸汽压值达到设定压力后开始加湿。记录湿度传感器上的数据,分析湿度变化。

(4) 灭菌柜柜壁、空间温度均匀性验证:具体操作方法同"灭菌柜加湿验证"所述。

(5) 灭菌柜满载状态下温度均匀性验证

目的:验证灭菌柜满载状态下的温度均匀性,各点温度最大偏差应不大于±5℃。

操作方法:灭菌柜按规定的装载模式和货盘分载的条件下,将规定数量的温度传感器均匀放置于负载中,启动加热循环系统,达到设定温度值时,记录各监测点的温度值。装载量一般占整个灭菌器容积的80%左右,产品与柜壁之间至少留出30~50 mm的空隙。温度传感器置于产品包装中。

(6) 灭菌柜通风验证

目的:经环氧乙烷灭菌后,物品在一定温度下,经抽真空进入过滤器,换气后减少环氧乙烷残留,确保产品包装完好状态。

操作方法:先抽真空,待达到设定值后等待一段时间。然后,重复上述步骤3次。最后,持续抽真空且进气一段时间。

3）微生物运转性能的验证

（1）微生物运转性能验证

目的：在灭菌柜载荷状态下，以及温度、湿度、环氧乙烷浓度等各类参数确定的条件下，找出有效灭菌时间的临界点（如存活曲线法、部分阴性法、半周期法）。

操作方法：灭菌物品（或模拟物品）预处理前，将编号的生物指示剂按生物指示剂布点图均匀分布于灭菌物品中。按物理性能鉴定所确定的温度、湿度、环氧乙烷浓度条件下，确定无存活菌的环氧乙烷作用最短时间，至少重复3次试验。将灭菌后的生物指示剂进行无菌培养，并设阴性、阳性对照，培养7天。

（2）半周期法

本方法是在除时间外所有其他过程参数不变的情况下，确定无存活的环氧乙烷最短作用时间。应用重复2次试验来证实该最短灭菌时间，2次重复试验均应表明生物指示剂上无菌生长。规定的作用时间应至少为最短灭菌时间的2倍。

半周期法的实际应用方法为：以初始灭菌工艺的灭菌时间为起点，以试验生物指示剂为标准，在确保其他灭菌工艺参数不变的情况下，逐次将灭菌时间减半，直到找到使生物指示剂无菌的环氧乙烷最短作用时间（时间临界点）。

如：初始灭菌时间为8 h。

第一次循环：灭菌时间8 h，如无菌，则8 h为时间临界点；如有菌，则确定9 h为时间临界点。

第二次循环：灭菌时间4 h，如无菌，则4 h为时间临界点；如有菌，则确定5 h为时间临界点。

第三次循环：灭菌时间2 h，如无菌，则2 h为时间临界点；如有菌，则确定3 h为时间临界点。

第四次循环：灭菌时间1 h，如无菌，则1 h为时间临界点；如有菌，则确定2 h为时间临界点。

（3）环氧乙烷灭菌效果试验

目的：测定环氧乙烷灭菌柜对细菌芽孢的杀灭能力，以评价其灭菌性能是否符合原设计规定。

生物指示剂及培养基：枯草芽孢杆菌黑色变种（ATCC 9372）芽孢菌片（生物指示剂）菌量不少于10^6个；5 ml或10 ml营养肉汤培养基。

操作方法：① 试验组：在灭菌柜内用环氧乙烷对芽孢菌片进行灭菌处理（菌片应夹于物品中间）。处理完毕，以无菌操作方法取出菌片，分别将试验组菌片移种于5 ml或10 ml营养肉汤培养基中，置于37℃恒温培养。7天后观察最终结果（定性培养检测）；② 阳性对照组：取不经灭菌的同批菌片，待完成试验组的灭菌后，与样品同时进行活菌培养计数。计数结果代表菌片含有的菌量；③ 阴性对照组：将同批培养基培养作阴性对照。

化学指示剂：化学指示剂也是一种在环氧乙烷验证过程中常用的物品。化学指示剂是以显示物质发生物理和(或)化学变化来指示灭菌过程的化学制品,常通过颜色或形态改变来指示杀菌因子强度或灭菌情况。化学指示剂包括指示卡、片、条、带、器等各种形式的指示器件。目前,环氧乙烷化学指示剂变色原理有三大类:酸碱法、偶氮染料反应法和特效反应法。根据变色原理,化学指示剂在使用前或灭菌后应避免与化学物质接触,使指示剂变色或发生可逆反应。化学指示剂仅能说明一种指示物品曾经经过灭菌,而并不能作为灭菌效果有效性的证明。因此,环氧乙烷灭菌效果有效性的验证仍需以生物指示剂为准。

(4)环氧乙烷泄漏检查法

可用饱和硫代硫酸钠溶液,加入 10% 酚酞溶液,用稀盐酸将 pH 值调至微酸性,此时溶液无色透明。滤纸条浸润试液贴于可能漏气部位,如滤纸变为粉红色则表示已有环氧乙烷渗出。

4)产品合格性验证

产品合格性验证包括:环氧乙烷残留量的测定和产品气密度试验,对于将环氧乙烷法作为产品最终灭菌方法的生产企业还需要进行包装纸剥离强度试验等。

5)结果的判定

环氧乙烷灭菌验证的结果判定具体见表 8.6。

表 8.6　环氧乙烷灭菌验证的结果判定

验 证 步 骤	验证结果的要求
环氧乙烷灭菌柜验证	① 不得有气体渗漏; ② 空载状态下温度的分布在 $\pm 3^{\circ}C$
物理运转性能验证	① 不得有气体渗漏; ② 空载状态下温度的分布在 $\pm 3^{\circ}C$; ③ 在满载状态下温度分布在 $\pm 5^{\circ}C$
微生物运转性能验证	应确保达到无菌保证水平 10^{-6}
产品合格性验证	① 环氧乙烷残留量不大于 $10\,\mu g/g$(GB 15980 - 1995　一次性使用医疗用品卫生标准);灭菌环境中环氧乙烷的浓度应低于 $2\,mg/m^3$(GB 11721 - 89　车间空气中环氧乙烷卫生标准); ② 包装纸的剥离强度 $150\,g/cm$ 以上; ③ 产品气密度试验应无泄漏

4. 辐射灭菌的验证

由于辐射灭菌区别于其他灭菌方式,它的变量只控制时间,因此整个辐射灭菌的验证也较简单。验证程序的具体流程如图 8.4。

1)产品验证

产品验证涵盖了两个方面:对产品和包装材料的评估及选择灭菌剂量。

(1)对产品和包装材料的评估:在实施灭菌之前,需要考虑射线可能对产品(或者其

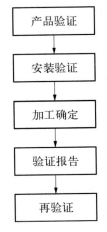

图 8.4 辐射灭菌验
证流程图

部件)及包装材料造成的影响。确保产品在有效期限内保持高质量、安全性能并符合预期用途,测试应该涵盖设备必须具备的关键属性,如硬度、透明度、色泽、生物兼容性以及包装的完好程度等。在包装材料选用方面应考虑辐射稳定材料,如聚苯乙烯、聚乙烯、聚酰胺、聚酰亚胺、聚砜、聚酯、氨基甲酸乙酯、乙丙橡胶等。

(2)选择灭菌剂量:对于辐射灭菌剂量的设置,需要根据产品内含有的微生物群落规模及对辐射的抵抗能力来决定合适的灭菌剂量。这个剂量必须达到设定的无菌保证水平(SAL)。可以通过三种方式来选择适当的剂量:① 基于微生物负荷数据制定剂量;② 利用增加剂量试验得出的信息来设立剂量;③ 在通过上述产品适宜性评价后可选择 25 kGy 作为灭菌剂量。

要用生物负载或增量剂量试验的信息获得的灭菌剂量,以及证明 25 kGy 的选择是否正确,则必须要有以下几个先决条件:① 通过具有资质的微生物实验室的检验;② 按 ISO 11737 - 1 和 11737 - 2 的要求完成微生物实验;③ 拥有钴 - 60 或铯 - 137 的辐射源,以及能够与再加工过程中使用的电子束或 X 射线装置相匹配的设备,这些都是射线源和电子束辐射装置。同时,它们还需要具备精确施行 1 kGy 以上剂量的功能。

一般医疗用品灭菌剂量的设定大多数采用生物负载法,其具体方法如下:选择 SAL=10^{-2} 和取得单元产品样品(假设 SIP=1),从至少 3 个批次的产品中随机采样至少 10 个样品。样品应充分代表待灭菌产品上的生物负载。

(3)确认平均生物负载量:依据 ISO 11737 - 1 的方法,针对三组不同的样品,每一组都需测量其各自的平均生物负载量。然后把这三组的平均生物负载量和总体平均生物负载量作对比,看是否有任何一批次的平均生物负载量超过总体平均生物负载量的两倍。

(4)建立验证剂量:若有一批或更多批次的平均生物负载量不低于总体平均生物负载量的两倍,则选用最高批次的生物负载量作为验证剂量;若批次的平均生物负载量小于总体平均生物负载量的两倍,则采用总体平均生物负载量的数值作为验证剂量。

(5)完成验证剂量试验:取 100 个产品样本(可从原有 3 批样品中随机抽取或从正常生产的另外批次中抽取)。实际剂量法可变化到验证剂量加 10%,若实施剂量比计算的验证剂量的 90% 要少,则试验重做。对辐射处理后的产品进行无菌性检测。根据 ISO 11737 - 2 标准,将样品放入大豆酪蛋白肉汤中,在(30±2)℃下培养 14 天,并记录阳性样品数量。若上述 100 个产品样品中阳性不超过 2 个,则统计学验证接受。如果阳性样品的数量超过 2 个,且不是由于生物负载测试错误、无菌检查错误或者剂量使用错误引起的,那么这种剂量设定方法就无效。可采用其他方法进行重新设定。

(6)建立灭菌剂量:如果验证程序通过,就需要在 GB 18280 - 2000 中寻找能够达到指定的无菌保证水平(一次性医疗用品的无菌保证水平 SAL=10^{-6})的辐射剂量。

2）安装验证

（1）设备文件：设备文件应包括具体的辐射装置说明书、技术要求文件和操作文件，以及用于控制、检测和记录关键加工参数的仪器说明书。

（2）设备检测：检测工具包括辐射源、传输机器、安全设施以及辅助系统，其检测结果必须能够证明上述设备能够满足设计技术标准并正常运作。检测方式和结果应通过文件来确认。

（3）设备校准：对 γ 辐射装置、辐射剂量计等进行校准。

（4）辐射装置剂量分布图：剂量分布测试应根据剂量实施的数值、分布和再现性来描述辐射装置特征。

3）加工确定

（1）设定装载方式：对于每个特定的产品种类，都需要设定相应的装载方式。这些技术规范应该制定成包含以下信息的文档：关于包装物品的信息，如大小与重量，以及允许的误差范围（如果存在）；在必要时，可能还包括内部物品的位置信息；描述辐射罐内的货物装载方法；给出辐射罐的大小等详细信息。

（2）产品剂量分布图：需确定在指定产品装载模式下的最小和最大剂量区，并研究灭菌的可重复性。这些数据可用作确定常规灭菌选择剂量的监测点。所有数据都应进行记录保存。

4）验证报告

进行产品验证、安装验证及加工确认时收集和提供的资料应写成文件，并按质量体系要求保存。

5）再验证

设备和剂量的校准应在预定的时间范围内执行。

辐射装置的再验证：若辐射装置内发生影响辐射剂量分布的改变，应重新按安装验证程序进行验证。

对灭菌剂量的检查：为了确保其持续有效，检查应根据任何可能显著改变生物负载或特性的情况进行。此外，检查至少也需要每三个月进行一次。

8.3　消毒与灭菌包装的验证

GB/T 4122.1-2008　包装术语　第 1 部分：基础中，包装定义为"为在流通过程中保护产品，方便储运，促进销售，按一定技术方法而采用的容器、材料及辅助物等的总体名称。也指为了达到上述目的而采用容器、材料和辅助物的过程中施加一定方法等的操作活动。"包装的目的在于建立无菌屏障，确保材料物品在灭菌后预期的使用、运输和贮存等条件中保持无菌性，提供物理保护，并能无菌取用。

8.3.1 包装材料

1. 包装材料要求

包装材料指用于制造或密封无菌屏障系统或初包装的任何材料,必须能确保灭菌剂能够接触到材料,并提供微生物屏障。任何待灭菌的材料物品必须加以包装,以保证材料在灭菌后至使用前的贮存期内保持无菌。包装材料性质对保持无菌期限有直接影响,应选择尺寸合适的包装材料,以能将材料物品完全包裹为度,不能包裹太紧,以免影响空气的排出和灭菌剂的渗透。

医用包装材料应符合 GB/T 19633 - 2015 或 YY/T 0698 - 2011 要求的相关技术指标。医院选择包装材料时,制造厂家应提供检测合格证书,医院感染管理部门和使用管理部门应进行审核。消毒供应中心对购进的每批包装材料,应在入库前进行检查,并索要产品检测报告。包装材料在功能性方面必须满足包装完整性、保护性便捷、洁净开启性3 个条件。另外,还要满足因不同灭菌方式而异的相互适应性、材料的微生物阻隔性和无菌性的要求,包括:① 必须利于灭菌因子(如蒸汽、环氧乙烷、过氧化氢等)的穿透,以保证达到灭菌效果;② 必须与灭菌过程中的参数(如温度、压力等)相适应;③ 必须能阻隔细菌等微生物,具有无菌屏障作用;④ 维持物品无菌状态,包装不能够增加被空气污染、纤维破损、灰尘和薄片侵入的机会,这些会再度污染材料;⑤ 要保证清洁的剥离效果。打开包装时,应具有连续、均匀的特性,不能产生影响无菌打开的材料分层或撕屑;⑥ 必须保持封口的完整性,必须保证无空白处和无缝隙;⑦ 包装易开封,必须具备开启的标识。

2. 常用包装材料

常用的包装材料包括纺织布、无纺布、纸塑复合袋和硬质容器等。

1)纺织布

纺织布是最传统、最简单的包装材料之一,在我国以棉布为主。医院普遍用于包装使用频率高、周转快的手术材料。多年来的标准灭菌棉布为每平方英寸($6.45\ cm^2$)140 根纱、未漂白、双层厚度的棉布。新棉布使用前应清洗。重复使用的纺织包装材料每次使用后应清洗、消毒,使用前应在有光的桌上检查,有破损的包装应禁止使用,不可以缝补后使用;使用前应去除棉绒。国外有些棉布用特殊化学物质处理纤维,使之防水,这种多层组合、更紧密的纺织处理使得现代织物适用于无菌包装。在使用此类棉布时,须注意厂家提示的化学涂层的使用次数,即通常所说的棉布使用次数。

纺织布有抗牵拉、利于穿透等优点,但由于其结构疏松,反复洗涤、使用后其阻菌能力逐步降低,又无防水性,包装时释放棉尘造成空气污染,不利于医院感染的控制。纺织品灭菌保存时间对保存环境较为敏感,WS 310.1 - 2016 医院消毒供应中心 第 1 部分:管理规范中规定,环境的温度、湿度达到该规范的要求时,使用纺织品材料包装的无菌物品有效期为 14 天;未达到环境标准时,有效期为 7 天。材料重复灭菌会增加材料的损耗和医疗成本,因此目前纺织布正逐渐被其他的包装材料所替代。

2）无纺布

无纺布是一种新型的包装材料，具有阻燃、无静电、无毒性、无刺激性等优点。无纺布的纤维间隙很小且随机排列，显著减少了微生物或尘粒被转移的可能性。使用无纺布包装的灭菌包应遵循 YY/T 0698 行业标准。无纺布质量中最关键的是微生物屏障性能是否良好。使用无纺布包装时不是越厚越好，在保证阻菌性能和拉伸强度的前提下，透气性好的材料，湿包少。

无纺布作为包装材料具有以下优点：① 由于其特殊结构的多孔排列形成独特的隔离细菌屏障，灭菌后有效期长，一般为 180 天，减少了反复灭菌对物品、材料的损害。其防水性强、耐磨、价格适中，是目前较理想的包装材料之一；② 包装材料时不会产生棉尘，避免了环境污染；③ 疏水性好，灭菌时不易产生湿包，适用于多种灭菌方式，如压力蒸汽灭菌、过氧化氢等离子灭菌、环氧乙烷灭菌。故无纺布比纺织布经济、实用，有利于医院感染控制，也减轻了工作人员的工作负担。

3）纸塑复合袋

纸塑复合袋由一层纸和一层 PET 与 PP 塑料复合膜组合而成，形成预成型无菌屏障系统，具有良好的阻菌性和防潮性，但需采用专用的封口机密封。目前，医院广泛采用此类包装袋，但因其单面透气性，一些金属类材料在灭菌过程中易产生冷凝水，须验证效果后使用，不能用于下排气式压力蒸汽灭菌器。

纸塑包装袋是由医用纸与高分子塑料膜经热合作用而制成的专用包装袋，具有密封性和阻菌性能良好的特点，同时具有良好的穿透性、排水性，且灭菌彻底。纸塑袋包装的灭菌有效期为 180 天，有效地减轻了护理工作量。另外，由于其有效期长，可有效避免周转慢的材料反复灭菌，从而降低了材料耗损和医疗成本。塑料面可以直接观察包内材料和物品。但纸塑复合袋抗张力差，易被锐利材料刺破，常被用来包装重量轻的单个物品。纸塑袋不适用于重型或较大的物品，并容易产生湿包或破损。在包装锐利材料时，应套上保护套，轻拿轻放，放置时勿相互重叠受压，以防包装袋刺破，破坏灭菌包的无菌屏障。若物品需要双层包装，即物品在一个较小的包装袋中，然后再放入第二个较大的包装袋中，两个包装袋的尺寸应匹配。包装袋不能折叠，开口方向要一致，且必须是纸面对纸面、塑面对塑面，以便灭菌剂的渗透。

4）特卫强（Tyvek）纸塑袋

特卫强纸塑袋是一种以 100％ 高密度聚乙烯为基础材料经纺织而成，为直径 0.5～10 μm 不等的超细纤维长丝蛛网结构，它具有高物理机械强度、耐化学稳定性等优点，符合 YY/T 0698.9 - 2011 标准。它具有均衡的物理特性，高透气性、质薄、轻便且不易变形；与医用纸相比，具有高达 8 倍的抗撕裂强度，同时具备防潮、抗污渍的特性，表面光滑。它结合了纸、布和薄膜所具有的特点，阻菌性好，剥离时无尘屑或纤维脱落，降低了灭菌包被二次污染的风险。主要用于过氧化氢低温等离子体灭菌材料的包装。须采用专用的封口机进行密封。

特卫强纸塑袋的包装注意事项：① 灭菌袋包装灭菌后的有效期为 180 天；② 对于小

型材料如螺帽及锐利材料,建议采用双层包装,以方便拿取及保护灭菌材料;③ 包装密封宽度≥6 mm,包内材料距封口处≥2.5 cm。

5) 硬质灭菌容器

硬质灭菌容器是可反复使用的刚性无菌屏障系统。硬质容器可重复使用 15~20 年,约合 5 000 次;在国外已经使用了将近 40 年,其安全性和有效性得到广泛的验证。

硬质灭菌容器由盖子、底座、手柄、灭菌标识卡槽、垫圈和灭菌剂孔组成,盖子有双层的也有单层的。只能用于预真空蒸汽灭菌器。灭菌剂孔可以是阀门系统,也可以是过滤系统。每一种硬质容器都应有安全锁闭装置,以防意外打开而使包内无菌材料受污染。常见的锁闭装置有热敏锁或外加一次性安全锁扣等。硬质容器的使用与操作应遵循生产厂家的使用说明或指导手册。但由于硬质容器购置成本较高,国内在大医院使用较多。

灭菌盒本身作为密闭的硬质容器,具有良好的密闭性能,且上盖能够作为保护性包装对无菌屏障进行保护。根据标准 EN 868-8 对于硬质包装的要求,硬质包装需要良好的阻菌性能,甚至密闭。由于灭菌盒盒体偏重,故在使用过程中防止湿包的产生尤为重要,可以通过盒体底部的疏水装置将多余的冷凝水排出盒体外。

在使用过程中,灭菌盒的操作简便,节约了大量的人力和时间,对医院消毒灭菌工作的效率有很大的提高。使用灭菌盒进行包装的复用材料,可以保存较长时间,并可保证不被污染,保存时间远远长于其他闭合式包装,更适合不常用的手术材料。灭菌盒不会有任何耗材的产生,相比一次性用品更为环保,长远来看,能够大大节约医院的成本。由于盒体为长方形,尺寸更贴近标准灭菌单元,灭菌时能够更合理地利用灭菌器腔体的空间。

灭菌盒还可以配备相关的附件,如篮筐可以盛放各类材料,方便在手术室铺台时的取用;也可以配备内镜支架等,可以保护内镜材料不被人为碰伤。

8.3.2 包装技术

包装技术具体包括装配、包装、封包、注明标识等步骤。生物医用材料的具体特性、预期的灭菌方法、预期的使用、有效期限、运输和贮存都会影响包装方法和材料的选择。

1. 装配

灭菌包内材料的组合应由使用部门决定。每套材料都应规范统一且均应建立材料配置单,每次材料组合时都应严格按照材料单配置材料的种类、规格和数量。已拆卸的材料应按操作技术规程或图示进行组装,以确保其完整性。

2. 摆放

(1) 手术材料应放置在篮筐或有孔的托盘中进行配套包装,材料的摆放应平整有序,通常按照使用的先后顺序摆放,有助于使用人员操作。

(2) 盘、盆、碗等器皿宜单独包装。有盖的器皿应开盖,摆放器皿时,小器皿摆放在大器皿里面。嵌套摆放的器皿尺寸应至少相差 3 cm 左右,同尺寸器皿重叠负压时会使两个平面吸附,影响蒸汽渗透。所有的器皿都应朝同一个方向,用吸水布或吸水纸隔开。

(3) 同类的材料应放在一起。

（4）多元件组合材料应进行组装。小零件应妥善保存以免丢失；带阀门的材料应将阀门打开；管腔类物品应盘绕放置，保持管腔通畅，有利于灭菌介质充分接触材料的所有表面，包括管腔内面；较重材料应放置于篮筐底部或一端，以免损坏其他材料。摆放材料，应符合先用后放的顺序，以利于无菌操作。

（5）材料的尖锐点比较脆弱，应使用保护套，防止搬动过程中损伤材料的锐尖或锐利处损坏包装屏障。材料保护套应能够使材料充分接触灭菌介质，利于灭菌。专用纸夹、套管、泡沫、材料袋等都可以使用，根据材料的尺寸进行选择。

（6）精细材料应使用有固定架的特殊托盘，在灭菌和搬运过程中不致损坏。

（7）放置包内化学指示卡。

3. 重量与体积

灭菌包重量要求：材料包重量不宜超过 7 kg，敷料包重量不宜超过 5 kg。灭菌包体积要求：下排气式压力蒸汽灭菌器不宜超过 30 cm×30 cm×25 cm；脉动预真空压力蒸汽灭菌器不宜超过 30 cm×30 cm×50 cm。灭菌包体积过大会影响蒸汽的穿透和包内冷空气的排出，材料摆放较密集则需要更长的灭菌周期和干燥时间。材料间应留有空隙，以防止材料间碰撞损坏。此外，延长灭菌时间可能会缩短材料的使用寿命。因此，规范灭菌包装的体积和重量非常重要。如果灭菌包过大、过重，如骨科外来材料超重，灭菌包须拆分，同时厂家必须提供灭菌参数，消毒供应中心应对外来材料的灭菌参数进行检验，以确保灭菌质量。

4. 核对

材料配置的正确性与完整性直接影响临床手术的顺利进行，因此材料配置准备者应在材料清单上签名，再由另一人核对材料的种类、规格和数量，并再次确认化学指示卡，签全名。

5. 包装

包装操作前应检查包装材料的完好性以及包装材料的尺寸与被包装物的匹配度。灭菌物品包装分为闭合式包装和密封式包装。手术材料通常采用闭合式包装方法。密封式包装如使用纸袋、纸塑袋等材料，可使用一层，适用于单独包装重量较轻的材料。

所有包装材料，无论是纺织布还是纸塑复合袋等，每次使用前都应检查是否有缺损和异物。包装材料在使用前，应将其置于 20～23℃、相对湿度为 30%～60% 的环境中至少放置 2 小时，以达到温度和湿度平衡，确保灭菌时达到足够的蒸汽渗透率并避免过热。经验表明，如果包装材料及物品过干，会导致灭菌失败和生物检测阳性等问题。

包装完成后，应在材料包醒目部位贴上包装标识，灭菌物品包装的标识内容应包括：物品名称、包装者、灭菌器编号、灭菌批次、灭菌日期、失效日期。标识应具有追溯性。

8.4　重复消毒与灭菌的要求

医用生物材料的复用一直是存在争议的。在美国，广泛应用复用生物材料制成的透析器,但在其他国家,透析器复用并不常见,有些国家(如日本、法国)甚至禁止复用透析器。重复消毒与灭菌涉及复用室环境安全要求、复用冲洗、消毒保存、复用用水要求等条件。

1. 复用室环境与安全要求

(1) 环境要求:应保持清洁卫生,通风、照明良好,消毒设施齐全,并具备排气、排水设施。

(2) 储存区:复用与储存应分区。

(3) 复用操作防护:对于复用操作人员的防护,必须严格遵守感染控制规范。在进行复用操作时,操作者应穿戴防护手套和防护衣,并佩戴眼罩和口罩。此外,复用间必须安装紧急用于冲洗眼部的水龙头,以确保在被感染后能立即进行有效冲洗。

2. 复用冲洗

复用冲洗的方法包括正冲和反冲。正冲是将水源接入透析器的血液通路,水压为 $1.45\ kg/cm^2$,直至冲洗至清洁为止。反冲则是将水源接入透析器的透析液入口,封闭透析液出口,并以 $1.45\ kg/cm^2$ 的水压使水从血室的两个出口流出,冲洗时间为 3~10 分钟。进行冲洗的目的是减少易生长细菌的有机物质。制备消毒液所需的水质应符合透析用水标准,其中细菌数量应小于 200 CFU/ml,内毒素含量不超过 1 mg/ml,以减少复用过程中炎症因子的生成。

3. 消毒保存

消毒剂的保存需要确保其不会被水分稀释,可以保持 90% 以上的原始浓度。常用的消毒剂及其储存要求详见表 8.7。对于已经重复使用的物品,应将其储存在专门的存储箱中,分开摆放且标识清晰。务必确保消毒液的适当浓度和充足的消毒时间。不同的消毒液有各自的保存需求,例如,甲醛可以放在室温环境下,而过氧化氢则需要在不超过 4℃ 的温度下保管。如果过了有效期或者检测到浓度变小,就应当再次进行消毒。若在保存过程中出现气体生成,也需要再一次进行消毒。

表 8.7　不同消毒剂的保存需求

消毒剂	浓　度	所需最短消毒时间及温度	消毒有效期
甲醛	4%	24 h(20℃)	7 d
过氧乙酸	0.3%~0.5%	6 h(20℃)	3 d
Renalin	3.5%	11 h(20℃)	14~30 d

4. 复用用水要求

复用用水需要具备一定的压强与流量,以确保能够满足高负荷运转时的需求,建议采用符合生物学规范的回流水作为用水来源。清洗透析器的用水及制作清洁剂所使用的清水则应遵循透析用水准则,其中菌落总数不得超过 200 CFU/ml,内毒素含量不能高于

1 mg/ml,以降低再次利用过程中引发炎症的可能性。

（陈　俊）

主要参考文献：

李新武. 灭菌过程验证装置的应用及需注意的问题[J]. 中国消毒学杂志,2011,28(4)：481-483.

孙雪莹,王华生,宋婉丽,等. 消毒供应室对再生医疗器械的全程质控管理[J]. 中华医院感染学杂志,2004(12)：82-83.

中华人民共和国卫生部. 消毒管理办法[S]. 卫生部令第27号. 2002.

中华人民共和国卫生部. 消毒技术规范[S]. 卫法监发[2002]282号. 2002.

中华人民共和国卫生部. 医院消毒供应中心　第3部分：清洗消毒及灭菌效果监测标准[S]. 2009.

Ahmed M, Punshon G, Darbyshire A, et al. Effects of sterilization treatments on bulk and surface properties of nanocomposite biomaterials[J]. J Biomed Mater Res B Appl Biomater, 2013, 101(7)：1182-1190.

Ferraris S, Pan G, Cassinelli C, et al. Effects of sterilization and storage on the properties of ALP-grafted biomaterials for prosthetic and bone tissue engineering applications[J]. Biomed Mater, 2012, 7(5)：054102.

Junkar I, Kulkarni M, Drašler B, et al. Influence of various sterilization procedures on TiO_2 nanotubes used for biomedical devices[J]. Bioelectrochemistry. 2016；109：79-86.

Rodríguez-Benot A, Santamaría R, Martín-Malo A, et al. Sterilization procedures and biocompatibility[J]. Contrib Nephrol, 2002, (137)：138-145.

Spaulding EH. Chemical disinfection of medical and surgical materials[M]//Lawrence C, Block SS, eds. Disinfection, sterilization, and preservation. Philadelphia：Lea & Febiger, 1968：517-531.

第 9 章

生物医用材料产品上市流程

　　材料是人类社会存在和发展的物质基础,是科技创新和进步的前提。材料在当今世界的影响和作用越来越大,与信息和能源一起被称为新技术革命的三大支柱。因此,材料新技术的发展,以及信息技术和生物技术的发展,代表了 21 世纪世界上最具潜力和最重要的创新活动。21 世纪初以来,国外材料科技发展如火如荼,突飞猛进,涌现出一大批新成果。我国材料科技发展从“中国制造”向“中国智造”转变,这是一个重要的过渡。生物医用材料是一种用于诊断、治疗、修复或替代人体组织的材料,又称生物材料或生物医用材料。除极少数生物医用材料可用于医药或食品外,大部分生物医用材料产品都是医疗器械管理产品。本章详细论述了医疗器械法规的历史、医疗器械上市法规的依据、医疗器械产品实现与质量管理、医疗器械注册与特殊上市程序、医疗器械注册制度的介绍以及医疗器械的临床评价,并将视角重点放在创业公司和科研院所。

9.1　法规发展历史

　　1978 年以前是我国医疗器械监督管理的起步期,医疗器械按一般行业产品管理。在此期间,中国医疗器械行业非常薄弱,产品和生产技术落后,一些使用风险较大的品种基本无法生产。国家医疗器械行业按照一般工业产品的管理原则实行部门管理,且主管部门已多次更换。人们对医疗器械风险的认识是模糊和不明确的。医疗器械产业是 20 世纪的新兴产业,20 世纪初,大多数医疗器械产品都涉及单一的作用原理和工程技术,主要部分存在器械的外形,使用起来比较安全。20 世纪中叶,一些对人身安全具有较大潜在风险但具有较好医疗诊断或疾病治疗价值的新技术,如核辐射技术、强电技术、电子技术、生化技术、植入技术等,已广泛应用于以能量产生或物质输出方式干预人体的医疗器械中,且产品大多以仪器或系统的形式存在。事实上,这些新产品的临床实用价值与使用的潜在危险是同时存在的,人们在充分发挥其临床实用价值的同时,往往会采取预防措施,将使用的危险控制在人体的耐受范围内。

　　医疗器械对人体的潜在危险有可能源于产品设计上的失误,也有可能源于预先防范不足,或源于应用过度。人们在实际应用中经历加速器治疗中铅门失控不能按时关闭时,既认识到它的医用价值也看到它的潜在风险,这是一个认识过程。美国声称对医疗器械监督管理有近百年历史,但真正对医疗器械实施特别监督管理、强化管理是从 1976 年发布《联邦食品、药品和化妆品法》(FD & C Act)修正案开始的。欧盟稍晚一些,实际上从 20 世纪 80 年代末期才开始建立医疗器械的特别监督管理法规。

　　监控和管理的需要源于行业及其产品的客观存在。新中国成立之初,中国的医疗器械行业非常落后,全国只有 70 多家生产医用刀、剪刀、钳子、镊子以及车床、手术台等传统产品的厂家,而且设备的价值判断的依据必须依靠临床试验的结论,这与药品的价值判断是一样的。事实上,当时人们将医疗器械视为精密机械产品或通用机电、轻工业产品,对医疗器械的监督管理并没有特别强调法规和要求。而在这一时期,医疗器械的进口实际上在技术上是开放性的,而不是防御性的。

　　1978 年至 1999 年,中国医疗器械监督管理处于探索阶段,即医疗器械管理法治化的早期阶段,主要表现为:① 医疗器械行业快速发展,国内生产的高风险医疗器械特别是植入式产品开始增多,大量国内外高风险医疗器械被用于国内临床应用;② 国家设立了药品、医疗器械专门管理机构,虽然该机构仍为行业管理部门,但已开始由部门管理向行业管理过渡,为进一步由行业管理向专业监管过渡奠定了有利基础;③ 在产业管理部门职权总框架下,国家药品和医疗器械的专门管理机构发布了一系列部门规章和规范性文件,而且跳出了工业管理的无形框架,不仅管理境内生产的医疗器械产品,国外进口的医疗器械产品也被等同纳入监督调整规范。这些部门规章和规范性文件在行业内部具有强制性约束力,对国外企业及国内应用医疗器械的相关部门也有较大影响力。这实际上既是一种探索,也必然为以后的法治化管理打下一定基础。

　　改革开放后,产业队伍增多,国内外技术交流和贸易交流增多,这一方面促进了新型医疗技术在国内临床的广泛深入应用,医务人员在人体健康状况、疾病性质的诊断和临床治疗上越来越依赖医疗设备;另一方面,也促进了中国医疗器械行业在技术引进和整合创新方面的发展,生产的工艺和技术质量有了很大提高,产品更新换代加快。一些高强度聚焦或高能输出装置、放射性装置、新型生物医用材料及其产品在医疗机构的使用增加了医疗器械使用的风险,医疗器械使用的安全性和可靠性将直接影响到最终的结果。

　　逐步地,医疗器械的管理也被提上了议事日程,从通用到个性化,最后实现了严格的监督管理的特色化。在此期间,国家加大了对工业产品质量的监督管理力度,医疗器械行业也搭上了顺风车,全行业实施全面质量控制(TQC)。1984 年,国务院发布了《工业产品生产许可证试行条例》。1986 年,国家经济委员会发布了《国家监督抽查产品质量的若干规定》。1991 年,国家医药管理局发布局长令第 4 号、局长令第 5 号,要求辖区内从事医疗器械生产、开发的单位,不论是否属于该系统、部门,其生产、开发的医疗器械新产品必须加贴产品授权标志进入市场,并要求生产单位对已经在市场上销售的医疗器械申请换发许可标志。

　　1994 年,在当年机构改革过程中,国家编制办同意国家医药管理局内设置医疗器械行政监督机构,正式行使对全国医疗器械产品的监督管理职能。当时对医疗器械产品监督管理的宗旨是保障医疗器械使用的安全性和有效性,并借鉴发达国家的做法,开始采用若干医疗器械监督管理程序:① 划定医疗器械定义的范围;② 运用医疗器械市场准入概念,实施国家产品和进口产品注册程序,对产品安全性和有效性进行审查。建立第三方评估机构和国家医疗器械专家委员会,加强产品上市前的安全审查;③ 以产品使用安全性为基础,按照使用风险将医疗器械分为三类,分别实行一般、严格和最严格的管理程序。最初,按照中国传统观念,将需要实行最严格管理的产品指定为第一类,将实行一般管理的产品指定为第三类。考虑到国际交流和国际分类的一致性,将实行最严格管理的产品指定为第三类,实行一般管理的产品指定为第一类;④ 加快推行医疗器械生产企业质量体系认证制度。建立质量认证机构,即中国医疗器械产品质量认证中心,针对当时企业质量管理基础较差的实际情况,同时暂行质量考核制度。

这一时期发布的部门规章及规范性文件包括:医疗器械产品广告审查办法、医疗器械产品分类目录、医疗器械产品出口证明申办规定、医疗器械产品临床试用暂行规定、医疗器械产品检验的若干规定、医疗器械产品标签和使用说明书内容有关规定、医疗器械企业产品标准化工作规定、医疗器械产品质量监督若干规定等。当时出台的这些部门规章或规范性文件,在没有相关法律法规作依托、但主管部门已取得跨部门进行全行业统一管理授权的情况下,已能对医疗器械全行业及医疗器械流通领域内部形成约束力。不足之处在于对行业外约束力较弱,因为从医疗器械的安全使用保障来看,不仅涉及产品制造商、产品销售商,同时也涉及产品使用者,甚至是接受应用的病人。因此,以部门规章形态存在的医疗器械监督管理文件是不能彻底完成它的使命的。然而,它是一种法规管理上的探索,在当时管理体制现实情况下,将医疗器械监督管理向前推进了一步。

1999 年以来,中国的医疗器械监督管理进入了医疗器械管理法制化阶段。随着一大批国家行业管理部门的撤销,国家医疗器械管理部门也从医疗器械发展的总指挥和规划部门转变为国家医疗器械监督管理机构。在新一轮国家机构改革中,国务院于 1999 年 12 月 28 日颁布了第 276 号令《医疗器械监督管理条例》,标志着医疗器械正式进入法律监督管理的轨道。如今,法制化管理经历了 20 多年,中国的医疗器械行业已经今非昔比,可以生产越来越复杂和更加个性化的医疗器械品种,包括主动的、被动的、体内使用的、体外使用的;国际交流更加广泛,医疗器械的监督管理也在产业发展的进程中不断推进。

9.2 产品上市法规依据

医疗器械是救死扶伤、防病治病的特殊产品,属于生命科学领域。在我国 2020 年修订的最新《医疗器械监督管理条例》中,明确了在中华人民共和国境内从事医疗器械的研制、生产、经营、使用活动及其监督管理的相关规定。《医疗器械监督管理条例》作为行业纲领性的法规文件,从医疗器械产品的全生命周期进行了强制规定,意味着医疗器械是一个受到严格监管的产品。因此,在产品上市前后的所有流程中,必须符合国家的法律法规,确保一个医疗器械产品从提出想法、立项、设计和开发、制造生产、临床验证至申报上市,其中的每一步都符合相应法规的监管要求。作为总纲领性文件,《医疗器械监督管理条例》包含监管、分类管理、标准、产品备案/注册管理、备案部门、注册部门、注册人/备案人义务、变更注册、延续注册、申请类别确认、临床评价、医疗器械生产、生产质量管理、委托生产、说明书和标签、医疗器械经营、医疗器械使用、临床实验室自建项目（Laboratory Developed Tests，LDT）、医疗器械广告、不良事件监测体系和再评价、飞行检查等二十一部分内容。本节将侧重讲解上市前的法规依据。

9.2.1　监管

作为医疗器械行业的参与者，我们需要了解监管体系。根据《医疗器械监督管理条例》第三、四条的规定，国务院药品监督管理部门负责全国医疗器械的监督管理工作。国务院其他有关部门在各自的职责范围内负责与医疗器械有关的监督管理工作。县级以上地方人民政府应当加强对本行政区域内医疗器械监督管理工作的领导，组织协调本行政区域内的医疗器械监督管理工作以及突发事件应对工作，加强医疗器械监督管理能力建设，为医疗器械安全工作提供保障。县级以上地方人民政府负责药品监督管理的部门负责本行政区域的医疗器械监督管理工作。县级以上地方人民政府其他有关部门在各自的职责范围内负责与医疗器械有关的监督管理工作。

9.2.2　分类管理（按风险等级）

《医疗器械监督管理条例》第六条规定了国家对医疗器械按照风险程度实行分类管理。第一类是风险程度低，实行常规管理即可保证其安全、有效的医疗器械；第二类是具有中度风险，需要严格控制管理以保证其安全、有效的医疗器械；第三类是具有较高风险，需要采取特别措施严格控制管理以保证其安全、有效的医疗器械。具体的分类规则需要参考《医疗器械分类规则》。一般来说，可以参照下表（表9.1）快速判定我们所开发的医疗器械产品的分类。

表 9.1　医疗器械的分类

			接触人体器械								
			暂时使用			短期使用			长期使用		
		使用状态 使用形式	皮肤/腔道（口）	创伤/组织	血循环/中枢	皮肤/腔道（口）	创伤/组织	血循环/中枢	皮肤/腔道（口）	创伤/组织	血循环/中枢
无源医疗器械	1	液体输送器械	II	II	III	II	II	III	II	III	III
	2	改变血液体液器械	—	—	III	—	—	III	—	—	III
	3	医用敷料	I	II	II	I	II	II	—	III	III
	4	侵入器械	I	II	III	II	II	III	—	—	—
	5	重复使用手术器械	I	I	II	—	—	—	—	—	—

续　表

接触人体器械											
		使用状态 使用形式	暂时使用			短期使用			长期使用		
			皮肤/腔道（口）	创伤/组织	血循环/中枢	皮肤/腔道（口）	创伤/组织	血循环/中枢	皮肤/腔道（口）	创伤/组织	血循环/中枢
无源医疗器械	6	植入器械	—	—	—	—	—	—	Ⅲ	Ⅲ	Ⅲ
	7	避孕和计划生育器械（不包括重复使用手术器械）	Ⅱ	Ⅱ	Ⅲ	Ⅱ	Ⅲ	Ⅲ	Ⅲ	Ⅲ	Ⅲ
	8	其他无源器械	Ⅰ	Ⅱ	Ⅲ	Ⅱ	Ⅲ	Ⅲ	Ⅲ	Ⅲ	Ⅲ
		使用状态 使用形式	轻微损伤			中度损伤			严重损伤		
有源医疗器械	1	能量治疗器械	Ⅱ			Ⅱ			Ⅲ		
	2	诊断监护器械	Ⅱ			Ⅱ			Ⅲ		
	3	液体输送器械	Ⅱ			Ⅱ			Ⅲ		
	4	电离辐射器械	Ⅱ			Ⅱ			Ⅲ		
	5	植入器械	Ⅲ			Ⅲ			Ⅲ		
	6	其他有源器械	Ⅱ			Ⅱ			Ⅲ		

非接触人体器械					
		使用状态 使用形式	基本不影响	轻微影响	重要影响
无源医疗器械	1	护理器械	Ⅰ	Ⅱ	—
	2	医疗器械清洗消毒器械	—	Ⅱ	Ⅲ
	3	其他无源器械	Ⅰ	Ⅱ	Ⅲ
		使用状态 使用形式	基本不影响	轻微影响	重要影响
有源医疗器械	1	临床检验仪器设备	Ⅰ	Ⅱ	Ⅲ
	2	独立软件	—	Ⅱ	Ⅲ
	3	医疗器械消毒灭菌设备		Ⅱ	Ⅲ
	4	其他有源器械	Ⅰ	Ⅱ	Ⅲ

注：1. 本表中"Ⅰ""Ⅱ""Ⅲ"分别代表第一类、第二类、第三类医疗器械；
2. 本表中"—"代表不存在这种情形。

9.2.3　标准

《医疗器械监督管理条例》第七条规定：医疗器械产品应当符合医疗器械强制性国家标准；尚无强制性国家标准的，应当符合医疗器械强制性行业标准。随着社会的进步，现在的国家标准体系越来越完善，能参考的标准也越来越多，一般在开发一个新产品前，会参照国家或行业通用标准进行开发，如通用性标准 GB/T 42061－2022 医疗器械　质量管理体系　用于法规的要求（以下简称"标准"），该标准等同于国际标准 ISO 13485－2016 Medical devices — Quality management systems — Requirements for regulatory purposes；安全性通用标准 GB/T 16886 系列标准，系列标准中纲领性文件 GB/T 16886.1 医疗器械生物学评价　第 1 部分：风险管理过程中的评价与试验等。这些标准都需要我们熟悉并了解。

9.2.4　产品备案/注册管理

《医疗器械监督管理条例》第十三、十四条规定了第一类医疗器械实行产品备案管理（备案人负责），第二类、第三类医疗器械则实行产品注册管理（注册申请人负责）。

提交的材料清单包括：

（1）产品风险分析资料；

（2）产品技术要求；

（3）产品检验报告（自检报告/有资质的检验报告）；

（4）临床评价资料（参照医疗器械临床评价指南）；

（5）产品说明书及标签样稿；

（6）与产品研制、生产有关的质量管理体系文件；

（7）证明产品安全、有效所需的其他资料。

免于临床评价的情形包括：

（1）工作机理明确、设计定型，生产工艺成熟，已上市的同品种医疗器械临床应用多年且无严重不良事件记录，不改变常规用途的；

（2）其他通过非临床评价能够证明该医疗器械安全、有效的。

其中，医疗器械注册是指医疗器械注册申请人依照法定程序和要求提出医疗器械注册申请，药品监督管理部门依据法律法规，基于科学认知，进行安全性、有效性和质量可控性等审查，决定是否同意其申请的活动。而医疗器械备案则是指医疗器械备案人依照法定程序和要求向药品监督管理部门提交备案资料，药品监督管理部门对提交的备案资料存档备查的活动。

国家药品监督管理局依法组织境内第三类和进口第二类、第三类医疗器械的审评审批，以及进口第一类医疗器械的备案。国家药品监督管理局医疗器械技术审评中心负责需进行临床试验审批的医疗器械临床试验申请以及境内第三类和进口第二类、第三类医疗器械产品注册申请、变更注册申请、延续注册申请等的技术审评工作。对应的具体执行法规为《医疗器械注册管理办法》。

9.2.5　备案部门、注册部门

根据《医疗器械监督管理条例》第十六、十七、十八、十九条规定,备案和注册资料的提交路径如下:第一类医疗器械产品备案,应由备案人向所在地设区的市级人民政府负责药品监督管理的部门提交备案资料;申请第二类医疗器械产品注册,注册申请人应当向所在地省、自治区、直辖市人民政府药品监督管理部门提交注册申请资料;申请第三类医疗器械产品注册,注册申请人应当向国务院药品监督管理部门提交注册申请资料。具体执行法规请参考《医疗器械注册管理办法》。

9.2.6　注册人、备案人义务

《医疗器械监督管理条例》第二十条规定了医疗器械注册人、备案人应当履行下列义务:

（1）建立与产品相适应的质量管理体系并保持其有效运行;

（2）制定上市后研究和风险管控计划并保证其有效实施;

（3）依法开展不良事件监测和再评价;

（4）建立并执行产品追溯和召回制度;

（5）履行国务院药品监督管理部门规定的其他义务。

境外医疗器械注册人、备案人指定的我国境内企业法人应当协助注册人、备案人履行前款规定的义务。其中,建立与产品相适应的质量管理体系并保持其有效运行是尤为重要的,初创企业及科研机构需认真执行质量管理体系工作。

9.2.7　申请类别确认

根据《医疗器械监督管理条例》第二十三条规定,对于新研制的尚未列入分类目录的医疗器械,申请人可以依照本条例有关第三类医疗器械产品注册的规定直接申请产品注册,也可以依据分类规则判断产品类别,并向国务院药品监督管理部门申请类别确认后,再按照本条例的规定申请产品注册或进行产品备案。如果申请人选择直接申请第三类医疗器械产品注册,国务院药品监督管理部门将根据风险程度确定其类别,并对准予注册的医疗器械及时纳入分类目录。当无法确定开发产品属于第几类时,可以事先提交产品分类申请,以便在后续的开发和生产过程中更好地把握研发和生产方向。

9.2.8　临床评价

《医疗器械监督管理条例》第二十四条规定了医疗器械产品注册、备案前,应当进行临床评价;但若符合下列情形之一,可以免于进行临床评价:

（1）工作机理明确、设计定型、生产工艺成熟,已上市的同品种医疗器械临床应用多年且无严重不良事件记录,不改变常规用途的;

（2）其他通过非临床评价能够充分证明该医疗器械安全、有效的。

《医疗器械监督管理案例》第二十五条规定了进行医疗器械临床评价时，可以根据产品特征、临床风险、已有临床数据等情形，通过开展临床试验，或者通过对同品种医疗器械的临床文献资料、临床数据进行分析评价，以证明医疗器械安全、有效。

按照国务院药品监督管理部门的规定，进行医疗器械临床评价时，当已有临床文献资料、临床数据不足以确认产品安全、有效时，应当开展临床试验。

因此，在开发之前，应对市面上的类似产品进行系统性的分析，这有助于避免不必要的重复临床试验，从而节约时间、人力和资金成本。

9.2.9 生产质量管理

《医疗器械监督管理条例》第三十三条规定了医疗器械生产质量管理规范应当对医疗器械的设计开发、生产设备条件、原材料采购、生产过程控制、产品放行、企业的机构设置和人员配备等影响医疗器械安全、有效的事项作出明确规定。第三十五条规定了医疗器械注册人、备案人、受托生产企业应当按照医疗器械生产质量管理规范，建立健全与所生产医疗器械相适应的质量管理体系，并保证其有效运行。这些企业应当严格按照经注册或者备案的产品技术要求组织生产，保证出厂的医疗器械符合强制性标准以及经注册或者备案的产品技术要求。

此外，医疗器械注册人、备案人、受托生产企业应当定期对质量管理体系的运行情况进行自查，并按照国务院药品监督管理部门的规定提交自查报告。这一规定明确了在医疗器械产品的生命周期中，任何责任主体都应严格遵守生产质量管理规范，并确保其有效运行。

9.3 产品实现及质量管理

从上述法规知识中了解到，要使一个医疗器械产品实现，质量管理体系的运行是贯穿始终的。本节介绍医疗器械质量体系的内容。医疗器械质量管理体系不同于我们熟知的 ISO 9001，其执行借鉴的标准为 ISO 13485，ISO 13485 标准是应用于医疗器械领域的质量管理体系标准，适用于所有提供医疗器械的组织，无论该组织的类型或规模大小。该标准突出关注医疗器械的安全和有效，强调组织提供的医疗器械要满足顾客和法规的要求。

由于 ISO 13485 标准的宗旨与医疗器械法规的目标高度契合，并与医疗器械产业界及社会公众的期望完全一致，因此 ISO 13485 标准一经发布，就得到了全球医疗器械产业界、监管部门及社会的广泛认可。我国政府高度重视 ISO 13485 标准，医疗器械监管部门积极跟踪 ISO 13485 标准的制修订过程，确保我国行业标准发布和国际标准保持同步。医疗器械监管部门在制定相关医疗器械法规时也引用和借鉴了 ISO 13485 标准的要求。

目前，我国医疗器械质量管理体系最新标准 GB/T 42061－2022 医疗器械 质量管

理体系 用于法规的要求(以下简称"标准"),该标准等同于国际标准 ISO 13485 - 2016 Medical devices — Quality management systems — Requirements for regulatory purposes。通常情况下,国际标准每 5～10 年进行换版,我国会根据行业情况发布符合我国国情的对标标准。在 2023 年 11 月 1 日之前,我国执行 YY/T 0287 - 2017 医疗器械质量管理体系 用于法规的要求。可以看到,虽然两个标准都等同采用同一版国际标准,但他们的标准命名方式和发布日期发生了改变。为对应《医疗器械监督管理条例》文件的法规地位,该标准被提升为国家标准,作为在全国范围内统一实施的医疗器械标准体系的核心及指导性标准,在未完全执行新标准的过渡期,行业中的企业生产管理等仍会沿用旧标准。但作为开发人员、项目负责人,针对拥有上市周期较长的医疗器械创新产品,我们一般都优先参照最新标准作为工作依据。

下面的章节着重介绍该标准中的一些基本知识及与产品上市相关的条款内容,本章内容主要侧重于初创及实验室组织机构在开发过程中的内容。开发过程中的风险控制由相关标准作为参考依据,本书不再展开详述。

9.3.1 医疗器械质量管理体系中的设计控制

要将医疗器械产品实现申报注册上市并进入市场,我们首先要了解医疗器械质量管理体系中的设计控制内容。设计控制可以被认为是一种制度,确保开发的产品满足性能要求、市场推广等法规要求,以及最终用户的需求,并且对预期用途安全、有效。设计控制属于设计和开发阶段,涵盖了设计和开发策划、设计和开发输入、设计和开发输出、设计和开发验证、设计确认、生物相容性、设计转换、设计变更等内容。在取得注册证和产品正式生产之前,这是一项系统性的工作,是质量体系的一部分,通过文件化的方法,确保正在开发的产品是最初想要开发的产品,满足客户需求,并合法进入市场。一般组织的医疗器械开发流程参见图 9.1。

9.3.2 设计和开发

设计和开发过程通常被描述为由符合逻辑顺序的阶段或步骤组成,如图 9.2。

9.3.3 设计和开发策划

在 GB/T 42061 - 2022 标准中,条款 7.3.2 设计和开发策划给出了如下要求:组织应对产品的设计和开发进行策划和控制。适当时,随着设计和开发的进展,应保持并更新设计和开发策划文件。

在设计和开发策划期间,组织应将以下方面形成文件:

(1) 设计和开发的各个阶段;

(2) 每个设计和开发阶段所需的一个或多个评审;

(3) 适合于每个设计和开发阶段的验证、确认和设计转换活动;

(4) 设计和开发的职责和权限;

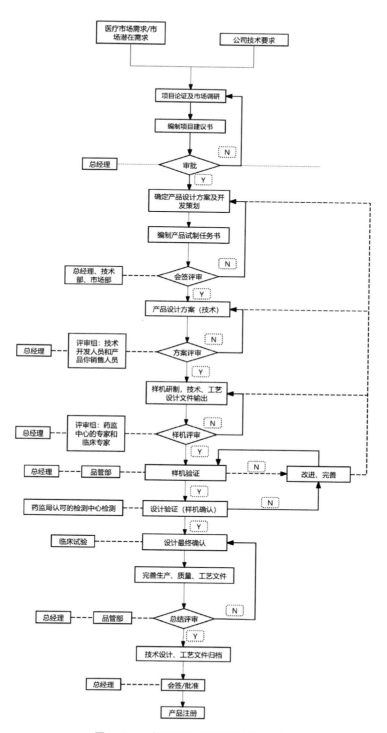

图 9.1 一般组织医疗器械开发流程

审评
用户需求
设计输入
设计过程
设计输出
医疗器械
验证
确认

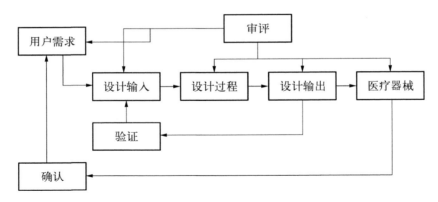

图 9.2　设计和开发流程

(5) 确保设计和开发输出到设计和开发输入的可追溯方法；

(6) 所需的资源，包括必要的人员能力。

在策划阶段，我们需要确定实现产品的目标和目的、负责的人员（部门）、交付等任务的内容、资源（人员、设备、时间、资金）、时间表和沟通方式。这些工作一般可以使用甘特图来体现，如图 9.3 所示：

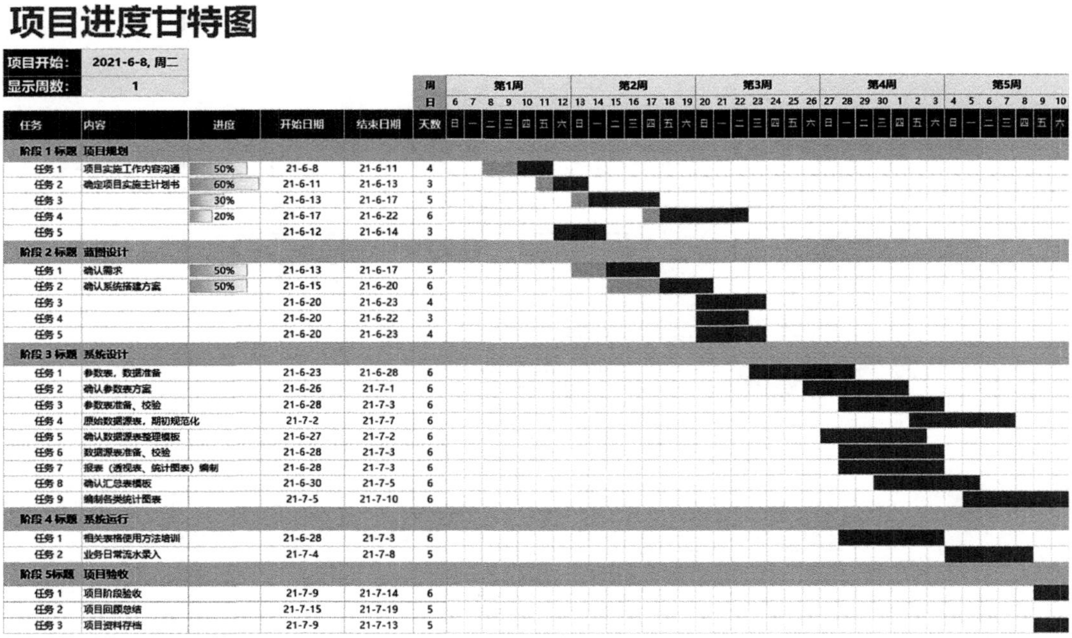

项目进度甘特图
项目开始: 2021-6-8, 周二
显示周数: 1
周 第1周 第2周 第3周 第4周 第5周
任务 内容 进度 开始日期 结束日期 天数
阶段 1 标题 项目规划
任务 1 项目实施工作内容沟通 50% 21-6-8 21-6-11 4
任务 2 确定项目实施主计划书 60% 21-6-11 21-6-13 3
任务 3 30% 21-6-13 21-6-17 5
任务 4 20% 21-6-17 21-6-22 6
任务 5 21-6-12 21-6-14 3
阶段 2 标题 蓝图设计
任务 1 确认需求 50% 21-6-13 21-6-17 5
任务 2 确认系统搭建方案 50% 21-6-15 21-6-20 6
任务 3 21-6-20 21-6-23 4
任务 4 21-6-20 21-6-22 3
任务 5 21-6-20 21-6-23 4
阶段 3 标题 系统设计
任务 1 参数表，数据准备 21-6-23 21-6-28 6
任务 2 确认参数表方案 21-6-26 21-7-1 6
任务 3 参数表准备、校验 21-6-28 21-7-3 6
任务 4 原始数据源表，期初规范化 21-7-2 21-7-7 6
任务 5 确认数据源表整理模板 21-6-27 21-7-2 6
任务 6 数据源表准备、校验 21-6-28 21-7-3 6
任务 7 报表（透视表、统计图表）编制 21-6-28 21-7-3 6
任务 8 确认汇总表模板 21-6-30 21-7-5 6
任务 9 编制各类统计图表 21-7-5 21-7-10 6
阶段 4 标题 系统运行
任务 1 相关表格使用方法培训 21-6-28 21-7-3 6
任务 2 业务日常流水录入 21-7-4 21-7-8 5
阶段 5标题 项目验收
任务 1 项目阶段验收 21-7-9 21-7-14 6
任务 2 项目回顾总结 21-7-15 21-7-19 5
任务 3 项目资料存档 21-7-9 21-7-13 5

图 9.3　项目进度甘特图

实际情况下，随着产品开发过程的推进，可以按照标准要求随时更新、保存和完善如下文件：

(1) 立项调研及可行性报告；

（2）设计开发技术分析报告；

（3）设计和开发任务书（包括项目团队、人员职责权限、任务计划、进度表）；

（4）设计和开发计划（明确各阶段的设计开发评审、验证、确认等活动）。

这些文件没有固定格式，不同的产品由于其特性导致开发中所产生的文件记录格式不一致。一般而言，作为一个组织，在立项调研报告中应明确开发产品项目名称、负责人信息、团队情况、项目背景、意义、预期目标、项目内容和预算。在项目可行性报告中应明确市场情况、预计执行方案、前景预测和可完成性等。设计开发技术分析报告中应明确涉及的技术，如加工技术、生产技术、检测技术等，以及评审能力、团队技术能力和设备技术能力等。在实际开发过程中，作为企业主体的组织在开发策划阶段流程上相对容易完善，由于需求目标清晰，多来自客户，因此能较好地完成该阶段工作。作为实验室或学校、医院等研究机构组织，在研究工作中发现了需求后，由于在技术、工程、市场和销售领域缺乏工作人员，可能不能很完善地执行产品开发策划阶段的工作。这时，可借助于相关企业，委托市场上的各类专业服务机构协助完成策划阶段的工作，从而达到标准中质量管理的目的。

无论最终开发的产品是否上市并产生收益，依照上述标准进行策划阶段的工作，能帮助组织在前期工作中充分完善，在造成过大投入前止损。

9.3.4　设计和开发输入

一个组织在完成立项后则进入设计和开发阶段，这个阶段是让产品从思想、概念、理论和纸面转变为可以实现的实体产品，需要各类人员协助共同完成。这个阶段有两个部分，在 GB/T 42061－2022 标准中要求如下：

（1）根据预期用途所确定的功能、性能、可用性和安全要求；

（2）适用的法规要求和标准；

（3）适用的风险管理的一个或多个输出；

（4）适当时，来源于以前类似设计的信息；

（5）产品和过程的设计和开发所必需的其他要求。

应对这些输入进行评审，以确保输入是充分和适宜的，并经批准。这些要求应完整、清楚，能够被验证或确认，并且不能相互矛盾。

设计和开发输入是实施开发活动的依据和基础，是为下一阶段输出而进行的一组有序活动。通常在组织了解了开发产品的需求后，根据产品的用途、功能、性能、可用性和安全要求，设计开发建议书或参考样机，并制定设计开发任务书。内容包括根据预期用途（这里的预期用途描述的是预期的医疗用途，而不是具体的产品功能或规格，必须以清晰、准确和明确的方式表述）和使用说明规定产品的功能、性能、结构和软件要求，相关法律法规的要求，使用者和患者的要求，过去类似设计的有关信息，安全、包装、运输、贮存、环境等方面的要求，风险管理计划，医疗器械的寿命要求，供方的选择。对于产品的关键元器件，必要时，供方应共同参与风险的评估。

在实际的工作过程中，设计输入部分需要完成以下事项：

（1）用户需求文档（产品的规格、功能、尺寸与外观）；

（2）产品预期用途、适应证、禁忌证等；

（3）产品使用说明；

（4）产品功能与性能要求（物理性能、化学性能、生物学性能、微生物性能、软件需求、MRI 兼容性等要求）；

（5）产品的安全性、可靠性（预期使用寿命、货架寿命）、可用性、追溯性、稳定性等；

（6）产品相应的法律法规、标准的要求；

（7）运输与储存方式（包装、标识、灭菌）；

（8）市场竞品及专利分析；

（9）风险管理。

9.3.5 设计和开发输出

在完成设计和开发输入后，进入设计和开发输出部分。设计和开发输出应当满足输出要求，包括采购、生产和服务所需的相关信息、产品技术要求等。开发人员需建立和维护定义和记录设计输出的程序，这些程序包括检测产品性能参数的方法文件等，以便充分评估是否符合设计输出要求。设计输出应包含或参考验收标准，可以理解为最终注册上市产品的出厂检验（成品）标准。医疗器械生产质量管理规范明确了对医疗器械的设计开发、生产设备条件、原材料采购、生产过程控制、产品放行、企业的机构设置和人员配备等影响医疗器械安全、有效的事项。GB/T 42061－2022 标准中要求：

（1）满足设计和开发输入的要求；

（2）给出采购、生产和服务提供的适当信息；

（3）包括或引用产品接收准则；

（4）规定产品特性，该特性对于产品的安全和正确使用是必需的。

设计和开发输出的方式应适合对照设计和开发输入进行验证，设计和开发输出应在发布前得到批准。一个组织应由最高管理者批准，并保留设计和开发输出的记录。

在实验室将生物医用材料作为医疗器械开发产品时，首要考虑的是其材料性能、功能参数、工艺和出厂标准。在实际工作过程中，本阶段开发需要完成如下文件：

（1）采购文件（物料明细 BOM、物料标准或要求、供应商名称及分类）；

（2）工艺输出文件（作业指导书、生产工艺流程、关键工序、特殊过程、工艺参数、设备清单等）；

（3）产品技术要求（设计图纸、设计原理、实验方案和报告等）；

（4）产品检验文件（测试方法、进货、过程和最终检验作业指导书、检验记录表单）；

（5）规定产品的安全和正常使用所必需的产品特性；

（6）标识和可追溯性要求（说明书、标签设计图纸、质量标准、包装图纸）；

（7）生物学评价结果和记录，包括材料的主要性能要求；

（8）风险管理文件（DFMEA、PFMEA、UseFMEA）；

（9）样机或样品验证（样品验证方案和报告）。

在实际工作中，上述工作中的部分可委托其他研究机构、企业、检测所、临床研究服务公司等服务机构完成。例如，关键工序的验证和特殊过程可委托专门企业加工，生物学评价的结果可委托生物学评价的检测机构进行，样机及样品验证可通过委托有生产条件和能力的企业完成。所有工作所形成的文件都要经过最高管理者批准并保存。通常，实验室的最高管理人一般为总负责人，从而形成设计历史文档（Design History File，DHF）。一般来说，实验室的设计和开发工作到此为止，但由于需要将产品最终上市，因此还需要进行设计和开发验证、确认、评审和转换的工作。这四部分工作皆可委托外部单位完成，不再赘述。

9.4 注册申报

《医疗器械监督管理条例》第十三条规定，第一类医疗器械实行产品备案管理，第二类、第三类医疗器械实行产品注册管理。对应的法规有《医疗器械注册管理办法》，对医疗器械注册从总则、基本要求、产品技术要求和注册检验、临床评价、产品注册等方面进行了具体的规定，一般流程如图 9.4 所示。

《医疗器械注册管理办法》第四章及第六十一至六十三条整合了《创新医疗器械特别审查程序》《医疗器械应急审批程序》《医疗器械优先审批程序》《医疗器械附条件批准上市指导原则》的规定，搭建起创新医疗器械特别注册程序、医疗器械应急注册程序、医疗器械优先注册程序及医疗器械附条件批准上市程序等四条医疗器械上市的"快速通道"。科研机构及初创企业可以参考这些快速通道进行注册申报。

9.4.1 创新产品注册程序

申请适用创新产品注册程序，应当同时符合以下条件：

（1）申请人通过其主导的技术创新活动，在中国依法拥有产品核心技术发明专利权，或者依法通过受让取得在中国的发明专利权或其使用权，且申请适用创新产品注册程序的时间在专利授权公告日起 5 年内；或者核心技术发明专利的申请已由国务院专利行政部门公开，并由国家知识产权局专利检索咨询中心出具检索报告，载明产品核心技术方案具备新颖性和创造性；

（2）申请人已完成产品的前期研究并具有基本定型产品，研究过程真实和受控，研究数据完整和可溯源；

（3）产品主要工作原理或者作用机理为国内首创，产品性能或者安全性与同类产品比较有根本性改进，技术上处于国际领先水平，且具有显著的临床应用价值。

申请适用创新产品注册程序的，申请人应当在产品基本定型后，向国家药监局提出创新

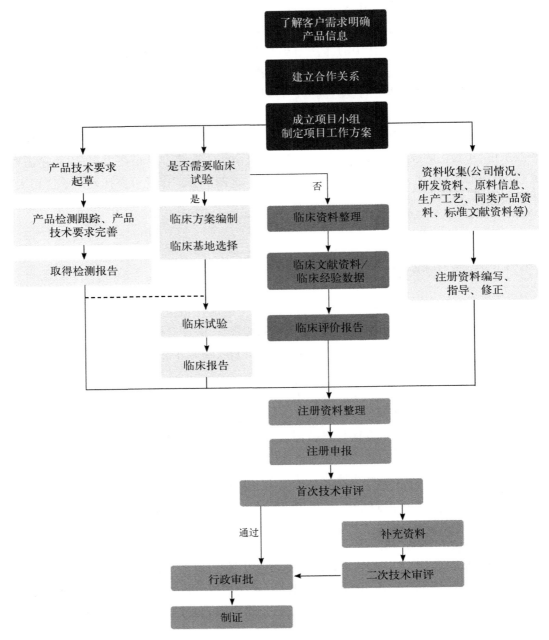

图 9.4　医疗器械注册流程图

医疗器械审查申请。据官方统计,截至 2021 年底,获批上市的创新医疗器械达到 134 个。

9.4.2　优先注册程序

申请适用优先注册程序,应当符合以下条件之一:

(1)诊断或者治疗罕见病、恶性肿瘤且具有明显临床优势,诊断或者治疗老年人特有和多发疾病且目前尚无有效诊断或者治疗手段,专用于儿童且具有明显临床优势,或者临床急需且在我国尚无同品种产品获准注册的医疗器械;

（2）列入国家科技重大专项或者国家重点研发计划的医疗器械;

（3）国家药品监督管理局规定的其他可以适用优先注册程序的医疗器械。

申请适用优先注册程序的,申请人应当在提出医疗器械注册申请时,向国家药监局提出适用优先注册程序的申请。据官方统计,截至 2021 年底,获批上市的优先医疗器械达到 49 个。

9.4.3　应急注册程序

申请适用应急注册程序,应当符合以下条件之一:

（1）突发公共卫生事件应急所需且在我国境内尚无同类产品上市;

（2）虽在我国境内已有同类产品上市,但产品供应不能满足突发公共卫生事件应急处理需要的医疗器械。

申请适用应急注册程序的,申请人应当向国家药监局提出应急注册申请。据官方统计,截至 2021 年年底,共批准新冠病毒检测试剂 68 个(包括 34 个核酸检测试剂、31 个抗体检测试剂、3 个抗原检测试剂)。

9.4.4　附条件批准上市程序

国家药监局可以对符合以下条件的医疗器械作出附条件批准决定,并在医疗器械注册证中载明有效期、上市后需要继续完成的研究工作及完成时限等相关事项:用于治疗罕见疾病、严重危及生命且尚无有效治疗手段的疾病和应对公共卫生事件等急需的医疗器械。

9.5　注册人制度

9.5.1　医疗器械注册人制度的定义

医疗器械注册人在注册申报以及生产时可将产品委托给不同的生产商生产,但注册人对医疗器械全生命周期负主体责任,这种制度称为注册人制度。

符合条件的医疗器械注册申请人申请并取得医疗器械注册证后成为医疗器械注册人(简称"注册人")。其核心要义是注册人以自身名义将产品推向市场,对产品全生命周期负责。医疗器械注册人制度将医疗器械注册证和生产许可证进行剥离,医疗器械注册人可以将其注册的产品委托给一家或多家满足要求的生产企业。提到"医疗器械注册人"这个名词,不得不先来认识另外一个与之密切相关的名词——"上市许可持有人(Marketing Authorization Holder, MAH)"。

2018年8月13日发布的《医疗器械不良事件监测和再评价管理办法》是中国药监部门第一次在正式法规文件中使用了"医疗器械上市许可持有人"这个称呼。其中第四条规定：医疗器械上市许可持有人,是指医疗器械注册证书和医疗器械备案凭证的持有人,即医疗器械注册人和备案人。从定义不难看出,医疗器械上市许可持有人有两种类型,而医疗器械注册人只是其中之一。如果一个公司仅仅拥有医疗器械备案凭证(即第一类医疗器械上市资格),那么它应该被称为"医疗器械备案人",而不是"医疗器械注册人"。但是,由于目前医疗器械行业内通常把焦点放在需要上市审批的产品和企业上,所以当我们现在提起"上市许可持有人"或"MAH"时,通常是默认指向医疗器械注册人,而这两者实际上是有区别的。

9.5.2　我国医疗器械注册人制度发展历程

1. 医疗器械注册人制度出现前

在2000年,我国才拥有了第一部医疗器械专业法规——《医疗器械监督管理条例》。2000年以后,随着国内器械厂商技术积累的丰富和研发能力的壮大,行业内迎来了一段时间的新产品上市热潮。然而,由于当时我国基础领域研究能力仍显不足,为保证产品质量,很多企业的设计和生产团队需要频繁地磨合,甚至只能采取边生产边改进工艺的方式。注册证的持有者不能,也不敢将研发和制造环节轻易地脱钩。

2010年以后,特别是2015年以后,随着我国各基础研究领域的发展,研发和制造管理各领域的参与者也积攒了丰富的实践经验,MAH的话题又被行业内的先行者们提了出来。但是,当时由于我国物权、专利权、合同、产品质量等相关法律法规的不健全,整体市场环境并不接受MAH这种高信任度的经济合作模式。国内各专业领域细分并未形成良好的整体可信度,再加上企业自身品控水平不一、信用良莠不齐,监管部门虽有考虑逐步放开产品上市模式,但始终没有下定决心。

虽然没有上市许可持有人制度,但当时国内企业还是可以通过委托生产的方式来完成生产方式的转移。当然这个生产转移是有限的：仅允许企业在取得产品注册(已具备上市许可和生产许可)后,采取委托生产的方式转移生产环节,同时要求委托双方都须具有生产许可资质。这种委托生产的方式不同于前文所说的医疗器械注册人制度,委托生产是不允许上市申请人以委托的方式取得产品上市许可批准的。同样地,市场中常见的资格证书转移行为也被禁止,监管部门也没有为类似情况留出"政策空间"。不可否认的是,当时的法规政策限制了一批合理合法完成企业兼并、重组的行为,使一部分医疗器械产品首次上市申请和上市资格转移的诉求得不到主张。

2. 医疗器械注册人制度试点阶段

2017年12月,上海获准在中国(上海)自贸试验区率先进行医疗器械注册人制度改革。2018年7月,上海将试点范围扩大至全市。同年8月,广东和天津也陆续加入了试点行列。在此基础上,2019年,为了更好地收集行业反馈、扩大试点效果,国家药品监督管理局发布《关于扩大医疗器械注册人制度试点工作的通知》,将试点范围扩大到了北京、天津、河北、辽宁、黑龙江、上海、江苏、浙江、安徽、福建、山东、河南、湖北、湖南、广东、广西、海南、重庆、四川、云南、陕西等 21 个省、自治区和直辖市。

3. 医疗器械注册人制度全面推广及法规体系建设加速完善

新修订的《医疗器械监督管理条例》于 2021 年 6 月 1 日起实施,标志着注册人制度在全国范围内正式落地。为配合新条例的实施,2021 年国家食品药品监督管理总局修订发布了《医疗器械注册与备案管理办法》(《医疗器械注册管理办法》同时废止)和《体外诊断试剂注册与备案管理办法》2022 年 3 月,国家市场监督管理总局发布了《医疗器械生产监督管理办法》和《医疗器械经营监督管理办法》。国家药监局还率先支持出台了《关于加强医疗器械跨区域委托生产协同监管工作的意见》和《关于发布医疗器械委托生产质量协议编制指南的通告》等一系列配套文件。

据统计,截至目前,中国已经形成了以《医疗器械监督管理条例》为核心的较为完善的监管体系,包括 13 部配套法规,140 多份配套规范性文件以及 490 多份技术导则,覆盖医疗器械全生命周期。从监管层面总结,主要有三个特点:① 医疗器械注册人对上市产品的质量和安全负全部责任;② 委托生产企业对其生产行为负责并接受注册人的监督;③ 医疗器械注册人所在省级药品监督管理部门对注册人的监督管理负全部责任。2022 年 9 月国家监管局还结合监管实际,发布了《关于加强医疗器械生产经营分级监管工作的指导意见》,并向社会公开征求意见。

9.5.3　上海医疗器械注册人制度简介

2017 年 12 月 7 日,上海市食品药品监督管理局发布了实施《中国(上海)自由贸易试验区内医疗器械注册人制度试点工作实施方案》的通知。2018 年 1 月 9 日,国家食品药品监督管理局发布了"关于上海市食品药品监督管理局开展医疗器械注册人制度试点工作的公告(2018 年第 1 号)"。2018 年 8 月 27 日,上海市食品药品监督管理局发布了《上海市医疗器械注册人委托生产质量管理体系实施指南(试行)》的政策解读。

9.5.4　医疗器械注册人制度的优势

医疗器械注册人制度最主要的变化是打破了医疗器械注册与生产管理的捆绑关系,允许委托生产。这一举措鼓励了研发主导型企业的创新发展活力,同时也避免了行业的低水平重复建设,有效促进了产、学、研、医的高度结合,为许多在研发或生产方面有单方面优势的企业或机构带来了新机会。高等院校和科研机构的技术研发成果能够参与到市场流通中,进一步推动我国医疗器械行业的发展。具体优势如下:① 注册人制度鼓励科研单位和科研型企业专注于研发,通过委托生产医疗器械产品,使产品顺利上市。研发型企业专注于研发设计,生产型企业专注于生产,各司其职。研发企业不需要转让研发成果,可以将更多精力投入到研发设计中;② 研发机构不需要建立厂房、生产线,避免了资金浪费和设备闲置等问题;③ 可跨省委托,合作模式更加多样化。

9.5.5 不适用注册人制度的产品

2022 年 3 月 24 日,国家药品监督管理局发布了《禁止委托生产医疗器械目录》,原国家食品药品监督管理总局《关于发布禁止委托生产医疗器械目录的通告》(2014 年第 18 号)同时废止。禁止委托生产的医疗器械目录如下:

(1) 有源植入器械:包括植入式心脏起搏器、植入式心脏收缩力调节器、植入式循环辅助设备。

(2) 无源植入器械:包括硬脑(脊)膜补片(不含动物源性材料的产品除外)、颅内支架系统、颅内动脉瘤血流导向装置、心血管植入物(外周血管支架、腔静脉滤器、心血管栓塞器械除外)、整形填充材料、整形用注射填充物、乳房植入物、组织工程支架材料(不含同种异体或动物源性材料的产品除外)、可吸收外科防粘连敷料(不含动物源性材料的产品除外)。

(3) 其他同种异体植入性医疗器械和直接取材于动物组织的植入性医疗器械。

9.6 临床评价

9.6.1 临床评价

临床评价是医疗器械监管中至关重要的一环。它指的是运用科学合理的方法,对临床资料进行分析、评价,以确认医疗器械在其使用范围内的安全性和有效性。医疗器械注册申请时必须提交临床评价资料。根据产品特点、临床风险和临床数据的具体情况,可以通过开展临床试验,或者通过分析同系列医疗器械的临床文献和临床数据来进行临床评价,以证明医疗器械的安全性和有效性。按照国家药品监督管理局的规定,对医疗器械进行临床评价时,如果现有的临床文献、临床资料不足以确认该产品的安全性和有效性,则必须开展临床试验。

临床试验的临床评价包括以下内容:临床试验方案、伦理委员会审查意见、知情同意书、临床试验报告等。对于高风险的第三类医疗器械,其临床试验需经国家药品监督管理局批准。国家药品监督管理局制定了医疗器械临床评价指南,明确了通过同类医疗器械的临床文献进行评价的要求;临床评价需要详细的临床资料,并且需要进行临床试验和撰写临床评价报告。某些情况下,可以免予临床评价,这时无需提交临床评价资料。免予临床评价的医疗器械目录由国家药品监督管理局自行制定、调整和公布。

9.6.2 《真实世界数据用于医疗器械临床评价技术指导原则(试行)》介绍

医疗器械临床评价中的真实世界数据由五个部分组成,提出了一般性、原则性和前瞻性要求,主要内容包括:真实世界的数据和证据、真实世界研究的益处和局限性、真实世界数据的常见来源、质量评价、真实世界中常见的研究设计类型和统计分析方法。以下是对真实世界数据和证据的概述。

1. 在同品种临床评价路径中提供临床证据

同品种临床评价主要依据同一品种医疗器械的临床数据。所需的临床数据包括同一品种产品的临床数据和/或申报产品的临床数据。真实数据在同类产品的临床评价中是重要的来源，有助于确认产品的安全性和有效性，识别产品的潜在风险（如罕见的严重不良反应），明确不同人群中的最佳使用方法，通过了解同类产品的行业水平，为申报产品上市前的风险/效益评价提供信息。合法使用申报产品获得的真实数据可用于确认申报产品与同类器械之间的差异，不会对申报产品的安全性和有效性产生负面影响。且可作为已有证据的补充，支持产品注册。

由于全球法规尚未完全协调以及产品上市策略等因素影响，部分医疗器械尚未实现全球同步上市。注册申请人可综合考虑产品设计特点及适用范围、已有的临床证据，以及各监管国家或地区对于临床证据的要求差异，在已上市国家或地区收集真实世界数据并形成真实世界证据，作为已有临床证据的补充，支持在中国的注册申报，从而避免在原有临床证据不足时在中国境内开展临床试验。

2. 临床急需进口器械

在国内特许使用中产生的临床急需进口器械的真实世界数据，可用于支持产品注册，作为已有证据的补充。根据国家相关规定，在部分区域指定医疗机构内，特许使用的临床急需进口医疗器械，按照相关管理制度和临床技术规范使用所产生的真实世界数据，经过严格的数据采集和系统处理、科学的统计分析以及多维度的结果评价，可用于支持产品注册，作为已有证据的补充。特别是通过境外临床试验进行临床评价时，如果有证据表明或提示将境外临床试验数据外推至中国人群可能受到境内外差异的影响时，可考虑使用该类数据作为支持。

3. 作为单组试验的外部对照

在单组临床试验设计中，可从质量可控的真实世界数据库中提取与试验组具有可比性的病例及其临床数据，作为外部对照。外部对照通常来源于具有良好质量管理体系的登记数据库，这些数据库的数据能够通过申办者和监管方等的评估，以确认其数据的相关性和可靠性。建议采用同期外部对照，因为使用历史数据进行对照可能由于时间差异引入多种偏倚，降低临床试验的证据强度。

4. 为单组目标值的构建提供临床数据

目标值是专业领域内公认的某类医疗器械有效性/安全性评价指标所应达到的最低标准，包括客观性能标准和性能目标，是在既往临床数据的基础上分析得出的，用于试验器械主要评价指标的比较和评价。真实世界数据可作为构建或更新目标值的数据来源。

5. 支持适用范围、适应证、禁忌证的修改

医疗器械上市后，基于所在国家或地区的相关法规，在合法使用的前提下，获得的真实世界数据可用于支持适用范围、适应证及禁忌证的修改。可能的情形包括发现额外的

疗效、潜在的获益人群、慎用人群以及产品远期安全性的确认等。

6. 支持在说明书中修改产品的临床价值

医疗器械上市后的真实世界证据,可用于支持修改说明书中产品的临床价值。例如,对于测量、计算患者生理参数和功能指标的医疗器械,部分生理参数和功能指标在上市前评价时主要关注测量和计算的准确性,未充分发掘其临床价值。真实世界数据可用于构建生理参数和功能指标,或者基于这些指标做出的临床治疗决定与临床结局之间的因果推断,从而修改说明书中产品的临床价值。

7. 支持附带条件批准产品的上市后研究

对用于治疗罕见病、严重危及生命且尚无有效治疗手段的疾病以及应对公共卫生事件等急需的医疗器械,附带条件批准上市后,可利用真实世界数据开展上市后研究,以支持注册证载明事项的完成。

8. 用于高风险植入物等医疗器械的远期安全性和/或有效性评估

对于高风险植入物等医疗器械,特别是市场上首次出现的高风险植入物,在上市前临床评价中,难以确认产品的远期疗效和风险并识别罕见的严重不良事件。可利用真实世界数据进行该类产品的上市后研究,评估产品的远期安全性和/或有效性,完成产品的全生命周期临床评价。

9. 用于治疗罕见病

用于治疗罕见病的医疗器械全生命周期临床评价,加快其上市进程,满足患者需求。真实世界数据可以在多维度上支持治疗罕见病的医疗器械快速上市。如拟开展上市前临床试验,真实世界数据可作为单组试验的外部对照,或者用于构建目标值;附带条件批准后,真实世界数据可用于确认产品的有效性,识别产品风险,并进行产品风险和收益的再评价。

10. 上市后监测

产品的上市后监测涉及不良事件监测、产品安全性和有效性再评价等方面,是医疗器械全生命周期临床评价的重要组成部分。真实世界数据在上市后监测中应当发挥重要作用,如通过收集和提取风险信号,开展不良事件归因分析,及时发现和控制已上市医疗器械的使用风险,同时促进生产企业对已上市产品的设计改进,并推动新产品研发。

总之,从创业公司和科研院所视角必须了解行业的相关的法规及行业发展历史,基于医疗产品上市过程的周期仍相对较长,且与法规变更息息相关,因此熟悉了解法规和行业发展历史,才能具有长远的大局观眼光来看待开发转化,从调研、立项、统筹、策划、研发、生产、上市、推广、上市后研究、售后、回收等全生命周期进行通盘考虑,在开发转化产品时做到心中有底,即能让产品快速上市为企业创造利润,也能让产品符合未来市场刚需,具有更好的社会价值。

(经　纬)

主要参考文献:

国家食品药品监督管理总局. 国家食品药品监督管理总局关于发布医疗器械生产质量管理规范的公告,

2014,(2014年第64号).2014-12-29.

国家食品药品监督管理总局.国家食品药品监督管理总局关于发布医疗器械生产质量管理规范附录体外诊断试剂的公告.2015,(2015年第103号).2015-7-10.

国家食品药品监督管理总局.国家食品药品监督管理总局关于发布医疗器械生产质量管理规范附录植入性医疗器械的公告.2015,(2015年第102号).2015-7-10.

国家食品药品监督管理总局.国家药监局综合司关于印发境内第三类医疗器械注册质量管理体系核查工作程序的通知.2022,(药监综械注〔2022〕13号).2022-2-9.

国家食品药品监督管理总局.医疗器械质量管理体系用于法规的要求,YY/T 0287-2017,2020.

国家食品药品监督管理总局.总局关于发布医疗器械生产质量管理规范附录定制式义齿的公告.2016,(2016年第195号).2016-12-16.

国家食品药品监督管理总局.总局关于上海市食品药品监督管理局开展医疗器械注册人制度试点工作的公告.2018,(2018年第1号).2018-1-5.

国家市场监督管理局.医疗器械质量管理体系用于法规的要求,GB/T 42061-2022,国家标准化委员会,2022.

国家市场监督管理总局.国家食品药品监督管理总局关于发布医疗器械生产质量管理规范附录无菌医疗器械的公告.2015,(2015年第101号).2015-7-10.

国家市场监督管理总局.医疗器械生产监督管理办法.2022,(国家市场监督管理总局令第53号).2022-3-10.

上海市食品药品监督管理局.上海市食品药品监督管理局关于将本市医疗器械注册人制度改革试点扩大至全市范围实施的公告.2018,(2018年第49号).2018-6-29.

上海市食品药品监督管理局.上海市食品药品监督管理局关于实施〈中国(上海)自由贸易试验区内医疗器械注册人制度试点工作实施方案〉的通知.2017,(〔2017〕257).2017-12-1.

中华人民共和国司法部.医疗器械监督管理条例.2021,(国务院令第739号).2021-2-9.